Sports Psychiatry
スポーツ精神医学 改訂第2版

編集 ● 日本スポーツ精神医学会

診断と治療社

スポーツ精神医学 改訂第2版

刊行にあたって

　日本スポーツ精神医学会の第1回学術集会が故永島正紀先生を会長として開催されたのが，2003年秋のことである．その後，われわれが何をやるのかを示すために教科書を作らなくてはいけないという使命のもと，「スポーツ精神医学」の初版は，2009年7月に発行された．したがって，初版の原稿を準備しだしてからは10年の歳月が流れている．この10年間には，スポーツ精神医学は大きく拡大し変化もした．

　その変化として，スポーツ精神医学は大きく認知された．スポーツ精神医学の認知は，二つの分野にまたがっている．一つは，臨床スポーツ医学であり，もう一つは臨床精神医学である．臨床スポーツ医学においては，精神科医の果たす役割は少なくとも15年前にはほとんどなかった．アスリートも，様々な精神医学的な問題を抱えるわけであるが，これらの多くは，整形外科などを専門とするスポーツドクターが担っていた．そして，精神科専門医の診療が必要になるときには，同じ病院や知り合いの精神科医に依頼をして，診察をするという状況が主であった．スポーツドクターは，アスリートとともにある時間が長く，アスリートの心性をよく捉えている．こういったなかで，臨床スポーツ医学においても精神医学の役割が大切であると認識されてきた．変化の一つは，日本体育協会認定スポーツドクター資格取得のカリキュラムのなかに，スポーツ心理学と並んでスポーツ精神医学の時間が盛り込まれたことである．

　一方臨床精神医学においても，精神医学において身体運動を含めた，生活改善は非常に重要な要素となっている．厚生労働省の健康日本21では，休養・心の健康の項目のなかで，運動の重要性が示されている．これは，身体的な健康と精神的な健康は切り離すことのできない一体のものであって，精神的な健康を得るためには，いわゆる生活習慣病の予防治療と同様に，運動，食事，睡眠といった生活の要素をより健全なものにしていくことが重要であることが示されたものである．こういったことに伴い，実際の臨床精神医学の場においても，運動を奨励する臨床家が確実に多くなっている．過去においては，うつ病には休息が重要で十分な休息を取ることが大切であると考えられていた．現在も，休息が重要であることに間違いはないと思うが，多くの臨床家が生活の改善として，バランスのよい食事や，睡眠に

よる休息のほか，適度な運動をすることが回復をはやめると考えている．詳細については，第1章−2「スポーツ精神医学の役割」のなかで述べるが，スポーツ精神医学のもっている役割が次第に明確になってきたように思う．

これに伴って，スポーツ精神医学を志す人たちが次第に多くなってきているのも嬉しい点である．学会の会員数は次第に増加している．しかし，活動はまだ十分とはいえず，また関連学会との連携も必ずしも十分ではない．先に述べたように，スポーツ精神医学に関連する臨床医学の分野は，臨床スポーツ医学と臨床精神医学の二つの分野がある．これらの分野において，さらに活動が浸透し，多くの精神科医，スポーツドクター，そしてスポーツと医療に関連した人々がこの分野に興味をもってもらえるようになるとよいと考えている．

われわれは，これらを踏まえて次の10年へ歩んでいかなくてはならない．現在の，スポーツ精神医学の分野における知識は，本書にアップデートされたものである．しかし，過去10年間を振り返ってわかるように，この分野は日々変化をしている．この変化が，次の10年においてさらに多くの関連分野との連携を生み，そして競技スポーツにかかわる分野においても，臨床精神医学にかかわる分野においても，精神的な問題を抱えた人たちを心身ともにより健康な状態に導く役割を担っていく方向に発展していくことを願っている．

2018年11月

日本スポーツ精神医学会理事長

内田　直

スポーツ精神医学 改訂第2版

編集にあたって

「スポーツ精神医学」の初版が2009年7月に出版されてから，約10年の歳月が流れたことになる．この10年の間に，スポーツも発展し，精神医学も大きな変化を遂げている．具体的には，アメリカ精神医学会による精神障害の診断と統計マニュアル(DSM)が2013年に第5版，すなわちDSM-5に改訂された．世界保健機関による国際疾病分類(ICD)も，約30年ぶりに第11回改訂版(ICD-11)が2018年6月に公表された．

国際的な診断基準の変遷だけでない．わが国ではうつ病の増加が問題となっていたが，近年では発達障害についての診断と対応や，アスリートにみられる摂食障害に伴う行動異常，アンチドーピングの問題なども，徐々に知られるところとなってきている．睡眠負債や体内リズムへの関心，脳神経科学の発展など，研究面でも変化の質・量とスピードは10年前の比ではなくなっている．

改訂第2版では，既存の重要項目に対しては適宜アップデートを加え，新規の問題については新たに項目を設けている．具体的には，アスリートとギャンブル障害，発達障害，産業精神医学とスポーツ，スポーツ傷害からの復帰と心理的支援，サイコオンコロジーとスポーツなどの項目を新設した．執筆者も大多数は一新し，最新の知見を執筆できる陣容を整えた．

さらに改訂第2版では，深刻ではあるがあまり知られていない，アスリートの自殺問題も取り上げた．また，うつ病をもった方のスポーツ活動への取り組みを，当事者の方自身が執筆する項目を設けたことは特筆すべきところである．進歩の著しい研究面では，トピックとなる新規項目を追加し，気鋭の研究者が筆を執っている．

10年ぶりの改訂に伴う編集作業を担当したうえでの個人的感想は，精神医学の劇的な変化と，専門家の間でも知られていないスポーツに関連した精神医学的問題の多さとバリエーションである．その意味でも，スポーツと精神医学とを融合させた教科書はわが国では本書しかなく，この領域を学びたい者にとっては，代替のきかない書籍であると自負している．

なお，"disorder"，"disability"の略である「障害」については，現在「障害」「障碍」「障がい」という表記がある．本書では，固有名詞以外は「障害」に統一した．

最後に，編集に尽力してくださった診断と治療社の柿澤美帆様，岡部知子様に感謝の念を表したい．類書が乏しいなかで，不慣れな編集委員長はじめ編集委員をサポートし，入念かつ緻密な編集・校正作業を行ってくださった．さらに執筆者，執筆をご助力くださった会員を含む関係者の方に謝意を表して，編集委員長の序文を締めくくる．

2018 年 11 月吉日

日本スポーツ精神医学会　編集委員会委員長

西多昌規

初版

はじめに──スポーツ精神医学の目指すもの

　スポーツと健康には強い結びつきがあるが，スポーツが関わる健康はこれまで主として身体的な健康であった．一方で，医学一般の世界では，クロルプロマジンの発見以降50年余の間に，精神医学は"身体医学の仲間入り"をした．すなわち，精神疾患の身体的基盤(主として脳を座とする病態の解明)が次第に明らかになり，身体医学と同様の治療的アプローチが可能になった．同時にそれまで培われた精神医学の古くからの得意分野である"心"の問題への取り組みが，ターミナルケアなど，身体医学の多くの分野にも生かされるようになった．

　スポーツ医学の世界でも，精神医学が多くの役割を担っていることを，精神医学，身体医学の双方の関係者がもっと気づいてもよいはずである．しかし残念ながら現状では，この重要性についての認知は十分ではない．スポーツ精神医学は，このような広い意味でのスポーツ医学における精神医学の問題を取り扱う分野として誕生した．日本スポーツ精神医学会が設立されたのは2003年のことであり，まだ若い分野である．設立の際に学会の目指すものとして，①精神医学のスポーツへの応用，②スポーツの精神医学への応用，③スポーツと脳機能の研究という三つの分野があげられている．

　これら三つの分野は，日本スポーツ精神医学会初代理事長　永島正紀先生が提案されたものであるが，永島先生が本書の完成をみずに他界されたことは残念でならない．永島先生の情熱なしに本書の完成はなかった．本書により，スポーツ精神医学への理解が深まり，より多くの方々がこの分野に興味をもっていただけることを切に願っている．

2009年7月

日本スポーツ精神医学会理事長／早稲田大学スポーツ科学学術院教授

内田　直

日本スポーツ精神医学会の
設立の経緯と本書の出版について

　日本スポーツ精神医学会の設立の経緯は，日本スポーツ医学会の初代理事長である故永島正紀が，学会誌「スポーツ精神医学」の創刊号に寄稿した文章[1]に非常に詳しい．

　　“さて，わが国にはスポーツ精神医学について論じた論文はわずかしかない．筆者（永島）は 1993 年に『スポーツ精神医学』の総説[2]を書いたが，興味を示した臨床医は数少なかった．2002 年に筆者の臨床経験から『スポーツ少年のメンタルサポート——精神科医のカウンセリングノートから』[3]を出版した後，スポーツ精神医学の存在を知る精神科医が現れた．臨床精神医学誌が座談会『スポーツとメンタルヘルス』を企画，スポーツと精神医学に関する論文を公募した．これらを契機に，2002 年 11 月に『日本スポーツ精神医学会』設立発起人会が開かれ，2003 年 9 月 20 日に学会が誕生し，第 1 回総会・学術集会の開催の運びになった．ようやくわが国にもスポーツと精神医学に関する専門的な研究を行い，成果を世に発表する方向が進展することになった．（p.3）”

　永島を中心として現在の理事が集まり，2002 年 11 月 30 日に日本スポーツ精神医学会設立発起人会が開催され，2003 年 9 月 20 日に日本スポーツ精神医学会（Japanese Association of Sports Psychiatry；JASP）が発足した．永島は 2007 年に他界したが，学会は，上記の目的を達成すべく活動を続けている．しかしながら現状では，一般の医学界やスポーツ周辺領域からの認知度はまだ十分ではないと考えている．本書の出版は，そのようななかで，“スポーツ精神医学”が，どのような事柄を扱う学問であるのかを示し，知識を普及し，共通の興味をもつ仲間を集め，学会活動を盛んにすることによって，このような分野で治療を求めている人たちに，適切な治療が行われることが本書の出版の第一の目的である．

● 文　　献
1）永島正紀：スポーツ精神医学の現状と課題．スポーツ精神医学 2004；1：2-5
2）永島正紀：スポーツ精神医学．日大医学雑誌 1993；52：183-186
3）永島正紀：スポーツ少年のメンタルサポート——精神科医のカウンセリングノートから．講談社，2002

2009 年 7 月

　　　　　　　　　　　　　日本スポーツ精神医学会理事長　**内田　直**

執筆者一覧

■編　集

日本スポーツ精神医学会

■編集委員長

西多昌規　　早稲田大学スポーツ科学学術院

■編集委員（50 音順）

坂井一也　　星城大学リハビリテーション学部作業療法学専攻
髙木俊輔　　嬉野が丘サマリヤ人病院精神科
武智小百合　慶應義塾大学医学部スポーツ医学総合センター／精神・神経科学教室
羽岡健史　　浦和神経サナトリウム
八田直紀　　国際基督教大学大学院
堀　正士　　早稲田大学教育・総合科学学術院
山口聖子　　北里大学医学部精神科
山本宏明　　北里大学メディカルセンター精神科

■執筆者（執筆順）

保坂　隆　　保坂サイコオンコロジー・クリニック
内田　直　　すなおクリニック
山本宏明　　北里大学メディカルセンター精神科
堀　正士　　早稲田大学教育・総合科学学術院
鳥居　俊　　早稲田大学スポーツ科学学術院
星川雅子　　日本スポーツ振興センター国立スポーツ科学センタースポーツ研究部
蒲生裕司　　こころのホスピタル町田
西多昌規　　早稲田大学スポーツ科学学術院
正岡美麻　　東京大学医学部附属病院精神神経科
上原　徹　　高崎健康福祉大学大学院保健福祉学専攻
山口達也　　慶應義塾大学医学部スポーツ医学総合センター
橋口　知　　鹿児島大学学術研究院法文教育学域教育学系
武智小百合　慶應義塾大学医学部スポーツ医学総合センター／精神・神経科学教室
田中ウルヴェ京　株式会社ポリゴン（ソウルオリンピックシンクロデュエット銅メダリスト）
永井　宏　　日明病院
征矢敦至　　EY 新日本有限責任監査法人健康サポートセンター
佐々　毅　　新検見川メンタルクリニック

横山浩之	福岡大学医学部精神医学教室
水上勝義	筑波大学大学院人間総合科学研究科
髙木俊輔	嬉野が丘サマリヤ人病院精神科
八木淳子	岩手医科大学医学部神経精神科学講座
能瀬さやか	東京大学医学部附属病院女性診療科・産科
上里彰仁	東京医科歯科大学統合国際機構・国際医療部
吉野　聡	吉野聡産業医事務所
大西　守	日本精神保健福祉連盟
髙畑　隆	日本精神保健福祉連盟
田所淳子	日本精神保健福祉連盟
井上誠士郎	石金病院
坂井一也	星城大学リハビリテーション学部作業療法学専攻
遠谷　肇	山形県立こころの医療センター精神科
阿部　裕	明治学院大学心理学部心理学科
中嶋希和	明治学院大学大学院心理学研究科
宮崎伸一	中央大学法学部
河合俊光	特定非営利活動法人名古屋サーティーン
征矢茉莉子	筑波大学体育系ヒューマン・ハイ・パフォーマンス先端研究センター・スポーツ神経科学研究室
征矢英昭	筑波大学体育系ヒューマン・ハイ・パフォーマンス先端研究センター・スポーツ神経科学研究室
上村佐知子	秋田大学大学院医学系研究科保健学専攻理学療法学講座
神林　崇	秋田大学大学院医学系研究科精神科学講座
髙橋英彦	京都大学大学院医学研究科脳病態生理学講座精神医学教室
守田優子	東京理科大学理工学部教養体育研究室
塩田耕平	神奈川大学人間科学部人間科学科スポーツ健康コース
澁谷智久	東洋学園大学人間科学部人間科学科
今野　亮	桜美林大学健康福祉学群健康科学専修
市橋香代	東京大学医学部附属病院精神神経科
山口聖子	北里大学医学部精神科
武田典子	工学院大学教育推進機構
黒川淳一	犬山病院精神科／名古屋経済大学人間生活科学部
清水安夫	国際基督教大学教養学部

CONTENTS

■第1章　スポーツ精神医学とは　　1

1. スポーツ精神医学の歴史と定義　　保坂　隆　　2
2. スポーツ精神医学の役割　　内田　直　　6

■第2章　スポーツにおける精神医学の役割　　11

1. アスリートの抑うつ状態とオーバートレーニング症候群　　山本宏明　　12
2. アスリートのストレス関連障害　　堀　正士　　17
3. スポーツによる頭部外傷と精神障害　　鳥居　俊　　21
4. アスリートの睡眠管理　　星川雅子　　25
5. アスリートにみられる物質関連障害　　山本宏明　　32
6. アスリートとギャンブル　　蒲生裕司　　37
7. ドーピングと精神医学　　西多昌規　　41
8. アスリートと性別違和　　正岡美麻　　46
9. アスリートにみられる摂食障害　　上原　徹　　51
10. アスリートと発達障害（神経発達障害群）　　山口達也　　55
11. 青少年スポーツにおける諸問題　　橋口　知　　61
12. 大学生アスリートにみられる諸問題　　堀　正士　　66
13. スポーツ傷害からの復帰と心理的支援　　武智小百合　　71
14. オリンピック選手のキャリアトランジションに伴う諸問題　　田中ウルヴェ京　　75
15. トップアスリートにおける自殺　　堀　正士　　80

■第3章　精神医学におけるスポーツの役割　　87

1. 精神科運動療法の目指すもの　　永井　宏　　88
2. うつ病の運動療法　　征矢敦至　　91

3. 統合失調症とスポーツ	佐々　毅	96
4. 統合失調症患者への運動療法の実際	横山浩之	100
5. 認知症とスポーツ	水上勝義	105
6. 睡眠障害とスポーツ	西多昌規	110
7. てんかんとスポーツ	髙木俊輔	114
8. 小児にみられる精神障害とスポーツ	八木淳子	119
9. 女性アスリート特有の障害	能瀬さやか	124
10. サイコオンコロジーとスポーツ	保坂　隆	129
11. 薬物療法中の患者の運動療法における注意点	上里彰仁	133
12. 産業精神医学におけるスポーツ	吉野　聡	138

■第4章　精神障害者スポーツ
143

1. 精神障害者スポーツの歴史と今後の課題	大西　守	144
2. 精神障害者スポーツと身体障害者・知的障害者とのスポーツ等での協働	髙畑　隆	149
3. 精神障害者スポーツ指導者の育成	田所淳子	154
4. 精神障害者バレーボールの動向	田所淳子	157
5. ソーシャルフットボールの動向	井上誠士郎	160
6. その他の精神障害者スポーツの現状	坂井一也	166
7. 精神科入院施設におけるスポーツの現状	遠谷　肇	171
8. 海外における精神障害者スポーツの動向	阿部　裕／中嶋希和	176
9. 知的障害者スポーツへの支援	宮崎伸一	181
10. 当事者によるスポーツ活動の取り組み	河合俊光	187

■第5章　スポーツ精神医学の研究　　191

1. 運動の抗うつ効果と脳機能　　征矢茉莉子／征矢英昭　192

2. 睡眠薬の運動能力に対する影響　　上村佐知子／神林　崇　196

3. fMRI（機能的磁気共鳴画像法）でみる統合失調症における
   運動の認知・脳機能への効果　　髙橋英彦　200

4. 身体運動，競技能力と睡眠　　守田優子　205

5. スポーツと疲労　　塩田耕平　209

6. 運動・スポーツ活動とメンタルヘルス　　澁谷智久／今野　亮　213

7. 体力と産業メンタルヘルス　　市橋香代　216

8. 知的障害者スポーツの研究—競技性の高いスポーツにおける特徴
   　　山口聖子　221

9. 身体活動・運動習慣定着へのアプローチ　　武田典子　226

10. スポーツ心理学とのかかわり—精神医学の立場から　　黒川淳一　231

11. スポーツ心理学とのかかわり—心理学の立場から　　清水安夫　235

索引　　242

第1章

スポーツ精神医学とは

第1章　スポーツ精神医学とは

1 スポーツ精神医学の歴史と定義

［保坂サイコオンコロジー・クリニック］　保坂　隆

POINTS

- ●米国ではスポーツ心理学に続いて，スポーツ精神医学が発展してきたが，ややアスリートの精神疾患の治療やメンタルトレーニングの方向で進んできた感じがある.
- ●日本では，故永島正紀医学博士を中心として，「日本スポーツ精神医学会」が2003年に設立された.
- ●スポーツ精神医学には，①スポーツの精神医学への応用，②精神医学のスポーツへの応用，という双方向性の視点がある.

　本稿では，スポーツ精神医学の歴史を海外と日本に分けて概説し，最後にスポーツ精神医学の定義についてもふれる.

A 海外での歴史

　米国におけるスポーツ精神医学の歴史に関して，Begelの総説[1]によれば，Griffithによって1920年頃に，「心理学」をスポーツに応用しようとした試みはあったが，その後はすぐには発展せず，1960年代になってからやっとスポーツ心理学的な論文が散見されるようになり，1970年代になってやっと「スポーツ心理学」なる言葉が生まれ教科書や雑誌が発刊されるようになった.

　しかし，精神科医あるいは精神医学が，スポーツに関与するようになったのはこれとは別であった.「スポーツ精神医学」という言葉を最初に使ったのは，Massiminoであり，それは1987年のことであったが，その頃は，ほとんどの精神科医は，この領域に関心をもたなかった. 1970年代，1980年代にはスポーツ選手の精神医学的問題について精神科医がどうかかわ

るかが関心を集める一方で，遅れて，運動を精神症状（不安，うつ）に適応した場合の効果というテーマも注目されてきた.

　まずは，前者の，スポーツ選手の精神医学的問題についての役割がスポーツ医学の一部として認められ，米国スポーツ医学会（The American Academy of Sports Physicians）がスポーツ精神医学委員会を設置し，精神医学の一部としての医学教育のなかに，スポーツ精神医学を含めるようにしたという[1]. 1992年に総説を書いたBegelは，2016年になって「この24年間を振り返る」というeditorialを出し，そのなかで，今や，プロのスポーツチームや，ナショナルチームにもスポーツ精神科医の存在はあたりまえのようになってきたと述べている[2].

　その後，1990年頃からは，後者，すなわち，運動やスポーツを精神疾患の治療や精神症状の

緩和のために応用するという臨床研究が多くなっていった．例えばうつ病への応用の研究について順番にふれる．

まず Sexton らは，25 人の大うつ病患者をランニング群（有酸素）とウォーキング群（有酸素）に分けて運動させたところ，両群とも抗うつ効果がみられ，有酸素運動には抗うつ効果があると述べている．

一方 Doyne らは，40 人の RDC うつ病患者をランニング群（有酸素）と筋トレ群（無酸素）に分けて運動させたところ，両群とも抗うつ効果がみられたため，有酸素・無酸素運動にはともに抗うつ効果があることを報告している．同様にMartinsen らは，99 人の大うつ病・気分変調症・ほかのどこにも入らないうつ病患者を，有酸素運動（早足，ジョギング）と非有酸素運動（筋トレ，リラクセーション，ストレッチ）に無作為に割りつけ，週 3 回，1 回 1 時間，8 週間の運動をさせたところ両群とも抗うつ効果がみられたため，有酸素・無酸素運動にはともに抗うつ効果があることを報告している．また，Freemont, Craighead らは 49 人の抑うつテストである BDI 高得点者を，①有酸素運動群，②認知療法群，③①＋②に無作為に割りつけ治療を開始し，10 週間後に①②③群とも BDI は低下していた．しかも各群間で差はなかったので，有酸素運動は認知療法と同等の効果を有していることを報告した．

さらに Blumenthal らは，156 名の 50 歳以上の大うつ病患者を，①有酸素運動（45 分，walking/jogging），②薬物療法（SSRI），③①＋②の 3 群に無作為に割りつけて，それぞれの治療を16 週間行ったところ，抑うつの程度を示すHAM-D，BDI は 3 群とも有意に低下した．その対象を 10 か月後に経過観察したところ，①群の 60%，②群の 66%，③群の 69% は臨床的にも寛解したことがわかった[3]．そのために著者らは，有酸素運動は高齢者うつ病には SSRIと同等の効果を示すと結論づけている．

ここまでが米国の歴史である．その一方，イギリスでも 2012 年のロンドン・オリンピックの頃には，スポーツ精神医学が注目はされたが，以後，順調に発展してきているとはいえない状況のようだ（https://www.rcpsych.ac.uk/pdf/2015_RegistrarNovember.pdf）．

国際的には，米国を中心にしたものだが，「国際スポーツ精神医学会（The International Society for Sport Psychiatry：ISSP）」（https://sportspsychiatry.org/）が，1994 年に組織されている．

まとめていえば，海外のスポーツ精神医学も実はほぼ米国だけで発展している感じが強い．その米国でも，精神科医と心理学者との興味は乖離しており，精神科医はアスリートの精神疾患に興味があり，心理学者のほうが臨床的な応用に関心があるようにみえる．また，ヨーロッパからもすぐれた総説が出てきているのは頼もしい限りである[4]．

B 日本での歴史

日本でも 1980 年代以降，「スポーツ医学」が紹介され書籍などが出始めたが，そのなかに精神医学が取り入れられることはなかった．そのようななかで，主として青少年のスポーツに精神医学を実践的に取り入れてきた故永島正紀医学博士を中心として，「日本スポーツ精神医学会」（Japanese Association of Sports Psychiatry：JASP）が 2003 年に設立された．そのホームページ（https://www.sportspsychiatry.jp/）によれば，**表 1** のような設立趣意が掲げられている．

同学会では，学会員を中心として，日本では初めての専門書である「スポーツ精神医学」を2009 年に出版している．それを契機にスポーツ精神医学は広く知られるようにあり，その後の学会活動からも新しい知見なども得られてきた．そのため，本改訂版の必要性が出てきたことは「はじめに」で内田直理事長が記している通りである．

第1章 スポーツ精神医学とは

表1 日本スポーツ精神医学会の設立趣意

　1970 年代には運動が身体疾患の治療や予防に有効であるという科学的根拠が報告されるようになり，1980 年代には運動の精神面への効果の検証がアメリカを中心に発表されるようになりました．

　現代のスポーツ医学はスポーツ選手に対する種々の医学的アプローチのみならず，さまざまな疾患の予防，治療やリハビリテーション，一般人の健康の維持・増進に大きな役割を果たしています．しかし，スポーツ医学がこれらの役割を真に果たすにはこころの問題を避けては通れないと考えます．ここにスポーツと精神医学との関係を研究する学問領域としての「スポーツ精神医学」が必要になります．

　1987 年，Massimino は「スポーツ精神医学」の基本的役割はスポーツ選手の精神医学的問題の予防と診断と治療であると記述しました．
　1992 年，Begel は「スポーツ精神医学」をこころと身体運動の関係を研究する科学であると定義しました．
　1992 年に国際学会(International Society for Sport Psychiatry：ISSP)が誕生し，1999 年に「スポーツ精神医学」の初めての教本が出版されました．いずれにしても，「スポーツ精神医学」はまだ揺籃期の学問といえます．一方，わが国では精神医学のスポーツとの取り組みは極めて少なく，「スポーツ精神医学」はまだ誕生していないのが現状です．

　そこで，スポーツと精神医学との関係を究めるために，わが国にも「スポーツ精神医学会」を設立し，健康な社会の建設に貢献したいと考えます．
　研究の方向としては，①スポーツの精神医学への応用，②精神医学のスポーツへの応用を 2 本の柱として，③身体運動と脳機能の基礎的な研究を組み入れ，これら三つに有機的な相互の関係を持たせながらスポーツと精神医学の関係を包括的に捉える医学分野にしようと考えています．

　すでに，スポーツ界には精神科医が関与すべき問題が山積しています．例えば，トップアスリートが精神的問題をかかえ競技に影響を及ぼす問題，また平成 14 年度から精神障害者が全国障害者スポーツ大会にも出場するようになり競技性スポーツを導入する際に生じる精神医学的注意点など，精神医学がすぐにでも検討しなければならない状況が目の前にあります．

　早急に，「日本スポーツ精神医学会」を設立し，スポーツと精神医学に関する研究を開始しなければならないと考えます．

2002 年 11 月　「日本スポーツ精神医学会」設立発起人会

　学会活動としては，毎年の学術集会や学会誌や News Letter のほかに，2010 年には「メンタルヘルス運動指導士・指導員」の資格認定を始めた．同様に，ホームページによると，**表2** のような経緯が述べられている．

　さらに，同学会では，「スポーツメンタルサポーター会員制度」も始めている．これもホームページによると「本制度はスポーツ活動を支援していくにあたり，おもに心理面からのサポートが可能な会員を紹介するための制度で

す．例えば，転戦や移籍の際，アスリートがそれまで受けていたメンタルサポートを(新規依頼を含めて)移動先でも円滑に受けられるよう，紹介をスムーズに行うために，名簿(リファーマップ)を作成し，会員間で共有することを目的としています」というものである．

　このように，わが国でも，スポーツ精神医学がようやく社会に浸透してきた感じがある．今後のさらなる活動が期待されるところである．

C　スポーツ精神医学の定義

　永島によれば，スポーツ精神医学には，①スポーツの精神医学への応用，②精神医学のスポーツへの応用，という双方向性の視点がある[5]．前者①は，スポーツがもつ抗不安作用や

抗うつ作用などを扱う視点であり，後者②は，スポーツとの誤った取り組みや不適切な指導によって生じたスポーツに関連した精神障害や，競技スポーツ選手にみられる精神医学的問題を

表2　日本スポーツ精神医学会認定メンタルヘルス運動指導士・指導員の資格

【はじめに】
　古くから精神科病院において，運動・スポーツは盛んに行われていましたが，レクリエーションとしての意味が強いものでした．その後，運動の効果が生理学的に徐々に明らかにされ，運動・スポーツが治療の補助的な役割を期待されるようになり，実際の臨床場面で取り入れられることが多くなってきました．しかしながら，その運動が精神保健福祉領域でどう良いのかその効果の解明は十分ではなく，また，どんな運動・スポーツを取り入れたらよいのかという方法論も確立できていない現状があります．
　そこで，本学会では，2010年に精神保健福祉領域専門の運動指導者の育成およびその効果の検証が必要だと考え，学会認定の「メンタルヘルス運動指導士」資格制度を立ち上げました．最近ではオリンピック，パラリンピックの東京開催も控え，障がい者における運動・スポーツの重要性は社会的にも認知されるようになってきました．また，医療・福祉関係者に関わらず色々な立場の方が精神障がい者スポーツに関わる機会が増え，本学会認定資格の要望が増えてきています．その時代の流れもあり，昨年から精神障がい者の方が，安全かつ安心して楽しくスポーツができる幅広い指導者の育成を目的として，新たに「メンタルヘルス運動指導員」という資格制度を立ち上げました．
　今後は，学会として，「メンタルヘルス運動指導士」および，「メンタルヘルス運動指導員」の技術向上を図るとともに，引き続き運動・スポーツ効果の科学的検証を進めていきたいと考えています．
【名称】
　日本スポーツ精神医学会認定　メンタルヘルス運動指導士
　日本スポーツ精神医学会認定　メンタルヘルス運動指導員
【目的】
（1）精神科関連施設（病院や作業所など）における精神科運動指導に関する専門的知識習得と実践
（2）精神障がい者スポーツにおける競技指導を行う際の専門的知識修得と実践
（3）心の健康増進と疾病予防に関わる運動指導に関する専門的知識修得と実践

扱う視点である．本書でもそれぞれについて詳しく論じられている．

　さらに，研究の方向としては，①スポーツの精神医学への応用，②精神医学のスポーツへの応用を2本の柱として，③身体運動と脳機能の基礎的な研究を組み入れ，これら三つに有機的な相互の関係をもたせながらスポーツと精神医学の関係を包括的に捉える医学分野にしようと同学会では考えている．

文献

1）Begel D: An overview of sport psychiatry. Am J Psychiatry 1992; 149: 606-614
2）Begel D: Sport psychiatry twenty-four years later, Int Rev Psychiatry 2016; 28: 547-550
3）Blumenthal JA, Babyak MA, Kathleen MA, et al.: Effects of exercise training on older patients with major depression. Arch Intern Med 1999; 159: 2349-2356
4）Strohle A: Sports psychiatry: mental health and mental disorders in athletes and exercise treatment of mental disorders.

Eur Arch Psychiatry Clin Neurosci 2018 Mar 21. doi: 10.1007/s00406-018-0891-5. [Epub ahead of print]. https://doi.org/10.1007/s00406-018-0891-5
5）永島正紀：スポーツ精神医学概説．臨床精神医学 2002; 31: 1305-1313

参考文献

・Massimino JHR: Sport psychiatry. Ann Sports Med 1987; 3: 55-58
・Sexton H, Mere M, Dahl NH: Exercise intensity and reduction in neurotic symptoms. Acta Psychiatr Scand 1989; 80: 231-235
・Doyne EJ, Ossip-Klein DJ, Bowman ED, et al.: Running versus weight-lifting in the treatment of depression. J Consult Clin Psychol 1987; 55:748-754
・Martinsen EW, Hoffart A, Solberg Y: Comparing aerobic and nonaerobic forms of exercise in the treatment of clinical depression: a randomized trial. Compr Psychiatry 1989; 30: 324-331
・Freemont J, Craighead LW: Aerobic exercise and cognitive therapy in the treatment of dysphoric mood. Cog Ther Res 1987; 2:241-251
・Baryak M, Blumenthal JA, Herman S, et al.: Exercise treatment for major depression: maintenance of therapeutic benefit at 10 months. Psychosom Med 2000; 62: 633-638

第1章 スポーツ精神医学とは

2 スポーツ精神医学の役割

［すなおクリニック］ 内田 直

POINTS

- スポーツ精神医学は，医学の一分野として競技スポーツ，健康スポーツと関連して，精神疾患の予防と治療，基礎研究を行う．
- 精神疾患に罹患したアスリートに対しては，競技との関連を頭において治療を組み立てていく．
- 一般の精神疾患治療においても，生活の改善という大きな視点とともに運動療法を導入する．
- 精神障害者スポーツは，障害者スポーツの一分野として発展しており，精神障害者の社会復帰や，スティグマの払拭にも役に立っている．

　日本スポーツ精神医学会が設立されてから，15年あまりの年月が経った．このなかで，スポーツ精神医学が果たすべき役割は少しずつ明確になってきたように思われる．一方で，これらの役割は，一般の人々だけでなく，一般の精神科医，精神科関係者にも，必ずしも認知されているとはいえない．ここでは，現時点での，スポーツ精神医学のおかれている位置を明確にし，その位置におけるスポーツ精神医学の役割について整理したい．

A スポーツ精神医学のおかれている位置

　スポーツと精神医学のかかわりについて聞いたとき，多くの人々は様々な魅力的な考えを浮かべると思われる．しかしながら，ここ15年あまりの間，学会活動などを通じて実際にスポーツ精神医学にかかわってみると，その期待に答えられる分野は，より境界が明確になり限定されてきたように思われる．例えば，「トッププレーヤーのプレッシャーは大変なものでしょうね．そういったことをはねのけて，素晴らしい成績を目指すアスリートに，専門家がサポートしていくというのは，とても大切ですね」というような期待に対して，活動する精神科医の数は少ない．

　医学教育を考えてみるとわかるが，実際にトップアスリートを紹介されて，彼らがより高い競技力を発揮するためのサポートの仕方を，大学や大学院教育のなかで専門的に勉強してきている精神科医はいない．精神科医は，大学医学部で医学全般を学び，卒後2年間の初期研修を修めた後に，後期研修として精神医学を希望して学ぶ．スポーツ精神医学に魅力を感じていたとしても，最初は精神医学一般を学ぶことになる．精神医学の目的は，精神疾患の予防と治療である．したがって，疾患のない人のパ

フォーマンスをあげるということは(たとえ，幾分の神経症的傾向があったとしても)，精神科医の中核的な役割ではない．そう考えると，スポーツと精神医学の役割は，医学の一分野としての精神医学から派生し，その根底にはスポーツと関連するなかでの精神疾患の予防治療があることがわかる．前記のような，競技場面での「あがり」の問題などは，スポーツ心理学の専門家が得意とする分野であり，このような役割の住み分けもここ15年あまりのなかで認識されてきているようにも感じられる．

スポーツ精神医学が担う役割については，日本スポーツ精神医学会の創始者の一人である永島正紀を中心としてまとめられた「日本スポーツ精神医学会設立趣意書」にも記載されている．

…スポーツと精神医学との関係を究めるために，わが国にも「スポーツ精神医学会」を設立し，健康な社会の建設に貢献したいと考えます．研究の方向としては，①スポーツの精神医学への応用，②精神医学のスポーツへの応用を2本の柱として，③身体運動と脳機能の基礎的な研究を組み入れ，これら三つに有機的な相互の関係を持たせながらスポーツと精神医学の関係を包括的に捉える医学分野にしようと考えています．…
(2002年11月「日本スポーツ精神医学会」設立発起人会 設立趣意書)

学会設立の段階においては，しかしながら，その中身は必ずしも現在ほど明確ではなかった．冒頭に述べたように，このような枠組みのなかで学会が活動し，そのなかで，あるいは時代の流れとともに，これが次第に明確になってきたように思われる．趣意書に書かれている「スポーツの精神医学への応用」および「精神医学のスポーツへの応用」については，本書ではよりわかりやすく，役割という言葉を用いた．また，競技スポーツへの役割が増してきたこともあり，本書の構成においても順番を入れ替えて配置してある．

B スポーツにおける精神医学の役割(精神医学のスポーツへの応用)

競技スポーツにかかわる臨床スポーツ医学において，精神科医の役割は少しずつ認知されてきている[1]．一方で，精神医学の歴史と同様に，臨床スポーツ医学においても精神科に受診するということに対するスティグマは強い．その背景には，「強いアスリートは，強いメンタルをもっている」という考え方があると思われる．この考え方自体は，決して誤りではないし，実際にオリンピックなどの大きな大会では，異常なほどの緊張のなかで試合に望む必要がある．一方で，精神的な疾患に罹患するということは必ずしも「メンタルが弱い」ということと同値ではない．しかしながら，多くのアスリートは，精神科を受診することが，自分のメンタルの弱さを露呈する結果になっているように考えてしまい，精神科への受診を躊躇してしまう．その結果として，疾病は悪化し，その後の受診からの治療には時間がかかる．また，受診しないまま競技を引退する結果となるケースも多くあるように思われる．

一方で，精神科医の側も臨床スポーツ医学の現場に慣れていない状況はいまだに続いている．アスリートにとっては，毎日の生活は競技を中心に回っており，生活あるいは人生の目的は競技でよい成績をとることである．そういったなかで，トレーニングを続けられないということは，周りのアスリートがトレーニングを積んでよい成績を出していく姿を傍観するという結果になり，毎日が強いストレスの日々になる．「うつ状態になったら，休息が必要である」の一点張りで，休みなさいという治療では，アスリートにとっては，自分のことを理解してもらっていないという診療にもなりかねない．こういった，競技スポーツに関連した臨床スポーツ医学における診療について，さらに多くの精神科医が経験を積み，アスリートのニーズにあっ

た臨床を行えるスポーツ精神科医を増やしてい

くことも，もう一方での課題になっている．

C 精神医学におけるスポーツの役割（スポーツの精神医学への応用）

1 ▶ 精神疾患の予防治療への応用

うつ病治療において，これまでの原則は「しっかりと休息をとること」であった．しかしながら，運動の気分改善効果が，うつ病の治療にも応用できるのではないかという考え方が，最近は普及しつつある[2]．このような研究は 1970 年代からみられるが，2005 年以降飛躍的に論文数が増加している．わが国においては，リワークデイケアなども普及し，うつ状態にて休職した人が，復職のためのトレーニング期間を経て復職することが広く行われるようになっている．そのなかで，休職中に体力が低下した状況から脱して，日中の活動ができるようにするという意味からも，リワークデイケアでは運動が推奨されている．また，うつ病と生活習慣との関連についての研究もみられ[3]，生活習慣からうつ病を治療していくという方向性も広く受け入れられている．こういったなかで，うつ病者に対する運動指導のもつ意味あいは大きい．

さらには，認知症に対する運動療法についても注目されている[4]．その効果については，今後の検証が必要な段階ではあるが，高齢者に対する運動は，生活の質を高め，健康度を増す．また，高齢者においては加齢により生理的に睡眠の質が低下するということもあるが，このような睡眠の質の低下は，習慣的な運動によって改善することはよく知られている[5]．このようなことからも，精神科の臨床において，スポーツ，身体活動の果たす役割は，これからも増し

ていくと考えられる．

2 ▶ 精神障害者スポーツ

精神障害者のスポーツは，スポーツ精神医学にとって非常に重要な課題である．これまで障害者スポーツといえば，ほとんどが身体障害者のスポーツであった．また，スペシャルオリンピックスなどを通して，知的障害者のスポーツも知られるようになっている．しかしながら，障害者基本法で定められた 3 障害の一つである精神障害についてのスポーツ活動は，必ずしも他の 2 障害ほど組織だっては行われてこなかった．これには，精神障害という治療を継続している障害という特徴もあるかもしれない[6]．しかし，21 世紀に入ってからは，精神障害者スポーツは非常な勢いをもって発展している．2001 年に初めて第 1 回精神障害者バレーボール大会が仙台で開かれたが，このときには全国障害者スポーツ大会の正式競技として認められていなかった．しかしその後，当事者・関係者の努力により，2008 年の大分大会から全国障害者スポーツ大会の正式競技として初めて認められた[7]．また，J リーグチームの協力のもとで，精神障害者フットサルも次第に広まっており，日本ソーシャルフットボール協会[8]が結成され国際大会も開催された．このような流れのなかでは，精神障害者スポーツはますます発展し，精神障害者の社会的地位や社会性の向上にも役立っている．このような活動は，国際的にみても日本が最も進んでいるといってもよい．

D これからの展望

上記のように，スポーツ精神医学はスポーツ医学のなかで様々な役割を有し，着実に発展を遂げている．今後もスポーツ精神医学が社会的な認知を受けながら，発展していくことによ

り，アスリートはもちろん，精神障害をもった人たち，あるいは健康科学的な意味での対象となる一般の人々まで，多くの対象に対して精神衛生の向上という重要な役割を果たしていくこ

とになると考えられる.

さらに付随的には，スポーツ精神医学の発展とともに，スティグマの払拭，つまり精神疾患が身体疾患と同様に，身体医学的なアプローチによっても治療可能な病態をもっていることが知られ，これによって，精神医学への理解が深まることが期待される．アスリートが，精神的な問題を抱えたときに，本人あるいは指導者，チームドクターが適切に精神科医を紹介し，アスリートも偏見なく治療を受けるようになれば，これは一般におけるスティグマの解消にもつながるであろう．これは，社会の意識と相互の関係にある．すなわち，精神医学が競技スポーツに関連し始めたことは，社会の意識の変化でもあり，またこういった事例が社会の意識を動かすということでもある．

また，精神医学研究においても，病態の身体的基盤について，脳だけでなく，腸内細菌叢など[9]，身体の状態が精神活動に大きな関連をもっているということも報告されている．また，身体運動が様々な面からメンタルヘルスを含めた健康な生活に役立つことは，近年強く認識されている[10]．このようななかで，身体活動と精神活動のかかわりあいについての基礎的な研究もさらに発展し，スポーツ精神医学が，臨床スポーツ医学と臨床精神医学の架け橋としての大きな役割を担っていくことを切に期待している．

■文献

1) 内田　直：アスリートのメンタルヘルスについて（第27回日本臨床スポーツ医学会学術集会―教育講演）．日本臨床スポーツ医学会誌 2017; 25: 136-139
2) 内田　直：うつ病に対する運動療法の検証と臨床での実践．臨床精神薬理 2018; 21: 883-891
3) Furihata R, Konno C, Suzuki M, et al.: Unhealthy lifestyle factors and Depressive symptoms: A Japanese general adult population survey. J Affect Disord 2018; 234: 156-161
4) 内田　直：アルツハイマー型認知症の運動療法再考（コメンタリー）―日中の身体活動が認知症を予防・治療できるのか―．Prog Med 2017; 37: 935-939
5) Uchida S, Shioda K, Morita Y, et al.: Exercise effects on sleep physiology. Front Neurol 2012; 2: 3-48
6) 内田　直：精神障害者スポーツと競技性．精神神経学雑誌 2002; 104: 1242-1248
7) 大西　守：精神障害者スポーツの発展がもたらすもの．心身医学 2009; 49: 775
8) 日本ソーシャルフットボール協会ホームページ
http://jsfa-official.jp/about/about.html
9) Yuan TF, Ferreira Rocha NB, Paes F, et al.: Neural mechanisms of exercise: effects on gut miccrobiota and depression. CNS neurol disord drug targets 2015;14: 1312-1314
10) Fiuza-Luces C, Garatachea N, Berger NA, et al.: Exercise is the real polypill. Physiology (Bethesda) 2013; 28: 330-358

第2章

スポーツにおける精神医学の役割

第2章　スポーツにおける精神医学の役割

1 アスリートの抑うつ状態とオーバートレーニング症候群

［北里大学メディカルセンター精神科］　山本宏明

P O I N T S

● アスリートも抑うつ状態に陥ることがあり，明らかな症状が2週間以上続く場合は，精神科医師による原因検索が勧められる．
● うつ病とオーバートレーニング症候群は異なる領域で構築されてきた概念だが，競技現場における臨床像には共通点が多い．
● オーバートレーニング症候群で抑うつ状態を伴う場合には，スポーツに通じた精神科医の利用が勧められる．

A アスリートの抑うつ状態

1 ► 抑うつ状態の症状

　アスリートは明るく健康的なイメージを周囲から期待され，メンタルヘルスの問題が表面化しにくい傾向がある．しかし実際は，競技によって身体的な故障が生じることがあるのと同様に，競技生活の負荷により精神面の不調が生じ，抑うつ状態を呈することは決してまれではない．

　「憂うつ」「気分が落ち込んでいる」などと表現される症状を抑うつ気分といい，これが強い状態を抑うつ状態という．抑うつ状態にも幅があるが，臨床的に注意を要するのは絶望を感じるような気分の落ち込みと，ほとんどすべての活動に対する興味や喜びの喪失がほぼ一日中，毎日続くような抑うつ状態であり，この場合の多くは思考や行動の遅延，食欲減退や睡眠障害などの症状を伴う．抑うつ状態でみられやすい症状を**表1**にあげるが，アスリートの場合は精神心理面の症状がみえにくく，身体面の症状が発見の糸口となることが多い．

2 ► 抑うつ状態の原因

　一般的には競技者が抑うつ状態に陥った際，競技生活におけるプレッシャーや最近の悩み事などを思い浮かべ，そのせいだろうと解釈して放っておかれることも少なくない．しかしこうした対応は，脳や体の病気をはじめうつ病などの精神疾患，オーバートレーニング症候群など，治療が必要な原因を見逃してしまう危険性がある．精神科医は抑うつ状態が特に2週間以上にわたって続く場合，加療を要する疾患が存在する可能性を考えて原因検索を行う．原因を考える際には下記のように，見落とすと危険で対応を急ぐものから順番に可能性を検証していく（**図1**）．

1)　脳の器質的な疾患

　脳血管障害，脳腫瘍，てんかんのほか，近年ではアメリカンフットボールやボクシングなど

表1　アスリートの抑うつ状態でみられる症状（オーバートレーニング症候群でみられる症状）

身体面	精神心理面
競技パフォーマンスの低下	気分の落ち込み
疲れやすさ，疲労感の継続，倦怠感	興味や喜びの喪失
筋，腱の痛み，筋力低下	意欲，気力，活気の低下
起床時心拍数の変化（増加あるいは減少）	無価値観，罪責感
安静時血圧の上昇	死について繰り返し考える
動悸，息切れ	表情が暗く，乏しい
頭痛，頭重感，めまい	自信喪失
嘔気，嘔吐	不安感，焦り，イライラ感
食欲低下，体重減少（時に増加）	情緒不安定
不眠（早朝覚醒）あるいは過眠	思考や行動にブレーキがかかるような感覚
性欲減退	注意力，集中力低下
便秘，下痢	決断力の低下
風邪をひきやすい等，免疫機能の低下	

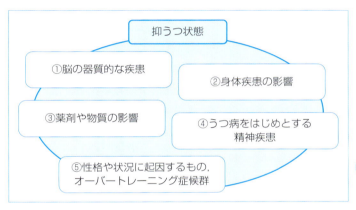

図1　抑うつ状態の原因
①→⑤の順番で原因検索を行う．

頭部に衝撃を受ける競技における慢性外傷性脳症が注目されている．頭部受傷歴などの問診や神経学的診察，必要に応じて頭部MRI等の画像診断を行う．

2）身体疾患の影響

甲状腺機能異常などの内分泌系疾患，細菌やウイルスによる感染症，膠原病をはじめとする自己免疫性疾患，睡眠時無呼吸症候群，貧血やビタミン欠乏症など多岐にわたる．問診，身体的診察，血液，尿検査，画像検査等を必要に応じて行う．

3）薬剤や物質の影響

ステロイド薬や抗アレルギー薬，抗菌薬，抗真菌薬，降圧薬，抗精神病薬などのほか，競技者が使用する機会の多い鎮痛薬・抗炎症薬（NSAIDs）も抑うつ状態を誘発し得る薬剤とし

て知られている．またアルコール（酒）はわが国において最も身近で乱用の危険が高く，抑うつ状態を招き得る物質であると考えられる．

4）うつ病をはじめとする精神疾患

抑うつ状態を呈する代表的な精神疾患にうつ病があるが，典型的とされるうつ病（メランコリアの特徴を伴ううつ病）のほかにも非定型の特徴を伴ううつ病，月経前不快気分障害，双極性障害，10～20代での発症が多い統合失調症など鑑別を要する精神疾患が存在し，短期間の経過では判断が難しい場合が少なくない．

5）性格や状況に起因するもの，オーバートレーニング症候群

適応障害によって生じる抑うつ状態やパニック障害をはじめとする不安障害，強迫性障害，急性ストレス障害および心的外傷後ストレス障

害などのストレス因関連障害，身体症状症，摂食障害などの疾患において抑うつ状態を伴うことがある．アスリートにおいては競技レベルや競技環境に対して心理的成熟が追いつかないような場合に，無意識に足を止めるかのようにこれらの障害が現れることがある．また本人のパーソナリティーや発達面の特性が背景に存在する場合もあるが，それらの診断は専門科（精神科）においても時間をかけて慎重に行われる．抑うつ状態を呈するアスリート特有の現象としてオーバートレーニング症候群があり，本稿B（p.15）で紹介する．

上記1）〜5）の可能性を慎重に検討したうえで，抑うつ状態が正常な心理的反応と判断される場合は当然ある．競技に打ち込むアスリートが結果を出せなかった際に大きく落胆したり，悩みや葛藤を抱くことがあるのはごく自然なことであるが，精神疾患との見分けはしばしば容易ではないため，鑑別手順を怠らないことが重要である．

3 ▶ アスリートのうつ病の治療

1）治療の導入

抑うつ状態の原因検索を経て，うつ病と診断された場合の治療について概説する．日本うつ病学会治療ガイドライン2016[1]によれば，"良好な患者・治療者関係を形成し，「うつ病とはどのような病気か，どのような治療が必要か」を伝え，患者が治療に好ましい対処行動をとることを促すこと，すなわち「心理教育」を基本におく必要がある"とあるが，アスリートにとってうつ病をはじめとする精神的な疾患を受け入れることは，しばしば困難であるということをふまえて対応したほうがよい．アスリートは強い競技者としてのイメージを築くことで自身のポジションを確保し，あるいはそれ自体をアイデンティティとしている場合があり，うつ病を認めることでそれらが脅かされると感じ，診断に抵抗をもつことが少なくない．また，指導者以外の他者を頼ることに抵抗をもっている場合も多く，良好な協力関係を築くためには治療導入時には特に丁寧に，共感的な対応をもって本人の訴えを聴くことが重要である．そのなかで，競技特有の事情や選手がもつ独特の価値観，本人の認知の狭小化に気づくことができる場合も少なくない．

2）休息指示

うつ病の治療は，心理教育および精神療法，十分な休息，そして薬物療法を柱に個々の患者にあわせて組み立てられる．アスリートに対して休息を指示する際に注意すべき点を三点あげる．第一に，アスリートにとって休むということは医療者が想像する以上に大きな抵抗を伴うという点である．ハードトレーニングを日常としている競技者にとって，体のけががないにもかかわらず休むということは受け入れがたく，大きな不安を伴う．また，休養の必要性についてチーム関係者の理解が得にくい場合では，本人の了承のもとチームに説明を行うことが必要となる．第二に，「たゆまぬ努力によって目標に近づくことができる」というアスリート心性への配慮である．普段ハードトレーニングを積むうえでは適応的な考え方が，うつ病の休息指示においては通用せず，休むことでかえって罪責感が強まる場合がある．第三に，競技者がとることのできる休息期間に注意を払うという点である．選手に許容されている休息期間は競技や個々の状況によって異なり，丸1年程度の猶予期間が認められる選手もいれば，1〜2か月の離脱で契約解除を告げられてしまうような場合もあるため，本人のおかれている状況を確認することが重要である．

3）薬物療法

うつ病の薬物療法は，症状の程度や個々の病態に応じて実施と内容が検討されるが，中等症以上では抗うつ薬を十分量，十分な期間服用することが基本とされている．アスリートにおいても同様であるが，選手がアンチ・ドーピング規則違反を心配する場合も多い．競技者は世界アンチ・ドーピング規程（World Anti-Doping Code）の遵守が求められ，具体的な薬剤と方法については同規程に付随する禁止表国際基準

(the Prohibited List)に明記されているが，2018年1月時点の基準によればわが国でうつ病に対して通常用いられる内服薬(抗うつ薬〈SSRI，SNRI，NaSSA〉，抗不安薬，睡眠薬)は禁止物質に指定されておらず，特別な手続きなしに使用することができる．注意点として，薬剤の静脈内注入(100 mL 以上/12 時間)は入院，外科手術，または臨床検査の過程で正当に受ける場合を除いて常に禁止されているほか，ADHD やナルコレプシーの治療薬である神経刺激薬(コンサータ®，リタリン®，モディオダール®など)は競技会における禁止物質に指定されている．禁止表国際基準は年に一度以上の頻度で改定されるため常に最新の情報を確認する必要があるが，この際，日本アンチ・ドーピング機構(JADA)のサイト内に設置されている薬の検索システム global DRO(https://www.globaldro.com/JP/search)が便利である．

用語解説　うつ病

　近年，うつ病という言葉はニュアンスの異なる二つの概念を指して使用されており，いずれを意味しているかに留意すると齟齬が生じにくい．一つ目の"うつ病"は，Kraepelin が躁うつ病(1899 年)を提示して以降，病的現象の解釈と病気の成因による分類が検討されるなかで形成されてきた"うつ病"概念であり，"従来診断におけるうつ病"や"内因性うつ病"とも表現される．

　もう一つの"うつ病"は，一定の特徴をもつ状態像を疾患概念として先に仮定し，そこから現象の解明を試みるアプローチ(操作的診断)において使用される"うつ病"であり，米国精神医学会の診断基準(Diagnostic and Statistical Manual of Mental Disorders, Fifth Edition：DSM-5)における"うつ病(DSM-5)/大うつ病"がこれにあたる．本稿においてはこちらの意味で使用している．

B　オーバートレーニング症候群

1 ▶ オーバートレーニング症候群の概念と診断

　オーバートレーニング症候群(over training syndrome)は「過剰なトレーニング負荷によって運動能力や競技成績が低下し，短期間の休息では疲労が回復しなくなった状態」を指し，原則的にはほかの疾患を除外したうえで，はじめて診断する．回復に要する期間について欧州スポーツ科学会(ECSS)と米国スポーツ医学会(ACSM)の共同合意声明(2013)[2] では，2 ～ 3 週間以上を要するものをオーバートレーニング症候群とよび，数日から 2 週間以内で回復するものをオーバーリーチング(overreaching)とよんで区別している．

　うつ病が"抑うつ"という現象をもとに精神医学領域で研究されてきた概念であるのに対して，オーバートレーニング症候群は"競技パフォーマンス低下"という現象に注目しスポーツ医・科学領域で研究されてきた概念である．異なる領域において形成されてきた二つの概念だが，臨床においては類似した特徴を示し，**表1** に示した抑うつ状態の症状は，オーバートレーニング症候群の代表的な症状と共通している．このため，アスリートのうつ病が，スポーツ現場においてオーバートレーニング症候群として解釈されることも十分にあり得る．

2 ▶ 疫学

　高強度トレーニングを行うアスリートがオーバートレーニング症候群に陥るリスクは高く，特に持久系競技における報告が多い．米国の学生アスリート(水泳および他の持久系競技)の約10％がオーバートレーニング症候群を経験しているとの報告[2]があるほか，米国エリートラ

ンナーの男性60%・女性64%，非エリートラ
ンナーの33%が競技歴で一度以上経験してい
るとの調査結果がある．ジュニアアスリートに
おいても，13〜18歳の若年水泳選手において
34.6%の罹患歴があったとの報告がある[3]．日
本陸上競技連盟医事委員会が中・高校生を対象
に行った調査[4]では，全国大会に出場した中学
生陸上選手の男子62.6%，女子49.0%，全国中
学校駅伝に出場した男子58.6%，女子60.6%，
インターハイ出場選手の13.9%，全国高校駅伝
出場選手の30.4%がオーバートレーニング症候
群の経験があると答えている．

オーバートレーニング症候群という言葉の響
きから，高強度のトレーニングを行うトップアス
リートやプロ競技者に生じるものとイメージされ
やすいが，運動負荷に対して回復が間に合わな
い状況が続いた場合，競技レベルや年齢にかか
わらず生じ得るものとして認識する必要がある．

3 ▶ 予防

オーバートレーニング症候群を予防するため
には，その前段階のオーバーリーチングの状態
を早期にとらえ，トレーニング負荷と回復のバ
ランスを修正することが重要である．競技者の
セルフコンディショニングにおいては練習日誌
を活用し，練習意欲や気分，睡眠，食欲，身体
の状態などについて記録し，疲労の程度を把握
することが勧められる．特に簡易な生理学的指
標として起床時心拍数が知られており，疲労時
には自律神経系の乱れを反映し数値が高くなる
選手が多い．また，気分状態の心理学的検査で
あるPOMS（改訂版：POMS2）も侵襲なくオー
バートレーニング症候群の徴候を知ることので

きる指標として有用とされている．血液検査上
のマーカーとしては，副腎皮質ホルモンである
コルチゾール（CS）と男性ホルモンである遊離
テストステロン（fT）の比（CS/fT）が上昇するこ
とが知られている．

4 ▶ 治療

オーバートレーニング症候群の治療は十分な
休息と栄養摂取が中心となるが，完全な休養を
選手が受け入れにくい場合はトレーニング量の
軽減や，他種競技の練習を取り入れたクロスト
レーニングを用いながら回復を図る．抑うつ状
態を伴う場合は，前述したアスリートのうつ病
治療に準じた対応が望まれる．オーバートレー
ニング症候群に陥った競技者の多くはパフォー
マンス低下に伴う苦悩を抱えており，スポーツ
に通じた精神科医の支援が有益なケースが多い
が，受診につながる割合が低いこと，ならびに
アスリートが利用しやすい精神科医療機関が少
ないことは現状における課題である．

■ 文献

1) 日本うつ病学会，日本うつ病学会：日本うつ病学会治療
ガイドラインⅡ．うつ病（DSM-5）／大うつ病性障害 2016.
日本うつ病学会，2016

2) Meeusen R, Duclos M, Foster C, et al.: Prevention, diagnosis,
and treatment of the overtraining syndrome: joint consensus
statement of the European College of Sport Science and the
American College of Sports Medicine. Medicine & Science in
Sports & Exercise 2013; 45: 186-205

3) Raglin J, Sawamura S, Alexiou S, et al.: Training practices and
staleness in 13-18 year old swimmers: a cross-cultural study.
Pediatr Sports Med 2000; 12: 61-70

4) 日本陸上競技連盟医事委員会：陸上競技ジュニア選手の
スポーツ外傷・障害調査：第1報（2014年度版），第2報
（2016年度版），第3報（2017年度版）．日本陸上競技連盟

用語解説　POMS（POMS2）

気分プロフィール検査（Profile of Mood States：POMS）．米国のMcNairらが1971年に開発した，主観
的な気分，感情を評価する質問紙法検査．1994年に日本語版POMSが発行され，2015年に日本語版
POMS2に改訂された．POMS2は，怒り，混乱，抑うつ，疲労，緊張，活気，友好の7尺度を評価し，全
項目版は65項目，短縮版は35項目の質問で構成される．ネガティブな感情を言語表出しにくいアスリー
トにおいては，自記式質問紙法がしばしば有用である．

第2章　スポーツにおける精神医学の役割

2 アスリートのストレス関連障害

[早稲田大学教育・総合科学学術院]　堀　正士

ＰＯＩＮＴＳ

● ストレス関連障害の診断には，脳器質性精神障害の除外診断が必須である．
● アスリートは幼少期より競技以外の人生経験が少ない一方で，家族や周囲の期待を一身に背負っており，競技成績そのものが彼らの同一性を支えている．
● アスリートにおいてもストレス関連障害は一般人同様に発症する可能性があるが，発症による競技成績の低下が彼らのアスリートとしての同一性を大きく揺さぶることになる．
● 治療にあたっては，周囲の者のみならずアスリート自身のなかにある精神障害への偏見・否認傾向を念頭において，治療意欲を継続させるための手段を講じる必要がある．

　ボクシングやアメリカンフットボール，サッカーなど，競技によっては脳震盪のような軽度の頭部外傷を経験することが多く，精神症状をみたときに脳器質的な原因を除外することがまず必要となる．そのうえでアスリート特有の様々なストレス要因を明らかにし，それに伴う

精神症状を診断，治療していくことが重要になる．アスリートといっても一般人よりストレスに強いという保証はない．

　本稿では，まずアスリートに特徴的な心理社会的ストレス[1]について概観し，次にアスリートにみられる神経症性障害[2]について解説する．

Ａ アスリートに特徴的なストレス

1 ▶ アスリートを取り巻く社会

1）　勝利至上主義

　様々なスポーツで競技開始年齢の低年齢化が問題となっている．低年齢での競技に向けたトレーニングでは，正常な身体的発達過程を無視したトレーニングが行われるおそれがある．また本来行うべき学業もおざなりになりやすいし，この年齢における精神発達に重要な対人関係も限定されたものになりがちである．かりに悩みが生じても，チームメイトは時にライバルであるため，相談できずに抱え込んでしまうことがある．

2）　社会的模範としての振る舞いを強要される

　アスリートのなかにはまれに試合前の闘争心，陶酔感を高めるためと称してマリファナなどの薬物を用いる者がいる．しかし，その使用が露呈した場合の社会的影響や制裁は一般人のそれよりもはるかに大きい．それは彼らが社会にとって "健全な手本" であると考えられているからであろう．

　またトップアスリートになればなるほどマスコミやファンに愛想よく接することが強要される．そうしないと傲慢であるとの誹りを免れないと彼らは考えるからである．しかし，アス

リートが内向的性格の持ち主であるとそれは大変なストレスになり得る.

さらにまた,スポーツの世界は男性性がより強調されるため,同性愛についての受け入れは極めて悪い.チームメイトに隠してプレーを続けることは同性愛者にとってかなりのストレスとなる.

3) 家族との関係

トップアスリートほど,幼少期からコーチやスタッフとの生活時間が家族よりも長い者が多い.このため彼らのなかには成長発達過程における両親,兄弟姉妹との葛藤を経験していない者が多い.また,家族が,自分たちの実現できなかった夢や希望,よりよい生活などをアスリート本人に託しているため,アスリートが過度のプレッシャーを受け続けている場合もある.

4) 異文化圏あるいは異人種間でのプレー

最近のアスリートは母国以外の様々な国でプレーをすることが増えている.そのため国民性の違いがプレーのみならずグランドの外でのアスリートの言動においても問題となることがある.

2 ▶ けが

特にけがを負う以前に成功している者,外科的な治療を要するような重症のけがを負った場合,長期にわたる戦線離脱を余儀なくされる場合,たとえ復帰しても従前の成功が見込めないような場合などにストレスが大きい.

Rotella と Heyman によると,外傷に伴う心理的反応はちょうどキューブラー・ロス(Kübler-Ross)が提唱した死にゆく人々の心理的反応に似ているという.すなわち,反応は否認,怒り,取引き,抑うつ,受容の五段階からなる.それに加えてカテコールアミンや内因性オピオイド系がけがにより抑制され,これがさらに気分の落ち込みを増大させる可能性もある.

チームスポーツのアスリートは,けがの療養中に唯一の気のおけない仲間たちのなかから自分が外れていく疎外感や,チーム内での自分の

ポジションを失うのではないかという恐れを常に抱いている.急激にチームから疎外されると"チームは自分のアスリートの能力のみを評価していたのであって,才能豊かで独特の個性をもったひとりの人間としてみてくれていなかったのではないか"と疑心暗鬼に陥り,場合によっては"チームに貢献できないのであれば自分は価値がない"と考え,抑うつに陥ることがある.

最近の外傷に対するアプローチでは単に身体的リハビリテーションのみでなく,感情や認知などの心理的側面に焦点をあてることが重要と考えられている.

3 ▶ 引退

通常でもアスリートは 20～30 歳代という若い年齢で競技を引退することが多い.引退後は大きく人生が変わるので,その準備や覚悟に相当の期間とアドバイスが必要であるが,実際は十分ではない.学生であれば引退後は一学生として学業を遂行せねばならないし,社会人アスリートでは一社員として仕事をこなさねばならない.しかし急な方向転換は容易ではない.

また,職業的アスリートの場合,突然の引退は金銭的問題を引き起こし,結婚生活の破綻やその他の情緒的問題を引き起こしたりすることもある.プレーの中心であったときの取り巻きたちも,急に離れて孤独となる.

アスリートが成功者であればあるほど,こういった変化に伴うストレスは大きなものになる.

4 ▶ 競技内容に伴うストレス

審美系,持久系,体重階級別などの競技を行う女性アスリートにとっては,トレーニング内容よりも体型・体重維持のストレスが大きい.自分の体型にその競技が適しているか,あるいは階級が合っているかを早期に判断し,より適切な種目,階級へ鞍替えすることもストレス解消の一つの方法となる.

B アスリートにおける神経症性障害とその対応

まずアスリートの危機的状況に気づくのはアスレチックトレーナーであることが多い．しかしかりに彼らの説得により治療の場に現れたアスリートでも，精神障害あるいは精神科医に対する偏見や不信感をもっている場合がある．このため，面接場面ではなるべく彼らの安心できる雰囲気づくりをする必要がある．また，彼らは1回の診察で答えをほしがり，治療開始後早々に通院を中断してしまうことが多いため，なるべく早期に信頼関係を形成し，障害の治療や予後について見通しを示すことで治療意欲を持続させることが重要となる．

1 ▶ 競技不安とパニック障害

アスリートは常に競技成績についての判定を受ける立場にあり，結果として競技不安が主たる訴えになるのは当然である．しかしこの不安を精神医学的にみる場合，高いレベルのパフォーマンスを要求される場面でのプレッシャーに反応した自然な不安（チョーキング）なのか，臨床的に問題な不安（パニック障害や社交不安障害などの不安障害）なのかを見極める必要がある．また，アスリートの不安はしばしば心身症的な症状に転換されやすい．すなわち，精神的不安を頭痛や動悸，下痢などの身体症状で表現するので注意を要する．

パニック障害はパニック発作と予期不安のみられる不安障害の一つである．パニック発作はきっかけなしに突然起こる胸の不快感，動悸，発汗などの身体症状とともに"このまま死んでしまうのでないか"，"狂ってしまうのではないか"といった恐怖感を呈する．発作の起こった状況は記憶に強く残り，その後も同様の状況下で再度起こることがある．アスリートは遠征などで移動する際交通機関を利用するが，そこでパニック発作を起こすとその後同じ交通手段を利用することや，同じ遠征場所に行くことに不安を感じるようになり，競技活動に支障をきた

すことになる．

選手が競技の途中でパニック発作を起こした場合，まずグランドの外に出し両手を選手の顔に当てて周囲の視覚あるいは聴覚的入力を少なくすることが大切である．その後治療者の目を見るように指示し，全く心配ない旨の保証を与える．過呼吸発作を伴う場合は呼吸コントロール法が症状を軽減する．抗不安薬は筋弛緩作用などのパフォーマンスに不利な作用を有するため，競技力という視点からは必ずしも望ましい手段ではないが，パニック障害を投薬なしでコントロールすることは困難である．

2 ▶ 社交不安障害

社交不安障害患者は内向的であるゆえ大衆の面前に出ることに非常な不安や恐怖を感じる．このため，私生活でも注目を浴びることを極端に恐れる．一方で彼らは敏感であり，周囲からどう思われているかを極端に気にしやすい．そのためアスリートの社交不安障害患者では，注目を浴びれば浴びるほど，内向的な性格からくる無愛想な言動が周囲からは高慢な態度であると思われているのではないかと考えやすい．場合によってはこの不安を解消するためにしばしば薬物やアルコールの乱用に走ることがある．

選択的セロトニン再取込み阻害薬（selective serotonin reuptake inhibitor：SSRI）の投与と精神療法が有効である．しかし，彼らのおかれた立場が，的確な診断と治療を受ける機会を阻むことがある．

3 ▶ 適応障害

アスリートに独特のストレスが不安やうつ状態を引き起こすのに加えて，彼らのそれまでの特殊な生育歴がストレスに対する脆弱性を高めることがある．アスリートのなかには，幼少期，思春期，前成人期において一般人がするであろう体験を，競技への専念という名目で回避

させられる者がいる．彼らは競技以外の場で難題に遭遇したときに不適切な対処をしたり，時には破綻して精神症状を発現したりすることがある．元来アスリートは心的防衛機制が強固な傾向にあり，これが彼らの"精神的にタフである"という印象を形成している．しかし，いったん精神的に破綻すると，パーソナリティにおける未成熟な面が露呈してしばしば精神症状が遷延する場合がある．

4 ▶ 心的外傷後ストレス障害

アスリートは心的外傷後ストレス障害（post-traumatic stress disorder：PTSD）になりやすい環境におかれる場合がある．なかでも重傷のけがを負ったり，時には死亡したりすることすらあるようなスポーツの競技者においてPTSDの起こる確率が高くなる．特に手術を要するけがや，試合出場やトレーニングを禁止されるような重症なけがほど外傷的となる．

けがを起こした事故の場面は時にフラッシュバック（侵入想起）となり再現される．また結果としてその記憶を想起させる行動を回避する行為が起こる．常に神経過敏な状態となり不眠や不安が持続し，事故の悪夢をしばしばみる．PTSDの早期発見のためにはこうした事故のあと，その選手に悪夢が頻発していないか，ある種目や競技場面に対して極端に恐れを抱いていないかなどを問うことが重要である．

心的外傷体験を克服することはアスリート以外の患者と同様に簡単ではない．SSRIなどの薬物療法や認知行動療法がある程度奏効するが，それに加えて強固な治療同盟と粘り強い傾聴が必要とされる．

5 ▶ 強迫性障害

明らかに自らもばかばかしいと思っている不合理な考え（強迫観念）が不安とともに頭から離れず，その不安を解消しようとして様々な強迫行為を行うのが特徴である．これらの症状は，重要な試合の直前のような不安の増大する状況で悪化する．アスリートは完全主義的で強迫的な性格の持ち主が多い．彼らのなかには儀式的にある決まった練習，たとえばランニングをまず最初にしないと不安がおさまらない者がいる．彼らはそれをしなくてもよいと頭のなかではわかっているが，不安をおさめるために"ランニングは体重維持のために重要"などと合理化して行為を続ける．けがをしてチームドクターから練習を休むようにいわれたときでさえ，その行為を続けようとするのである．

治療としてはSSRIなどの薬物療法と，曝露・反応妨害法（exposure and response prevention method：ERP）などの認知行動療法が有効である．

6 ▶ 疼痛性障害

アスリートが疼痛のためにリハビリテーションで十分な負荷をかけることを躊躇する場面がしばしばみられる．たとえ痛みを引き起こす器質的な変化が同じであっても，人により痛みの感じ方はそれぞれである．そこに心理的問題が絡むとしばしば痛みの程度や状態は修飾される．また，受傷機転そのものが心理的背景に影響されることもある．疼痛にはしばしば抑うつや不安などの症状も合併しやすい．

治療においては，受傷により発生した精神的・心理的問題に焦点をあてた精神療法的アプローチが重要となる．器質的には完全に回復しているのに痛みを訴え続け復帰を躊躇するアスリートにおいては，痛みが何らかのメッセージを有していることを疑うべきである．痛みは"取り去るべきもの"と単純に考えていると，そのメッセージを見過ごし結果としてけがからの回復を遅らせてしまうことになる．

■ 文献

1) Broshek DK, Freeman JR: Psychiatric and neuropsychological issues in sports medicine. Clin Sports Med 2005; 24: 663-679
2) Kamm RL: Interviewing principles for the psychiatrically aware sports medicine physician. Clin Sports Med 2005; 24: 745-769

第2章　スポーツにおける精神医学の役割

3 スポーツによる頭部外傷と精神障害

［早稲田大学スポーツ科学学術院］　**鳥居　俊**

> ### P O I N T S
> ● 脳への損傷により症状が発生する器質的精神障害はスポーツ現場でも少なくない.
> ● 脳震(振)盪でも多彩な精神症状がみられることがあり, 段階的な復帰が推奨されている.
> ● 脳挫傷や頭蓋内出血では重大な後遺症が残ることが多く, 競技復帰は勧めない.

A 器質性精神障害とは

　スポーツ外傷として発生する頭部外傷では様々な精神症状を生じる場合がある. スポーツ外傷では, スポーツ動作による急性の外力を受けた臓器, 組織に器質的変化が引き起こされる. 骨, 筋などの運動器であれば, 骨折や筋断裂, 肉ばなれなどの外傷名があてられ, 痛みや腫れ, 変形, 脱力などの症状が生じる. 同様に, 頭部に加わった外力が脳組織を損傷する場合には脳の機能が障害され, 特有の症状が発生する.

　脳に発生した障害のうち, 脳組織に何らかの構造上の変化によって生じたものを器質的障害とよんでいる. したがって, スポーツ動作による外傷というメカニズムで発生した精神症状を有する障害は器質的障害となる.

B アスリートにみられる器質性精神障害の種類

　スポーツをきっかけに発生し精神障害を生じ得る器質的変化には, 頭蓋骨骨折を伴う脳損傷(脳挫傷), 頭蓋内の血管損傷による脳損傷(頭蓋内出血)が含まれる.

　図1に頭蓋内出血と脳挫傷の模式図を示す.

　これに加えて今のところ画像検査で明確な器質的変化を検出できていない脳震(振)盪があげられる. アスリートに偶然発生した脳腫瘍, 白血病やその他の悪性腫瘍の脳転移, 脳感染症, てんかんなども器質性精神障害を呈し得る疾患であるが, スポーツ特異性がないので割愛する.

　平成29年度版学校の管理下の災害によれば, 学校の管理下で発生する体育や部活動中の頭部の負傷は小学校で3,527件, 中学校で15,180件, 高校で15,667件である. 原因となった種目で最も多いのは小学校では鉄棒, 中学校ではサッカー, 高校では野球である. また, 過去3年度間の体育や部活動中の頭部外傷による死亡は中学校でスキーと柔道, 高校でラグビーが1件ずつで, 以前より減少している. 一方, 非外傷性の頭蓋内出血による死亡は減少していない.

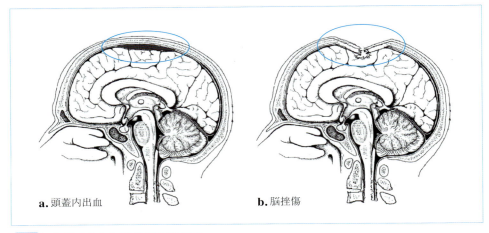

a. 頭蓋内出血　　b. 脳挫傷

図1　頭蓋内出血と脳挫傷の模式図

C 脳震(振)盪

1 ▶ 疾患概念

従来の教科書では，脳震(振)盪は"頭部に加えられた外力により一過性に生じる意識障害を主体とする障害で器質的変化を伴わない(残さない)"と記述されていた．しかし，これまでの器質的変化の有無の評価はCTやMRIであり，これらの画像検査では明らかな器質的変化を見出せないという意味にとらえるべきであり，最近はfMRI(functional magnetic resonance imaging)，PET(positron emission tomography)などの画像検査で脳震(振)盪に伴う異常所見を示す報告もみられる．

一方，一過性という用語に関しても，症状が一過性で大部分が時間経過とともに消失する，という意味であり，器質的変化を残さないという確証がないのが現実である．

そこで，brain concussionの和訳である脳震(振)盪という曖昧な病名が適切でないと考えると，米国で用いられるmild traumatic brain injury(MTBI)が的確であろう．すなわち，外傷によって生じる脳の損傷であり，少なくとも後述する明らかな脳挫傷や頭蓋内出血がみられず，症状としても昏睡まで至らない多くは軽度の意識障害を主体とする病態ととらえるべきである．

2 ▶ 発生メカニズム

多くの脳震(振)盪は頭部での直接の衝突によって発生している．ラグビーやアメリカンフットボールではタックルやブロックを行う選手でも受けた選手でも頭部への衝突があれば発生する．また，体幹への強い衝撃により頭部に強い間接的な振動や回転加速度が生じて発生することもある．そのほか，サッカーでは空中へジャンプしてのヘッディングで他の選手の頭部と衝突して，柔道では投げられた際の転倒で発生する．

3 ▶ 症状

急性期の自覚症状として，頭痛，めまい，悪心，時に脳神経領域のしびれのような知覚障害がみられる．他覚症状として意識障害，ふらつき，また不穏，興奮，不機嫌のような精神症状などが認められる．

意識障害には"ぼーっとする"，"現実感がない"という程度の軽度の症状から，意識消失(失神)まで，程度は様々である．現在の日時，場所などがわからない見当識障害，過去の記憶が失われる逆行性健忘や受傷後の記憶が失われる順行性健忘も生じることがある．

表1 日本昏睡スケール（Japan Coma Scale：JCS）

Ⅰ：刺激しなくても覚醒している状態
　1：だいたい清明だが今ひとつはっきりしない
　2：見当識障害がある
　3：自分の名前や生年月日が言えない

Ⅱ：刺激すると覚醒する状態
　10：普通の呼びかけで開眼する
　20：大きな声または体を揺さぶることで開眼する
　30：痛み刺激を加えつつ呼びかけを加えるとかろうじて開眼する

Ⅲ：覚醒しない
　100：痛み刺激に対して払いのけるような動作をする
　200：痛み刺激で少し手足を動かしたり，顔をしかめたりする
　300：痛み刺激にも反応しない

（日本臨床スポーツ医学会学術委員会脳神経外科部会：頭部外傷10か条の提言．第2版，日本臨床スポーツ医学会，2015）

表2 段階的競技復帰プロトコール

1：活動なし（体も頭も使わずに完全に休む）
2：軽い有酸素運動
　例）ウォーキングや自転車エルゴメーターなど
3：スポーツに関連した運動
　例）ランニングなど頭部への衝撃や回転がないもの
4：接触プレーのない運動・訓練
　頭への衝撃だけでなく，頭の回転を伴う運動も含まれる
5：メディカルチェックを受けた後に接触プレーを含む訓練
6：競技復帰

◎各段階は24時間以上あけることが望ましい
◎症状がなければ次の段階に進む
◎症状が出るようならその段階の前の段階に戻り，24時間の休息後に再度レベルアップを進める

（日本臨床スポーツ医学会学術委員会脳神経外科部会：頭部外傷10か条の提言．第2版，日本臨床スポーツ医学会，2015）

数日から時に数週間後までの晩期症状として，羞明（光のまぶしさ），耳鳴，易疲労感，興奮，抑うつ，不安，不眠など多彩な症状がみられる．

4 ▶ 診断

多くは現場で自覚症状や他覚所見をもとに，より重症の器質的障害でないと考えられる場合に脳震（振）盪と診断している．医療機関ではCTやMRIで頭蓋内出血がみられないことを確認する場合がある．脳震（振）盪を含め頭部外傷では**表1**の日本昏睡スケールで重症度の評価を行う．脳震（振）盪では大部分がⅠであり，脳挫傷や脳出血ではⅡやⅢの状態がみられ，時間経過により進行する．神経心理検査として，SAC（standardized assessment of concussion）テスト，Cog Sportなど国内で利用可能な検査がいくつかある．平衡機能検査としてbalance error scoring system（BESS）を用いる報告も少なくない．

5 ▶ 治療，復帰，予後

基本的に安静で経過観察する．頭痛を含めすべての所見が陰性になってから復帰を許可すべきである．症状消失前に再度の脳震（振）盪を受傷すると死亡など重篤事故につながりやすく，second impact syndromeとして知られている．スポーツへの復帰は現在，脳震（振）盪に由来するすべての症状が消失してから段階的に進めていく**表2**に示す方式が用いられている．

MTBIの予後については十分な調査がなく，頭部外傷と遺伝，加齢などほかの要因の影響などが必ずしも明らかになっているとはいえず，今後の検討が必要である．

D 脳挫傷

1 ▶ 疾患概念

脳組織そのものがマクロな損傷を受ける状態を示す．多くは頭蓋骨の骨折を伴って発生する（**図1b**）．

2 ▶ 発生メカニズム

頭部への非常に強い外力が加わることで発生する．どちらかというとスポーツ中の事故として報告されることが多い．陸上競技での投てき

物の衝突，ゴルフや野球のボールの衝突，山岳競技での転落などが原因となる．

3 ▶ 症状

多くは直後から意識の消失（昏睡），けいれんなど重大な脳損傷の徴候を示す．Glasgow coma scale（GCS），日本昏睡スケールなどにより現場で重症度評価を行う．救急搬送が必要である．

4 ▶ 診断

骨傷は X 線像でも判定できるが，脳の損傷の評価を含めて CT や MRI が用いられる．

5 ▶ 治療，復帰，予後

心肺停止状態が生ずれば現場で人工呼吸や心臓マッサージなど蘇生処置が必要となる．医療機関では脳圧を下げるための手術や点滴を行うが，転帰は脳の損傷範囲による．

E 脳出血（頭蓋内出血）

1 ▶ 疾患概念

頭蓋骨内で発生する出血を総称してこのように呼称する（**図 1a**）．外傷により脳表付近の血管が損傷されて発生する出血（硬膜外出血，硬膜下出血），脳動脈瘤の破裂により発生するくも膜下出血や脳内出血が含まれる．

2 ▶ 発生メカニズム

硬膜外出血は頭蓋骨の骨折を伴って発生するので，頭部への直接外力によることが多い．一方，硬膜下出血は脳表から硬膜へ至る架橋静脈の断裂によることが多く，頭部の強打によって発生する．柔道で投げられて発生する例やラグビー，アメリカンフットボールでの頭部強打で生じる例が代表的である．脳動脈瘤破裂による出血は特に頭部の打撲のような外傷なく発生する．

3 ▶ 症状

直後には脳震（振）盪と同様で，頭痛や意識障害を呈する（特に，いったん症状が消失する清明期を伴うこともある）が，出血による頭蓋内血腫の増大によって症状が増悪する．強い頭痛，嘔吐，意識消失と進行し得る．救急搬送を要する．

比較的軽微な外傷により生じた出血が微量ずつ長期間にわたって続き，その結果数週間から数か月を経て症状が発生する慢性硬膜下血腫が高齢者に多いとされている．この場合，徐々に健忘や性格変化のような精神症状が進行するため，認知症との鑑別が難しい．

4 ▶ 診断

CT や MRI により血腫の部位と量を評価する．

5 ▶ 治療，復帰，予後

出血が比較的少量で症状が軽ければ保存療法も行われるが，多くは早急に血腫除去が行われる．脳の圧迫が強く，長時間続けば予後は悪くなる．

早期の治療が行われれば社会復帰が可能であるが，コンタクトスポーツへの復帰は勧めない．

● 参考文献

・学校管理下の災害．平成 27，28，29 年度版，日本スポーツ振興センター，2015～2017
・Bailes JE, Lovell MR, Maroon JC（鳥居　俊，好本裕平〈監訳〉）：スポーツ現場での脳振盪．NAP，2000
・日本臨床スポーツ医学会学術委員会脳神経外科部会：頭部外傷 10 か条の提言．第 2 版，日本臨床スポーツ医学会，2015

第2章　スポーツにおける精神医学の役割

4 アスリートの睡眠管理

［日本スポーツ振興センター国立スポーツ科学センタースポーツ研究部］　星川雅子

POINTS
- アスリートの睡眠の管理は，睡眠障害の治療，睡眠衛生改善の2面から行われる．
- アスリートの睡眠改善のための取り組みについて，いくつかの事例を紹介する．
- アスリートの睡眠習慣改善は，床内時間，睡眠の質，睡眠スケジュールの点から取り組む．

　内田らによれば，精神医学の観点からみると，睡眠は単に心身両面の休息や回復としての機能にとどまらず，意欲や気分，集中力，判断力，記憶力など高次脳機能を保つためにも大きな役割を果たしている[1]．近年，睡眠への関心が高まっており，それはアスリートでも同様である．学術論文では，アスリートの睡眠障害の罹患率や，夜間睡眠制限・断眠がスポーツパフォーマンスに悪影響を及ぼすこと，夜間睡眠の延長がスポーツパフォーマンスに好影響を及ぼすこと，午後の仮眠が夕刻のパフォーマンスに好影響を及ぼすこと等が報告されている．本稿では，医師以外の立場でアスリートをサポートする者・研究者としての視点から，アスリートの睡眠管理について述べる．

A アスリートの睡眠障害

　アスリートの睡眠障害に関しては，大きないびき，睡眠時無呼吸症候群，不眠症，レストレスレッグス症候群・周期性四肢運動障害，過眠症，睡眠相後退型概日リズム睡眠障害，オーバートレーニング症候群・抑うつ気分など心の状態に起因する睡眠障害，時差症候群による睡眠障害などが報告されている．

　図1[2]に2009〜2012年までの4年間に国立スポーツ科学センター・メディカルセンターを受診し，睡眠薬・抗不安薬を処方された選手99名の受診理由を示した．受診理由により受診科は内科または心療内科に分かれるが，例えばオーバートレーニング症候とうつ病は似た精神症状を呈する[3]ため，医療機関を受診する際には，アスリートの生活と心理の両方に詳しい医師に相談することが望ましい．処方される薬については，禁止物質を含まないことが必須なだけでなく，筋弛緩作用の有無，薬作用の強さや半減期について理解し，医師が指定した量・服用のタイミングを守ることが重要である．例えば，超短時間型や短時間型であっても，睡眠薬を中途覚醒時や短時間しか眠る時間がとれないとき，つまり起床までに十分な睡眠時間がないタイミングで服用してしまうと，起床時に薬成分の血中濃度が低くなっていないという状況は起こり得る．パフォーマンスへの悪影響およ

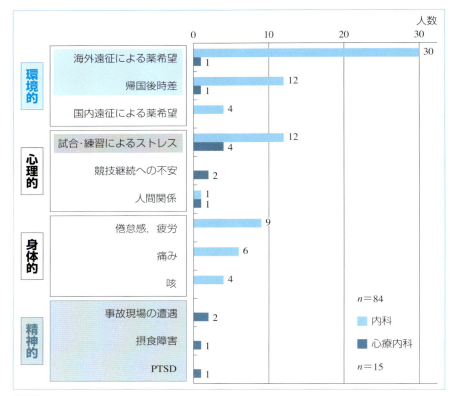

図1 アスリートの不眠の背景と受診科
（錦織功延，土肥美智子，星川雅子，ほか：アスリートの不眠による睡眠薬・抗不安薬の適切な使用方法を考える．日本薬学会 134 年会，2014 年 3 月 27–30 日；熊本）

び外傷のリスクを避けるためにも，このような状況は避けねばならない．

ドーピング禁止物質に詳しい医師・薬剤師がいるかどうかわからない医療機関で処方された薬あるいは薬局で購入した睡眠改善薬がドーピング禁止物質を含まないか確認したい場合，スポーツファーマシストに相談するという方法がある．スポーツファーマシストが勤務する薬局・病院は，検索サイト http://www3.playtruejapan.org/sports-pharmacist/search.php で検索できる．

睡眠時無呼吸症候群は，体格指数（body mass index：BMI），頸囲が大きいことがリスクファクターに含まれることから，アメリカンフットボール選手や力士，体重階級制の競技の重量級区分の選手の報告が多い．原因となっている大きな BMI や頸囲は競技に必要な形態的要素であり，これらを維持しながら治療がなされねばならず，持続陽圧呼吸（continuous positive airway pressure：CPAP）が優先的に実施される[1]．

B アスリートの睡眠習慣

1 ▶ 床内時間

国立スポーツ科学センターでは，2012 年と 2014 年の 2 回，睡眠に関する質問紙調査を行った[4)5]．それによれば，アスリートの床内時間（就寝から起床まで）の平均値は 7 時間 28 分（2012 年度），7 時間 29 分（2014 年度）であり，日本のトップアスリートの夜間の床内時間は平均で 7 時間 30 分程度であるといえよう．

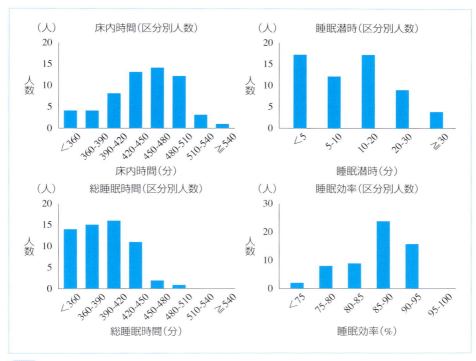

図2　アスリート59名の睡眠パラメータ

　アスリートの夜間睡眠のスケジュールは，練習・トレーニングスケジュールに左右されることが多々ある．競技別（夏季種目）の床内時間は文献5）を参考にされたい．海外の研究者が推奨しているアスリートの夜間の床内時間は，"8時間以上"，"夜間睡眠で8～10時間，それに加えて14～16時の間に30分の仮眠"，"夜間睡眠と仮眠をあわせて9～10時間，そのうち夜間睡眠が80～90％"など様々だが，日本のアスリートの平均床内時間より長い時間を推奨している点は共通である．

　国立スポーツ科学センターの上記質問紙調査では，アスリートの81％（2012年度），74％（2014年度）に週1回以上の仮眠の習慣があった．夜間睡眠を十分にとることが最も望ましいが，それがかなわない場合は仮眠で不十分な夜間睡眠を補ったり，疲労を回復したり，日中の覚醒度を上げる工夫が必要となる．

　近年，スマートウォッチ，スマートフォンのアプリ，シートセンサーを使った睡眠記録が広まっており，活用しているアスリートは多い．これらは，夜間床内時間の把握に役立つであろう．

2 ▶ 睡眠の質

　アクチグラフィで評価したアスリート59名の睡眠パラメータを図2に示した．睡眠潜時は30分未満の各区分に広く分布，睡眠効率は85～95％の区分に集中して分布しており，一般的な人々の分布と同様に思われる．Hoshikawaらは，ピッツバーグ睡眠質問票で評価したアスリートの睡眠の質の良否は，「床内時間」，「毎朝朝食を食べる」，「就寝直前に電子機器（スマートフォン，タブレット，PCなど）を使用しない」，「抑うつ的な気分」，「ベッド・布団の中で悩みごとをする」の5項目と関連すると報告している[5]．長期間にわたって睡眠の質に影響する事柄としては，大きな競技会前あるいはその代表に選ばれるか否かについての緊張や不安，競技会でのパフォーマンスがうまくいかなかったことや疾患・障害で競技を中断せねばな

らないことに対する落ち込み，オーバートレーニング症候群，うつ病等があろう．一時的に睡眠の質が悪くなる事柄の例としては，時差症候群の場合や，夜間の試合で高まった体温や交感神経活動がなかなか静まらなかったり，就寝前に一日を振り返り課題を整理する習慣があり，それを寝具内でも行ってしまったり等がある．そのほか，トイレ起床や，乳児を育てていて夜間睡眠が分断される場合もある．トイレ起床は，夕刻以降水分を多量に摂取していることが主原因と考えられるが，睡眠時無呼吸症候群による中途覚醒を本人がトイレ起床と思い込んでいるケースが潜んでいる可能性もあり，注意が必要である．このように，睡眠の質に影響を及ぼす原因が様々であるがゆえ，その改善を手助けする支援・協力も様々である．医師やカウンセラーの協力が必要なこともあれば，チームスタッフ，家族，友人，一緒にリハビリテーションを頑張る仲間が支えてくれることもある．

3 ▶ 睡眠スケジュール

アスリートの睡眠スケジュールは，練習・トレーニングスケジュールと学業・就業スケジュールの両方に左右される場合と，フルタイムアスリートのようにおもに前者に左右される場合がある．フルタイムアスリートでない場合は，学業・就業以外の時間帯に練習・トレーニングを行わねばならず，床内時間が短くなりや

すい．一方，フルタイムアスリートでは曜日にかかわらず夜間睡眠を長くとりやすいが，よく観察される問題の一つに，オフの前日からオフの日の午前にかけての夜更かし・朝寝坊がある．例えば図3の例では，練習・トレーニングがある日は0時から1時の間に就寝し8時すぎに起床していたが，オフ前日の土曜日は1時から2時に就寝し，翌朝オフの日曜日は10時すぎに起床していた．このアスリートの午前の練習開始時刻は9時30分，つまり日曜日には眠っている時刻であった．このような選手6名に，就寝・起床時刻の目安を設定し，毎日起床直後に20分ほど高照度光を浴びる生活を2週間ほど続けさせるとPOMS（profile of mood states：POMS）の活力の指標が向上し，精神動態覚醒水準課題テスト（psychomotor vigilance test：PVT）の反応時間が短縮した（星川未発表資料）．寝つきがよくなった，午前の練習にとりくみやすくなった，「最近充実した練習ができている」と感じる等の感想も聞かれた．このように，概日リズムを整えることは，日中の気分や覚醒度を改善するという形でアスリートに好影響をもたらすと考えられる．このように，自身に好影響をもたらすことが示された睡眠衛生を継続することが重要だが，管理・アドバイスする他者がいなくなると徐々に元の習慣へと戻ることがあり，それをいかに継続させるかが大きな課題である．

C 特別な環境での睡眠

1 ▶ 海外遠征

トップアスリートには，オリンピック，世界選手権，ワールドカップなど，海外遠征の機会がある．彼らの海外遠征と一般の海外旅行との違いの一つは，大会での勝利のためにコンディションを整えねばならないことであろう．遠征先での体調不良は，時差症候群と長時間移動での疲労による症状があわさった形で現れるため，対策は，その両面から考える必要がある．

概日リズムを発生させる体内時計は身体の各

部にあるが，最も上位にあって全体を管理する中枢時計として機能しているのは視床下部の視交叉上核であり，最も強い作用の同調因子は高照度光である．松果体で合成されるメラトニンは，視交叉上核に制御される概日リズムと環境光の両方によって調節されるホルモンで，視交叉上核にある受容体に作用して末梢からの熱放散を促進し深部温を低下させたり，睡眠・覚醒のリズムに影響を及ぼすことが知られている．高照度光照射，ラメルテオン（メラトニンアゴ

4 アスリートの睡眠管理　29

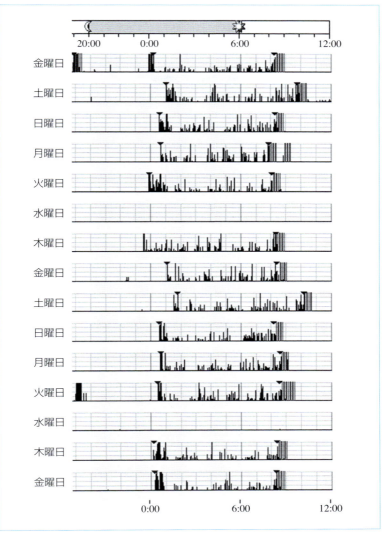

図3　アクチグラフで記録したアスリートの夜間睡眠スケジュールの一例

ニスト）服用，睡眠スケジュールの調整を適切に組み合わせて実施すると，海外での睡眠障害や体調不良を軽減できる．出発前の調整法としては，アメリカ合衆国など東側に位置する国へ渡航する際には，午後にラメルテオンを服用，早寝早起きのほうへと睡眠スケジュールをシフトさせ，起床したら高照度光を浴びる形で調整する．ヨーロッパなど西側に位置する国へ渡航する際には，夜に高照度光を浴び，夜更かし朝寝坊するほうへと睡眠スケジュールをシフトさせる形で調整する．西側の国へ渡航する場合，出発前（日本国内）のラメルテオン服用のタイミングは午前が適しているが，服用すると眠気を生じることがあるので，練習・トレーニング・試合，車やバイクの運転を行う日は服用してはならない．遠征先到着後は，概日リズムシフトの手助けのためにラメルテオンが処方されることもあれば，睡眠障害の軽減を目的にラメルテオン以外の睡眠薬が処方されることもある（図4）．

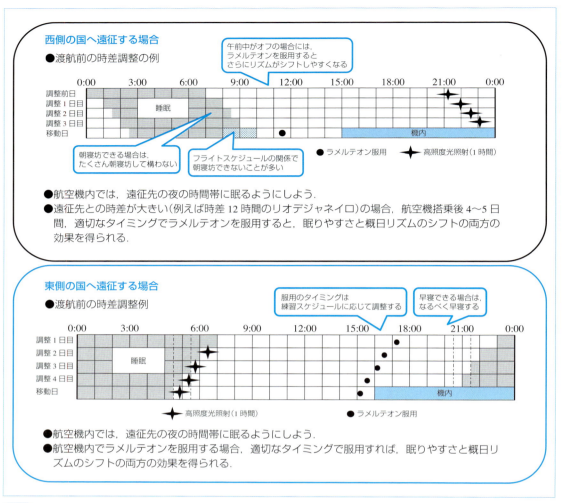

図4 海外遠征前の時差調整例

2 ▶ 高地

　冬期の雪上競技では，雪質のよい練習環境を求め，競技会や合宿が高地で開催されることがある．また運動能力の向上を求めて，高地合宿を行うアスリートもいる．高地では低い酸素分圧によって過換気が生じ，体内の二酸化炭素が過剰に排泄されやすく，睡眠時無呼吸が生じることがある．また，血中酸素分圧が低くなるため，疲労回復に時間がかかるようになる．低酸素換気応答，高二酸化炭素換気応答は高地到着後数日かけて徐々に高まるが，高地到着直後の高山病を予防する目的や，少しでも早い時期から通常の強度・量のトレーニングを行えるようにと，出発前に常圧低酸素環境内で睡眠し，睡眠時無呼吸を生じる血中二酸化炭素分圧の閾値を低下させたり，高二酸化炭素換気応答，低酸素換気応答を高めるなど高地での生活に適した適応を得てから高地へと出発するアスリートもいる．

D その他

　睡眠への機能性が表示された機能性表示食品や、"睡眠前半の深部温低下が大きく徐波睡眠が増加する"、"寝返りが打ちやすい"というデータが示されているマットレス等を活用しているアスリートもいる．自宅の寝具の寝心地に満足しているアスリートのなかには、その寝心地を海外遠征先でも再現すべく、ポータブルのマットレスを持ち込む者もいる．いずれの場合も、本人が「自分の睡眠に対してよい効果があった」と思うかどうかが重要である．

文献

1) 内田淳子, 内田　直：アスリートの睡眠管理. 日本スポーツ精神医学会（編）, スポーツ精神医学 第一版. 診断と治療社, 2009; 18-20
2) 錦織功延, 土肥美智子, 星川雅子, ほか：アスリートの不眠による睡眠薬・抗不安薬の適切な使用方法を考える. 日本薬学会 134 年会, 2014 年 3 月 27-30 日 ; 熊本
3) 内田　直：アスリートのオーバートレーニング症候群とうつ状態. 日本スポーツ精神医学会（編）, スポーツ精神医学 第一版. 診断と治療社, 2009; 6-8
4) 星川雅子, 内田　直, 藤田淑香：日本人トップアスリートを対象とした睡眠習慣に関する質問紙調査. 日本臨床スポーツ医学会誌 2015; 23: 74-87
5) Hoshikawa M, Uchida S, Hirano Y: A subjective assessment of the prevalence and factors associated with poor sleep quality amongst elite Japanese athletes. Sports Med Open 2018; 4: 10

用語解説　概日リズム

　身体のリズムのうち、約 24 時間の周期をもつものを概日リズムという．概日リズムは、体温、循環機能、内分泌機能などで観察され、夜には眠りやすく、日中には活動しやすくなるよう、身体の状態を整えている．身体のなかでリズムを刻むものを比喩的に生物時計・体内時計とよぶ．概日リズムを発生させる生物時計は身体の各部にあるが、最も上位にあって全体を管理する中枢時計として機能しているのは視床下部の視交叉上核と考えられており、体温やホルモン分泌などの概日リズムを制御している．同調因子は高照度光と身体運動で、概日リズムの調整に最も強い作用をもっている同調因子は高照度光である．睡眠・覚醒のリズム、臓器内の代謝リズムは、視交叉上核の中枢時計とは異なる生物時計によって調整されているが、これらは完全に独立しているわけではなく、互いに影響を及ぼしあっていると考えられている．

第2章　スポーツにおける精神医学の役割

5 アスリートにみられる物質関連障害

［北里大学メディカルセンター精神科］　山本宏明

POINTS

● アスリートは物質関連障害に十分に注意を払う必要がある.
● 気をつけるべき物質として, アルコール, 向精神薬, 鎮痛薬, 違法薬物などがあげられる.
● 予防のために日頃から話題に取り上げる機会をもち, 意識を高めておくことが重要である.

A アスリートの物質関連障害

1 ▶ 身近な問題としての認識をもつ

　アスリートの物質関連障害は, 競技者が求められる健全なイメージとのギャップから注意が払われにくい側面があるが, 身近な問題としてとらえておく必要がある. 物質に関係する問題としては, スポーツ選手の使用事例の報道などから違法薬物に関する問題が想像されやすいが, それだけではなくアルコールやタバコ, 鎮痛薬, 向精神薬など, より広く用いられている物質が競技生活をおびやかす場合があることも認識しておく必要がある.

　高校生および大学生アスリートの物質使用に関する英語文献のレビュー[1]では, スポーツ活動に参加する者はタバコや違法薬物の使用頻度は低いが, アルコール摂取量は多い傾向があると報告されている. 国内の違法薬物の使用は欧米よりも低水準に抑えられているものの, 全国住民調査[2]において大麻の生涯経験率は1.4%, 有機溶剤1.1%, 覚醒剤0.5%と無視できるほど小さな数値ではなく, アスリートが使用するケースも全くないとはいえない. また飲酒への寛容さや習慣性のある薬剤の入手のしやすさな

ど, 競技者が危険にさらされやすい要因もあるため, 十分に注意する必要がある.

2 ▶ 物質使用障害と物質誘発性障害

　物質や薬物の使用に伴う行動や精神面の障害については, 乱用(abuse), 依存(dependence), 有害な使用(harmful use)など, 臨床的に多くの表現が用いられるが, 本稿では米国精神医学会が2013年に発行したDSM-5(Diagnostic and Statistical Manual of Mental Disorders, Fifth Edition)[3]およびその日本語訳(DSM-5, 精神疾患の分類と診断の手引)[4]の用語を用いて解説する.

　DSM-5において物質関連障害(substance related disorders)は, 物質使用障害(substance use disorders)と物質誘発性障害(substance-induced disorders)の二つの群をあわせたものとして分類されている. 物質使用障害は, 臨床的に顕著な障害や苦痛を引き起こすような不適切な物質の使用様式にあることを意味しており, 従来「〇〇(物質名)依存」と「〇〇乱用」に分けられてきた臨床像を一つにまとめて「〇〇使用障害」と呼称することが提案されている(例: 大麻使用

障害，精神刺激薬使用障害，睡眠薬使用障害）．

物質使用障害の一例としてアルコール使用障害（alcohol use disorder）の診断基準の概要を示すと，問題となる使用様式として以下の特徴があげられている．アルコールを意図するより大量に長期的に使用すること，摂取量を減らすことができないこと，アルコールのために多くの時間が費やされること，使用への渇望，対人的問題が生じ社会的な役割を果たせなくなること，仕事ができなくなること，身体的に危険な状況においても使用を繰り返すこと，心身に問題が生じていることに気づきながらも使用を続けること，耐性や離脱症状の存在，これらが複数存在し臨床的な障害が生じている状態をアルコール使用障害としている．

一方，物質誘発性障害は，物質によって誘発される中毒症状や離脱症状，物質誘発性の精神疾患（例えばアルコール誘発性抑うつ障害や睡眠障害，精神病性障害）などを包括する用語である．物質使用障害はそれ自体が社会生活上の重大な障害になるが，さらに物質誘発性障害を多くの場合で合併する．

 用語解説　「嗜癖」「薬物依存」用語の変遷

> WHOの専門委員会は嗜癖（addiction）と薬物依存（drug dependence）という用語を1964年に採択したが，当時は生体の状態を指す言葉として用いられ，善悪や正常か異常かの価値判断を含むものではなかった．やがて嗜癖や薬物依存という言葉が定着するにつれて，社会的な問題を含む物質使用の状態という意味合いを伴うようになった．2013年発行のDSM-5では，定義が不明確で潜在的に否定的な意味を内包しているという理由で嗜癖という言葉が除外され，依存という言葉も使用されていない．

B　アスリートが注意を払うべき物質

1 ▶ 代表的な物質

アスリートが乱用に注意を払うべき物質を**表1**にあげる．通常，アスリートは余計な薬剤や物質を摂取しないように心がけているが，一方で競技者特有の物質使用への親和性も存在する．例えば，スポーツに伴う慢性疼痛の対症療法に用いられる鎮痛薬や，試合の緊張による不眠に用いられる睡眠薬，疲労回復を期待して用いられるサプリメントなど，競技に関連して物質を摂取する場面は意外に多く，これらが物質関連障害のきっかけとなる場合がある．

1）飲酒

アルコールは，わが国において最も多くの物質関連障害をもたらしている物質である．成人であれば一般に摂取することが許容されており，スポーツの現場ではいわゆる"体育会系のノリ"と称されるようにコミュニケーション手段として飲酒が勧奨される場面も少なくない．入手が容易な物質であり，味を楽しむことはもちろん，入眠を図る目的や緊張感を緩める目的など，様々な動機で摂取される．

問題のない範囲の使用であればよいが，飲酒翌日の練習欠席やパフォーマンスの低下など競技者としての役割に影響がある場合や，"飲まないでいることが我慢できない"，"一度飲みだすと相当な量まで止められない"という場合は，すでに有害な使用の段階にあると考えたほうがよい．またアスリートに限らず，未成年での飲酒を防ぐための啓発も重要である．

2）向精神薬

一定数のアスリートが睡眠薬を使用している．睡眠はアスリートにとって非常に重要であるが，試合前後の興奮や合宿先など慣れない環境での寝つきにくさ，海外遠征の際の時差ぼけなどに対して睡眠薬が使用される場合がある．医療機関からの処方薬のほか，薬局で購入可能

表1 アスリートが乱用に注意すべき物質

分類	おもな物質
飲酒	アルコール
向精神薬	睡眠薬(トリアゾラム, フルニトラゼパム) 抗不安薬(エチゾラム, ジアゼパム) 抗うつ薬(SSRI, SNRI, NaSSA)
鎮痛薬および鎮痛補助薬	NSAIDs(ロキソプロフェン, ジクロフェナク), アセトアミノフェン 弱オピオイド(トラマドール, ブプレノルフィン) 強オピオイド系鎮痛薬(フェンタニル, オキシコドン) 鎮痛補助薬(プレガバリン, ガバペンチン) 鎮痛目的に使用される抗うつ薬(デュロキセチン, アミトリプチリン)
精神刺激薬, 興奮薬	精神刺激薬(アンフェタミン, メチルフェニデート) エフェドリン
違法薬物	大麻(マリファナ, カンナビノール) 覚醒剤(アンフェタミン, メタンフェタミン), MDMA コカイン, 幻覚剤, 有機溶剤, 危険ドラッグ(デザイナードラッグ)
ドーピング目的に使用される筋肉増強剤	蛋白同化ステロイド(テストステロン, ナンドロロン)
むくみ, 体重減量目的に用いられる薬剤	利尿薬, 下剤
摂取が許容されている物質	カフェイン, エナジードリンク, サプリメントなど
喫煙	タバコ

な市販薬(抗ヒスタミン薬)が用いられることもある. また, 抗不安薬は不安や緊張対策のほか, 筋肉のこわばりに対する筋弛緩作用を期待して処方されることがある. いずれの薬剤も定められた使用量を超えたり, 同種の薬剤を複数使用する状況にならないよう, 医師の指導のもと適正に使用していく必要がある.

3) 鎮痛薬および鎮痛補助薬

ほとんどのアスリートはけがや故障と無縁ではなく, 疼痛に応じた鎮痛薬が適宜使用されるが, いずれの薬剤も常用に伴う副作用や精神的依存の形成に注意が必要である. 疼痛の原因にもよるが, NSAIDs は国内で鎮痛目的に最も使用されている薬物と考えられる. さらに強い慢性の疼痛においてはトラマドールをはじめとする弱オピオイドが使用されることがあり, それでも緩和されない強い疼痛に対しては強オピオイドに分類されるフェンタニル貼付剤などの選択肢が存在する. 海外ではがん以外の疼痛に対してもオキシコドンに代表される強オピオイド内服薬が使用されているが, 近年, 米国ではこれらのオピオイド製剤の乱用や依存, 中毒が問

題となっている.

鎮痛補助薬としてプレガバリンなどの薬剤が用いられるが, これらの眠気や注意力低下を伴う薬剤の内服中は自動車の運転を避ける必要があり, 危険を伴う競技や練習についても実施の可否を慎重に検討する必要がある. 同様にデュロキセチンをはじめとする抗うつ薬が疼痛に対して用いられる場合があるが, もともと傾眠や嘔気, 気分不快, 口渇, 倦怠感などの副作用が比較的高い頻度でみられる薬剤であるため, 使用に際しては慎重な判断と観察が求められる.

4) 精神刺激薬, 興奮薬

ADHD やナルコレプシーの治療薬として臨床では精神刺激薬(メチルフェニデート, モダフィニルなど)が用いられており, 治療使用特例(therapeutic use exemptions: TUE)の事前申請が認められれば競技者も使用することができるが, 競技現場においては疲労感軽減や覚醒興奮作用を得ることを目的としたドーピング薬として使用される可能性があることを認識しておく必要がある. 医師の管理を離れて過剰な使用に至った場合, 強い渇望を伴う物質使用障害の状態に

陥るおそれがあるほか，過覚醒や不眠，易怒性，情緒不安定などの中毒症状が生じる場合がある．

海外においてはアンフェタミンを含む薬剤がADHD治療薬として認められているが，日本国内への持ち込みは覚せい剤取締法に違反する可能性があるため，同薬を使用中のアスリートが来日する際は，知らずに持ち込むことのないように注意が必要である．

エフェドリンは気分を高揚させる作用があり，これを含む市販薬も存在しており乱用に注意を要する．

5) 違法薬物

わが国で使用されている違法薬物は，2017年時点で頻度の高い順に大麻，シンナーなどの有機溶剤，覚醒剤，コカイン，危険ドラッグなどがあげられるが，流行や取り締まりの影響を受けて年々移り変わる．これらの薬剤は身体と精神の健康を大きく害するうえに，使用が明らかになれば社会的信用を失い，競技を継続できなくなる可能性もある．

6) ドーピング目的に使用される筋肉増強剤

国内では意図的なドーピングはほとんど行われていないものと思われるが，国際的にはテストステロンに代表される蛋白同化ステロイドは筋力増強を目的としたドーピング手段として使用されてきた歴史がある．ステロイドホルモンはもともと体内に存在している物質だが，外部からの摂取によりバランスが崩れると，抑うつ状態や軽躁状態などの気分障害，幻覚や妄想など重い精神病症状が誘発されることがある．

7) むくみ，体重減量目的に用いられる薬剤

アスリートがむくみの改善や体重減量を目的に不適切な利尿薬や下剤の使用を行うことがあるが，背景に神経性やせ症をはじめとする摂食障害が存在している場合が少なくない．薬剤の作用によって生じる低ナトリウム血症や低カリウム血症などの電解質異常は，時に意識障害や致死的不整脈などの重篤な合併症をもたらす危険性がある．

8) 摂取が許容されている物質

カフェインやそれを含むエナジードリンク，サプリメント類は一般に摂取することが許容されており，実際に個々の目的に応じて使用するアスリートは多い．コーヒー3杯分のカフェイン（300 mg 前後）摂取が耐久系競技のパフォーマンスを向上させるとの報告もあり，海外では戦略的に使用するアスリートもいる．

筆者が陸上競技国際大会出場者119人を対象に行った調査では，最近一年で試合時に意識的にカフェインを摂取したことがあると答えた選手は37%であり，多くは眠気覚ましや「気合を入れる」などの目的で摂取していた．カフェインをコーヒーやエナジードリンクなどの飲料で摂取する際にはよほど大量に飲用しない限り中毒に至る可能性は低いが，錠剤などの場合は中毒量を摂取することが難しくないため，過量の使用に注意を要する．

9) 喫煙

アスリートが喫煙を避ける必要があることはいうまでもないが，喫煙習慣のある競技者も存在する．アスリートにとって競技力向上を目指す努力と喫煙は通常矛盾する行動であるが，いったん習慣化すると中止することは容易ではないため，未然の教育が重要である．

用語解説　精神依存と身体依存

薬物への強度の欲求にとらわれ，自己制御できず強迫的に使用する状態を精神依存とよび，身体が薬物に順応していて中断時に離脱症状が生じる状態を身体依存とよぶ．依存物質はすべて精神依存を生じ得るが，身体依存は物質により伴うものと伴わないものとがある．身体依存が形成されやすい物質には，モルヒネやオキシコドンをはじめとするオピオイドのほか，アルコール，ベンゾジアゼピン系薬剤などがある．

C 物質関連障害を防ぐために

アスリートは自身を守る手段として物質関連障害に関する知識をもっておく必要があり，サポートする関係者も選手が無防備にならぬよう注意していく必要がある．競技の国際化が進み，試合やトレーニングで海外に滞在する機会も増えているが，地域によっては違法薬物の蔓延した状況に飛び込むことになる可能性もあり，リスクのある行動をとらないための備えが必要である．

競技者が当事者意識をもつことができるような教育啓発活動が有益であると考えられるが，一例として日本陸上競技連盟が作成した物質関連問題についての啓発冊子（図1：日本陸上競技連盟医事委員会のサイトから参照可能）をあげる．五輪メダリストが3つのD（Doping：ドーピング，Drug：ドラッグ，Drinking：飲酒）について語り，若い世代に対して意識を促すメッセージを発している．こういった資料も活用しつつ，まずは日常場面で話題に取り上げることが物質関連障害の予防の第一歩となると思われる．

物質関連障害にある者の多くは，その害を事実よりも低く見積もり，事態を認めず，問題の発覚を恐れて周囲の人々を操作しようとする．治療は専門医の協力を得て行っていく必要があるが，治療の導入と継続は容易でないことも多く，本人の問題認識と治療意欲に加えて家族や周囲の協力が非常に重要になる．

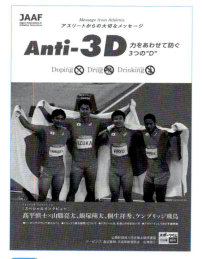

図1 アスリートによる物質関連問題に対する啓発冊子
（提供：公益財団法人日本陸上競技連盟）

文献

1) Lisha NE, Sussman S: Relationship of high school and college sports participation with alcohol, tobacco, and illicit drug use: a review. Addict Behav 2010; 35: 399-407
2) 嶋根卓也：薬物使用に関する全国住民調査（2017年）〈第12回飲酒・喫煙・くすりの使用についてのアンケート調査〉．平成29年度厚生労働科学研究費補助金（医薬品・医療機器等レギュラトリーサイエンス政策研究事業：H29-医薬 - 一般 -001）分担研究報告書，2018
3) American Psychiatric Association: Diagnostic and Statistical Manual of Mental Disorders, Fifth Edition, DSM-5. American Psychiatric Association, 2013
4) American Psychiatric Association（著），高橋三郎・大野　裕（監訳）：DSM-5 精神疾患の分類と診断の手引．医学書院，2014

第2章　スポーツにおける精神医学の役割

6 アスリートとギャンブル

［こころのホスピタル町田］　蒲生裕司

POINTS

● ギャンブルとは「偶然によって決定される出来事に対して有価物を賭けること」と定義する.
● ギャンブル障害は，日常生活においてギャンブルをすることの優先順位が高くなり，様々な問題を招く．それにもかかわらず，ギャンブルをやめることができずに，状況をさらに悪化してしまう.
● ギャンブル障害について行動という視点をもつことで，理解および対応の幅が広がる可能性がある.
● アスリートがギャンブルにのめり込んだ場合「心の弱さ」で説明することは無理があり，より合理的な説明を与える理論や現象が存在することを認識する必要がある.

A ギャンブルとギャンブル障害

1 ▶ ギャンブルとは何か？

アスリートがギャンブルにのめり込んだというニュースを目にすることがある.

このような報道では「ギャンブル＝違法な賭博行為」として認識されることが多いと思われるが，必ずしも違法なものとは限らない.

そもそも，ギャンブル（gamble もしくは gambling）は「賭博」と訳されることが多い．刑法第185条には「賭博をした者は，50万円以下の罰金又は科料に処する」と規定されている．このように「賭博」はある用件を満たさない限りは犯罪となるので，ギャンブルを止められない者は日本では罰せられる.

では，パチンコを続けている者が逮捕されることはないのはなぜだろうか．それは，日本の法律ではパチンコ，パチスロは「遊技」であって「賭博」ではないからである．しかし，臨床でギャンブルの問題を扱う際にはパチンコ・パチスロをやめられないというケースが圧倒的に多い.

このように，法律で規定されている「賭博」と臨床で扱う「ギャンブル」の概念は乖離している．Nower と Blaszczynski はギャンブルを「偶然によって決定される出来事に対して有価物を賭けること」と定義した[1]．有価物とは金銭的な価値を有する物で，金銭も含まれる．したがって，本稿ではギャンブルを刑法で規定している「賭博」ではなく，パチンコ・パチスロ，宝くじ，株の売買や外国為替証拠金取引（FX）などの投資もギャンブルに含まれる.

2 ▶ ギャンブル障害とはどのような疾患か

WHO による ICD-10 では「病的賭博（pathological gambling）」という診断名が用いられて

いるが，アメリカ精神医学会のDSM-5（精神疾患の診断・統計マニュアル）では，それまでのDSM-IV-TRに記載された「病的賭博」という診断名を「ギャンブル障害（gambling disorder）」へと変更した．マスコミなどでは「ギャンブル依存症」という呼び名を用いることが多いが，医学的な診断名として正式なものではない．

ギャンブル障害は，日常生活においてギャンブルをすることの優先順位が高くなり，家族など重要な人間との関係が悪化したり，ギャンブルによる金銭的な問題を引き起こすなど，社会的・経済的なダメージを招く．それにもかかわらず，ギャンブルをやめることができずに，状況をさらに悪化してしまう．

国立病院機構久里浜医療センターが中心に行った日本医療研究開発機構（AMED）の調査によると，日本の推定有病率は成人の3.6%（約320万人）と報告されており，欧米に比べてやや高い値を示す．この推定値が実情を反映しているかについては議論の余地があるが，パチンコ・パチスロなど身近にギャンブルを行える環境が，このような高い推定有病率の一因となっているのかもしれない．高い推定有病率の一方で，厚生労働省による平成23年の患者調査における患者数が500人未満であることなど，実際に医療につながる患者はかなり少ない．これは，日本に限ったことではなく，アメリカやカナダでも治療につながっている患者は10%以下といわれている[2]．

ギャンブル障害では自殺の合併も多いため，ギャンブル障害を疑ったときは，自殺の危険性を慎重にアセスメントすることも重要である．

B ギャンブル障害の理論的背景

1 ▶ 脳科学の視点によるギャンブル障害

パーキンソン病に対するドパミン補充療法において，それまではギャンブルの問題を抱えていなかった患者にギャンブル障害が出現することがある．側坐核に投射する中脳辺縁系ドパミンニューロンは報酬系ともいわれているが，ドパミン補充療法によりこの系が過剰に刺激されることによりギャンブル障害が出現すると考えられている．

このように，ギャンブル障害の原因の一つを脳に求めることも可能かもしれない．例えば，ギャンブル障害の患者の脳では非特異的な報酬に対しては活動性が鈍るが，その一方で，ギャンブルに関連した手がかり刺激に対しては活動性が増加するという報告がある[3]ように，ギャンブル障害ではギャンブルに対してのみ報酬系の活動性が高まる可能性が示唆される．しかし，ギャンブル障害に限らず，何かへの関心を高めている場合にはそのこと以外への興味は低下することはよくあり，ギャンブル以外でも何かへの関心が高まっていれば，同じような変化が脳内で起こっている可能性も否定できない．このような現象だけをもってギャンブル障害は脳機能の異常であると断言するには，より詳細な研究が必要である．

2 ▶ 行動の視点によるギャンブル障害

ギャンブルという行動を選択し維持するということは，ギャンブルを続けるメリットが，デメリットよりも勝るということである．

当然だが，ギャンブルで常に勝ち続けることはあり得ない．多くの場合は負け，ときどき勝つ．これは，ギャンブルという行動は部分強化という行動随伴性によって制御されていることを意味する．部分強化された行動は連続強化された行動に比べて消去抵抗が強い．つまり，そもそもギャンブルは負けが込んでもやめにくい行動なのである．

では，ギャンブルをやめることができた，あるいはやると決心した者がそのままギャンブルをしないで生活できるかというと，必ずしもそうでない．そのとき，周りの者は「二度とやらないと言ったのにギャンブルをしたのは心の弱さが原因だ」などと本人を責める．しかし，本

当に本人の心の弱さが原因なのか？　例えば「ダイエットをして着られなくなった服を着る」と決意したとする．ある日，夕食のためレストランに入り，メニューに大きく書かれたステーキを目にする．そして，気がつけば「ステーキを」と注文してしまう．日常生活において，ステーキのように目先の報酬と，服のサイズに体をあわせるという将来の報酬の比較は頻回にみられる．このような時間の異なる選択行動の背景に遅延報酬割引という現象が存在する．

　例えば「報酬として10万円を今日受け取るか，10年後に受け取るか」という選択では，ほとんどの人は今日受け取ることを選ぶだろう．では「今日ならば9万円，10年後ならば10万円」となるとどうだろう．この場合でも，多くの人は今日の9万円を選択するのではないか．これは時間経過が将来の報酬の価値を低下させるからであり，遅延報酬割引とよばれている．つまり，10年という時間経過が金銭の価値を下げてしまうのだ．この遅延報酬割引の程度が高ければ，将来得られる報酬の価値が現時点でより低下する．場合によっては，10年後の10万円よりも今日の2万円を選択してしまう．遅延報酬割引の程度はアルコール依存症やその他の薬物依存症の患者で高いことが知られており，ギャンブル障害患者でも同様の現象が確認されている[4]．

　遅延報酬割引によって，将来得られるはずの報酬の大きな価値が，目先の報酬の小さな価値より下回ることを選好逆転という．選好逆転が生じる時点までは将来の報酬の価値が高いので「ギャンブルは二度とやりません」と言うのは嘘ではない．その時点では，ギャンブルよりも将来の円満な家族関係や，借金のない生活の価値が高いからだ．しかし，目の前にギャンブルが出現すると「気がつけばやってしまった」となる．これは，選好逆転という視点ではごく当然のことで，あえて「心の弱さ」をもち出す必要はない．「ギャンブルをやめられないのは心が弱いからだ」などと責め立てても，本人の回復支援には何の役にも立たない．

C　アスリートとギャンブル

1 ▶ アスリートはギャンブルにはまりやすいのか

　Krumer らは，アスリートはアスリートでない人に比べ，将来よりも「今，現在」に対する価値が高く，その傾向は「勝つこと」にこだわるアスリートにより著明だったと報告した．これは「すべてを賭けてでも勝つ（win at all costs）」という競技への考え方に影響を受けているからだと考察した[5]．将来よりも「今」に価値をおくアスリートは，実は遅延報酬割引率が高いことを示しているのかもしれず，アスリートとギャブルへののめり込みを考えるうえで大変に興味深い報告である．しかし「すべてを賭けてでも勝つ」という考えと「心が弱い」ことが果たして両立するだろうか？

　考えてみれば，賭博で問題になったアスリートたちは，皆，トップアスリートである．その

ようなアスリートは幼い頃から過酷な練習に耐え，大勢の前で最高のパフォーマンスを発揮する．そのような人の「心が弱い」とはとても思えない．むしろ「負けん気が強い」ことこそが問題なのではないか．

2 ▶ アスリートとプロスペクト理論

　勝つという視点だけではなく，負けるという視点でギャンブルを論じることもできる．

　ギャンブル障害の重要な症状として「失った金を深追いする」というものがある．ギャンブルに負けることで，よりギャンブルへのめり込むのである．ということは，損失に対する意思決定が重要なのではないだろうか？

　再びどちらを選ぶか考えていただきたい．

①ある投資により，100万円すでに儲かっている．このまま投資を継続すれば，80%

の確率で儲けは130万円になるが，20%の確率でゼロになる．
　A）投資を継続する　B）投資をやめる
②ある投資により，100万円すでに損している．このまま投資を継続すれば，80%の確率で損は130万円になるが，20%の確率で損はゼロになる．
　A）投資を継続する　B）投資をやめる

　期待値を計算すると，①の場合は投資を継続し，②の場合は投資をやめることが望ましい．しかし，多くの人は，①の場合は投資をやめ，②の場合は投資を継続するという判断を行う．

　これは，KahnemanとTverskyによって提唱された，プロスペクト理論とよばれる不確実な状況下の意思決定モデルで説明できる．ごく簡単に説明すると，意思決定はその人の設定している基準値が影響し，基準値よりプラスの領域では危険回避的になるが，基準値よりマイナスの領域では危険追求的になるという．例えば，図1に示すように，ある基準値の下では，同じ1万円でも，利益より損失のほうがその価値が高くなってしまう．そのため，獲得することよりも，同額の損失を回避するための行動を選択することとなる．

　アスリートたちは勝つことの喜び以上に，負けたことへの悔しさを表現することがある．とすると，そのようなアスリートがギャンブルを行った場合，勝つことよりも負けを取り返すためにのめり込むと説明できそうである．もちろん，仮説の域を出ないが，アスリートがギャンブルへの親和性が高いとしたら，負けることの回避という視点は多くの示唆を与えてくれそうだ．

　いずれにしろ，アスリートがギャンブルにのめり込んだ場合「心の弱さ」で説明することは無理があるし，より合理的な説明を与える理論や現象が存在する．

　アスリートとギャンブル障害の関係について

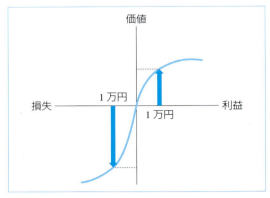

図1 プロスペクト理論における価値関数
同じ1万円でも利益と損失では，その価値が変わる．

はまだわかっていないことも多く，今後の研究が待たれるところである．

文献

1) Nower L, Blaszczynski A: Recovery in pathological gambling: an imprecise concept. Subst Use Misuse 2008; 43: 1844-1864
2) Cunningham JA: Little use of treatment among problem gamblers. Psychiatr Serv 2005; 56: 1024-1025
3) van Holst RJ, van den Brink W, Veltman, DJ, et al.: Brain imaging studies in pathological gambling. Curr Psychiatry Rep 2010; 12: 418-425
4) Dixon MR., Marley J, Jacobs EA: Delay discounting by pathological gamblers. Journal of J Appl Behav Anal 2003; 36: 449-458
5) Krumer A, Shavit T, Rosenboim M: Why do professional athletes have different time preferences than non-athletes?. Judgment and Decision Making 2011; 6: 542-551

参考文献

・American Psychiatric Association: Diagnostic and statistical manual of mental disorders 5th ed. American Psychiatric Association, 2013（高橋三郎，大野　裕（監訳）・染矢俊幸，神庭重信，尾崎紀夫，ほか（訳）：DSM-5 精神疾患の診断・統計マニュアル．医学書院，2014）
・融　道男，中根允文，小見山実，ほか（監訳）：ICD-10 精神および行動の障害―臨床記述と診断ガイドライン―新訂版．医学書院，2005
・Kahneman D, Tversky A : Prospect theory: an analysis of decision under risk. Econometrica 1979; 47: 263-291
・蒲生裕司：よくわかるギャンブル障害　本人のせいにしない回復・支援．星和書店，2017

第2章　スポーツにおける精神医学の役割

7 ドーピングと精神医学

［早稲田大学スポーツ科学学術院］　西多昌規

> **P O I N T S**
>
> ● 精神科関連でドーピング対象とされているのは，中枢神経刺激薬である．
> ● 精神科領域でドーピングに関連する疾患は，注意欠如・多動性障害群／注意欠如・多動症群（ADHD）と過眠性疾患である．
> ● 禁止物質を治療目的で使用したいアスリートは，治療目的使用にかかわる除外措置（TUE）手続きが必要である．
> ● 成人 ADHD 患者のおけるメチルフェニデート使用の TUE 申請が近年増加している．

A ドーピングについて

　アンチ・ドーピング活動は，加盟スポーツ団体および条約締結国によって共通のルールである世界アンチ・ドーピングプログラムのもとに行われている．本プログラムは，1999 年に解説された世界ドーピング防止機構（World Anti-Doping Agency：WADA）が定めており，その中心的な存在として，世界アンチ・ドーピング規定」（World Anti-Doping Code：WADC）があり，何がアンチ・ドーピング違反行為になるのかなど，様々な重要事項が規定されている．日本では，2001 年に設立された日本ドーピング防止機構（Japan Anti-Doping Agency：JADA）が，国内におけるアンチ・ドーピング活動の中心的役割を担っている．

　WADA はドーピングのないスポーツに参加するという競技者の基本的権利を保護し，世界中の競技者の健康，公平および平等を促進することを目的の一つとしてあげている．WADC は 2015 年に改訂版（2015 Code）が発効され，アスリートの厳格責任（Strict Liability）が提唱される一方で，教育・予防活動，情報提供，インテリジェンス・調査にシフトする方向性が示された[1]．

B ドーピング禁止表と TUE

　WADA は，世界アンチ・ドーピング規程の「禁止表に物質及び方法を掲げる際の判断基準」（**表 1**）に基づいて，毎年 1 月に「禁止表国際基準」（Prohibited List International Standard，以下禁止表と略す）を更新しており，JADA のホームページ（http://www.playtruejapan.org）より日本語版のダウンロードが可能である．規則違反かどうかは，違反時の最新の禁止表に依拠するので，常に最新の基準を確認していくことが重要である．2018 年度の精神疾患治療における

表1	禁止表に物質及び方法を掲げる際の判断基準

4.3　禁止表に物質及び方法を掲げる際の判断基準
- 4.3.1　物質又は方法が次に掲げる3つの要件のうちいずれか2つの要件を充足すると，WADAがその単独の裁量により判断した場合，その物質又は方法について禁止表に掲げることが検討される.
  - 4.3.1.1　当該物質又は方法が，それ自体又は他の物質若しくは方法と組み合わされることにより競技力を向上させ，又は，向上させうるという医学的その他の科学的証拠，薬理効果又は経験が存在すること.
  - 4.3.1.2　当該物質又は方法の使用が競技者に対して健康上の危険性を及ぼす，又は，及ぼしうるという医学的その他の科学的証拠，薬理効果又は経験が存在すること.
  - 4.3.1.3　当該物質又は方法の使用が本規程の序論部分にいうスポーツの精神に反するとWADAが判断していること.
- 4.3.2　当該物質又は方法によって他の禁止物質又は禁止方法の使用が隠蔽される可能性があるという医学的その他の科学的証拠，薬理効果又は経験が存在するとWADAが判断した場合には，その物質又は方法も禁止表に掲げられるものとする.
- 4.3.3　禁止表に掲げられる禁止物質及び禁止方法，禁止表の区分への物質の分類，並びに常に若しくは競技会（時）のみにおいて禁止される物質の分類に関するWADAの判断は終局的なものであり，当該物質及び方法が隠蔽薬ではないこと，又は，競技力向上効果がなく，健康被害を及ぼさず，若しくはスポーツの精神に反するおそれがないことを根拠に競技者又はその他の人が異議を唱えることはできないものとする.

（世界アンチ・ドーピング規程2015．world Anti-Doping Agency, 2015; 25–16 より改変）

おもなドーピング禁止物質を**表2**に示す.

　禁止表は，「常に禁止される物質と方法（競技会（時）及び競技会外）」と「競技会（時）に禁止される物質と方法」，「特定競技において禁止される物質」，の三種類に大別される. 興奮薬は，「競技会（時）に禁止される物質と方法」に分類されている. 禁止物質・禁止方法を治療目的で使用したいアスリートは，ほかの治療薬使用と同様に治療目的使用にかかわる除外措置（therapeutic use exemption：TUE）の手続きが必要である. TUE申請書類では，診断と治療の妥当性を客観的に証明する必要があるため，病歴や検査所見などを医師が記載して，医師と競技者の両者が署名することになっている.

　禁止表では精神疾患治療薬のほとんどは，S6「興奮薬」に含まれている. 興奮薬は，中枢神経系を刺激する薬物群と，交感神経系を刺激して特に心循環器系作用を引き起こす薬物群の二つに大別できる.

　「興奮薬」に含まれる中枢神経刺激薬が臨床現場で適応となっている対象疾患としては，注意欠如・多動性障害群／注意欠如・多動症群（attention deficit hyperactivity disorder：ADHD），ナルコレプシーがあげられる. 近年では，ADHDに対するメチルフェニデート使用に関するTUE申請が増加している[2].

C　ドーピングと精神疾患治療薬

　ドーピングに関連する最も主要な薬剤は中枢神経刺激薬である（**表1**）. その他として，β遮断薬，漢方薬があげられる.

1 ▶ 中枢神経刺激薬

　メチルフェニデート，モダフィニル，ペモリンが代表的な禁止薬剤である. 頭部外傷後遺症に用いられる脳循環代謝改善薬のメクロフェノキサート（ルシドリール®），パーキンソン病治療薬のセレギリン（エフピー®）も禁止物質だが，本稿ではTUE申請も増加しており，重要性の高いメチルフェニデート，モダフィニルについて解説する.

1）　メチルフェニデート

　メチルフェニデートは，アンフェタミンに類似した薬理作用と構造をもつ中枢神経刺激薬である. 作用機序として，ドパミンおよびノルアドレナリンの再取り込み阻害，α2アドレナリン

7 ドーピングと精神医学 *43*

表2 精神疾患治療におけるおもなドーピング禁止物質

一般名	製品名（会社名）	剤型・含有量	用量・用法	禁止表カテゴリー	常に禁止/競技会時のみ禁止	使用経路による禁止要件
メチルフェニデート	リタリン（ノヴァルティス）コンサータ（ヤンセンファーマ）	錠（10 mg）錠（18 mg, 27 mg, 36 mg）	内服1日20〜60 mg, 1日1〜2回 （18歳未満）内服1回18 mgを初回用量. 18〜45 mg維持用量. 1日用量は54 mgを超えない. （18歳以上）内服1回18 mgを初回用量. 1日用量は72 mgを超えない.	S6. 興奮薬	S9 競技会時のみ禁止	すべての使用経路で禁止
モダフィニル	モディオダール（田辺三菱製薬）	錠（100 mg）	内服1日1回200 mg	S6. 興奮薬	S9 競技会時のみ禁止	すべての使用経路で禁止
ペモリン	ベタナミン（三和化学研究所）	錠（10 mg, 25 mg, 50 mg）	軽症うつ病：内服1回10〜30 mg ナルコレプシー, ナルコレプシーの近縁傾眠疾患：1日20〜200 mgを2回に分割経投与	S6. 興奮薬	S9 競技会時のみ禁止	すべての使用経路で禁止

a：非特定物質1
　　コカイン, メタンフェタミン（d体）（ヒロポン®）, モダフィニル（モディオダール®）
b：特定物質（例）：
　　アドレナリン（ボスミン®）, エフェドリン, エチレフリン（エホチール®）, メクロフェノキサート（ルシドリール®）, メチルエフェドリン, メチルフェニデート（リタリン®, コンサータ®）, ペモリン（ベタナミン®）, プソイドエフェドリン, セレギリン（エフピー®）, ストリキニーネ
及び類似の化学構造又は類似の生物学的効果を有するもの

注
1）括弧内は商品名の例である.
2）マジンドール（サノレックス®）のように, 禁止表に記載がなくても, S6b特定物質の「及び類似の化学構造又は類似の生物学的効果を有するもの」に該当する医薬品もあるので注意が必要である.
3）2011年監視プログラムに含まれる物質（ブプロピオン, カフェイン, フェニレフリン, フェニルプロパノールアミン, ピプラドール, シネフリン）は禁止物質とみなさない.
4）アドレナリンは, 局所麻酔薬との併用あるいは局所使用（鼻, 眼等）の場合, 禁止されない.
5）エフェドリンとメチルエフェドリンは尿中濃度10 µg/mL以上が禁止となる.
6）プソイドエフェドリンは尿中濃度150 µg/mL以上が禁止となる.
（世界アンチ・ドーピング規程2018年禁止表国際基準. 日本アンチ・ドーピング機構, 2017より改変）

受容体および5-HT2受容体に対する作用が考えられている. ドーピング目的としては, アンフェタミンと同様の効果, すなわち集中力と覚醒度を高めることを期待して使用されることが多い.

　わが国でのメチルフェニデートの保険適応疾患は, ナルコレプシーとADHDの二疾患である. 日本で販売されているメチルフェニデート製剤は, リタリン®とコンサータ®である. リタリンは一般錠剤であり, コンサータ®は徐放製剤である.

　コンサータが上市されるまでは, ナルコレプシー, ADHDともにリタリンが用いられていた. 2007年に長期作用型のコンサータ®が発売されたが, 対象は18歳未満のADHDに限定されていた. 2013年に18歳以上のADHDにも保険適応が拡大された経緯をもつ.

2 ▶ モダフィニル

モダフィニルの日本での保険適応は，ナルコレプシーと持続陽圧呼吸療法を行っている睡眠時無呼吸症候群患者にみられる日中の強い眠気に対してである．作用機序として，アドレナリンやドパミンなどのモノアミン作動性神経系への刺激作用，ヒスタミン作動性および GABA 作動性神経への作用などが考えられている．メチルフェニデートと同様に，第一種向精神薬に指定されている．スポーツにおいては，俊敏性や敏捷性を増強させる薬物としてドーピングに使用されることがある．

3 ▶ その他

1）　β遮断薬

本態性振戦に用いられるが，心拍数および血圧低下作用によって心身の緊張を減少させることができる．緊張状態の振戦を抑えることで競技を有利に進める効果が期待されるので，アーチェリーやゴルフ，射撃などの特定協議における競技会時に限って禁止されるが，指示がある場合は競技会外においても禁止される．

2）　漢方薬

漢方薬は，生薬自体の含有物質が複雑であるため，禁止物質を含まないと断定できるものが限られている．したがって，現在のドーピング防止規則は，漢方薬には対応していない．漢方薬に関する TUE 申請は，禁止物質名を申請して，物質ごとに審査を行うことになる．漢方薬は様々な物質の混合物であり，生薬には主成分の物質以外にも様々な物質が含まれる可能性があるので，注意が必要である．

3）　食欲抑制薬

マジンドール（サノレックス®）は，アンフェタミンに類似した薬理学的特性をもつ薬剤である．過去には禁止表に記載されていたが，現在では禁止表にからは外れている．しかし S6b 特定物質の「及び類似の化学構造又は類似の生物学的効果を有するもの」に該当する医薬品もあるので注意が必要である．

D　ドーピングと精神・神経疾患

1 ▶ 注意欠如・多動症（ADHD）

ADHD とは，不注意や多動性，衝動性などの行動面における症状を特徴とする発達障害の一つである．有病率は，近年のメタ解析では一般小児・青年では 3.4 〜 7.2%，成人では 2.5 〜 3.4% と報告されている[3]．従来は小児期に特徴的な疾患と考えられてきたが，現在では成年期に移行してからも社会的，学術的，職業的な機能障害が残存し，社会的な不適応が成人になってから顕在化する例も多い．

ADHD の診断症状については第 2 章−10「アスリートと発達障害（神経発達障害群）」に詳述されているため，本稿では薬物療法とドーピング関連項目について解説する．

ADHD に対する薬物療法として，日本で保険適応として認可されているのは，塩酸メチルフェニデートとアトモキセチン塩酸塩，グアンファシンの三種類である．塩酸メチルフェニデートは徐放製剤であるコンサータ® が使用されており，成人にも保険適応が拡大されている．

ドーピング防止の視点からは，メチルフェニデートは競技会検査（時）における禁止物質に指定されているが，アトモキセチン塩酸塩，グアンファシンは禁止薬物に指定されてはいない．

Medical Information to Support the Decision of TUECs-ADHD には，ADHD 患者の TUE 申請に関する記載がある[1]．ADHD は成人になっても症状は持続することが多く，慢性的な疾患ともいえる．この点を鑑みて，診断や症状について詳細に記されているならば，4 年まで認められることが記されている．また，初めて ADHD と診断された患者からの TUE 申請の場合，安定した薬剤使用量になるまでのおよそ 12 か月以上の期間をもつこと，医師による毎年の評価を，再申請の際には付加することも記されている．

2▶ 過眠症性疾患

1) ナルコレプシー

ナルコレプシーは慢性の過眠状態を呈する中枢性過眠症の一つである．一般人口中の発症率は 0.02〜0.4% といわれており，症状が確立すると状態は慢性的に続く．原因は不明だが，遺伝的要因の関与や脳内オレキシン系神経の異常などが考えられている．

症状としては，日中の過剰な眠気が持続的に存在し，重症では十分な睡眠をとっているにもかかわらず，睡眠発作のために突然倒れるように寝入ってしまう．このほか情動脱力発作（カタレプシーともいう），入眠時幻覚とそれに続く睡眠麻痺（金縛り現象）が特徴である．

情動脱力発作はナルコレプシーに特異的な症状であり，笑ったり驚いたりといった強い情動の変化によって誘発される筋の脱力である．膝の力が抜ける，呂律が回りにくくなる，持っていたものを落としてしまうなど，出現様式は多様である．睡眠麻痺や入眠時幻覚はナルコレプシー以外にもみられる症状であるため，特異的ではない．

2) 特発性過眠症

特発性過眠症の臨床的特徴としては，十分な睡眠によっても日中の過度の眠気が改善しない，昼寝や夜間睡眠での覚醒困難，場合によっては覚醒時に一過性の錯乱状態に陥る錯乱性覚醒をみる場合がある．ナルコレプシーと異なり，情動脱力発作はみられない．治療法は確立されておらず，睡眠衛生指導が重要であるとされるが，中枢精神刺激薬も効果は部分的ながら使用される場合がある．

ナルコレプシー，特発性過眠症ともに薬物療法としては，日中の強い眠気に対しては中枢神経刺激薬を用いる．日本で用いられるのは，モダフィニル（モディオダール®），ペモリン（ベタナミン®），メチルフェニデート（リタリン®）であり，いずれの薬剤の使用も TUE が必要である．

E ドーピングと精神医学的問題

ドーピングは，①競技者の健康を害する，②フェアプレイの精神に反する，③反社会的行為である，という三つの理由で禁止されている．しかしドーピングが国際的問題として現在もなお世間を賑わしており，根絶が容易ではないのは，勝利至上主義が最大の要因であろう．もしくは，健康を害したとしても，自己裁量によるであるとする擁護論も一因である．

しかし，たとえ禁止薬物によってパフォーマンスが向上したとしても，今度は心身を自己制御できないことへの不安が出現する可能性がある．競技に関連したストレスや不安からドーピングに手を出してしまい，不安の悪循環に入ると，その円環から抜け出すのは難しい．ドーピング防止には，競技者に頼らないセルフコントロール技法を中心とした介入が重要である[4]．

精神科医を含む一般の医師は，毎年更新されるアンチ・ドーピングに関する最新の情報を十分にもっていないことが多い．今後はアスリートに対する向精神薬を含む薬物療法の機会も増えると考えられる．JADA からの情報活用に加えて，Global DRO（drug reference online）やスポーツファーマシストの利用が推奨される[5]．

📘 文献

1) World Anti-Doping Agency: The World Anti-Doping Code（世界アンチ・ドーピング規程, Code）. 2018
2) 西多昌規：精神疾患治療におけるドーピング禁止物質. 臨床スポーツ医学 2016; 33: 174-180
3) Thapar A, Cooper M: Attention deficit hyperactivity disorder. Lancet 2016; 387: 1240-1250
4) 橋口　知：ドーピングと精神医学. 日本スポーツ精神医学会（編），スポーツ精神医学. 診断と治療社，2009; 24-26
5) 赤間高雄：スポーツドクターから発信するスポーツと薬に関する情報. 医薬ジャーナル 2015; 51: 1717-1720

第2章　スポーツにおける精神医学の役割

8 アスリートと性別違和

［東京大学医学部附属病院精神神経科］　正岡美麻

POINTS

- 性別違和は，自身が自認・実感しているジェンダーと出生時に割り当てられたジェンダーとの著しい不一致がある状態である．
- 性別違和をもつアスリートのなかには，身体的な治療を行う者や自身が自認・実感している性別での競技参加を望む者もいる．
- これまでオリンピックを含む様々な大会で，性別を移行したアスリートの出場可否について議論がされ，規定が変化してきた．
- 競技スポーツにおいて競技の公平性の観点から男女をどこで線引きするかは難しい課題である．
- 性別違和をもつアスリート本人も周囲のアスリートもともに納得し競技に参加できるよう真摯に考えていくことが必要である．

A 性別違和

1 ▶ 性別違和とは

　性別違和とは DSM-5（米国精神医学会）で定義される gender dysphoria の訳語であり，自身が自認・実感しているジェンダーと出生時に割り当てられたジェンダーとの間の著しい不一致による苦痛や機能の障害がみられる．DSM-IV-TR で性同一性障害（gender identity disorder）とよばれていた疾患の継承概念であるが，名前のみならずその定義も性同一性障害からは変化があった．

　診断基準としては，

A.その人が体験し，また表出するジェンダーと，指定されたジェンダーとの間の著しい不一致が少なくとも 6 ヶ月，以下のうちの 2 つ以上によって示される

(1)その人が体験し，または表出するジェンダーと，第一次および / または第二次性徴（または若年青年においては予想される第二次性徴）との間の著しい不一致

(2)その人が体験し，または表出するジェンダーとの間の著しい不一致のために，第一次および / または第二次性徴から解放されたい（または若年青年においては，予想される第二次性徴の発達をくい止めたい）という強い欲求

(3)反対のジェンダーの第一次および / または第二次性徴を強く望む

(4)反対のジェンダー（または指定されたジェンダーとは異なる別のジェンダー）になりたいという強い欲求

(5) 反対のジェンダー(または指定されたジェンダーとは異なる別のジェンダー)として扱われたい強い欲求

(6) 反対のジェンダー(または指定されたジェンダーとは異なる別のジェンダー)に定型的な感情や反応をもっているという強い確信

B. その状態は、臨床的に意味のある苦痛、または、社会、学校または他の重要な領域における機能の障害と関連している

となっている.

2 ▶ 性別違和をもつ人の生活, 治療, その多様性

性別違和をもつ人のなかには、出生時に割り当てられた性別ではなく、自身が自認・実感するジェンダーで生活を送る人もいる。性ホルモンの投与や乳房切除手術、性別適合手術(内性器の摘出手術、外性器の形成手術)等の医学的治療を行うことで、自身が自認・実感するジェンダーに身体を近づけ、出生時に割り当てられたジェンダーとの不一致感を軽減させる者も多い[1]。日本では 1998 年から正式に治療が認められるようになった。2004 年からは一定の条件をクリアすれば戸籍の性別の変更が可能になっており、2017 年 12 月までに 7,809 名が戸籍の変更を済ませている。一方、性別違和をもつすべての人が必ずしもこうした身体的治療を行ったり、戸籍上の性別を変更したりするわけではない。生まれた性別に違和感はあるが身体的・社会的にはその性別のままで生活する人、性ホルモン投与を行い社会生活は自身の自認・実感するジェンダーで送るが内性器や外性器の

手術や法的な性別の変更をしていない人、男性でも女性でもない(またはある)等と感じ自身の望む表象を模索していく人、性別適合手術を行い戸籍上の性別を変更し生活する人等様々である。現在はごく一部の治療にしか保険診療が適応されないこと、戸籍変更には性別適合手術を受けることが必須であること等、法的にもまだ様々な課題が残り議論が続いている.

3 ▶ LGBT との違い

混同しやすい概念として近年 LGBT という言葉が性的少数者 / セクシュアルマイノリティを表す語の一つとして使われることが多いが、これは Lesbian(レズビアン、女性同性愛者)、Gay(ゲイ、男性同性愛者)、Bisexual(バイセクシュアル、両性愛者)、Transgender(トランスジェンダー、生まれたときに割り当てられた性別とは異なる性別で生きようとする人)の頭文字をとったものである。LGB に関しては性的指向(誰を好きになるか)を示す言葉である.

T(トランスジェンダー)は性別違和をもつ人と同様に、自身の自認・実感しているジェンダーが切り口となっている。しかしトランスジェンダーは多様な性のあり方を示す言葉の一つであり、医学用語である性別違和とイコールの概念ではない。本稿では「生まれた性別とは異なる性別を自認・実感しているアスリート」にとって共通するテーマが多くあると考え、精神医学的に厳密に性別違和の基準にあてはまるか否かによらず、広くトランスジェンダーのアスリートに対する資料も含め、競技スポーツの性別の扱いについて述べる.

B 性別違和のアスリートの事例

競技スポーツでは肉体の公平性が重要視され、多くの競技が男女別に行われている。競技スポーツのなかで性別への違和感をもつアスリートはどう扱われてきたのだろうか.

1 ▶ 出生時の性別での出場例

自身の性別への違和感があっても出生時に割り当てられた、身体の性別にあわせて競技を行っていく者は多くいる.

日本では、元女子サッカー日本代表の水間百

合子や元女子フェンシング日本代表の杉山文野が，女子大会で活躍．現役引退後，女性という性別への違和感があったことを告白する書籍を両者とも 2006 年に出版し，その後男性として社会生活を送っている．

ドイツの棒高跳び選手 Balian Buschbaum も同様に，女子大会で活躍後，2007 年に引退し身体的な治療を開始．現在男性としての生活を営んでいることで知られる．

2 ▶ 移行した性別での出場例

一方で出生時とは異なる性別で現役選手として活躍したアスリートもいる．例えば古くはテニス選手の Renee Richards があげられる．彼女は 1975 年に 40 歳を過ぎて女性への性別適合手術を行い，その後 US オープンで女子として再デビューを認められている．

オーストラリアでは 1999 年に Mianne Bagger という選手が，男性から女性への性別適合手術を経て女子アマチュアゴルフの公式大会で優勝した．しかしオーストラリア女子プロトーナメントからは「生まれながらの女性」ではないとして当時参加を拒否されている．2004 年にヨーロッパツアーが参加登録基準を変更し，彼女の参加が許可されると，同年オーストラリア女子プロゴルフ協会も彼女の出場を認めた．なお，彼女のアマチュア大会での優勝を受けた日本女子プロゴルフ協会は受験資格を「女子（出生時）」に限定することを決めているが，これは 2018 年時点でも変更はない．

マウンテンバイク女子でも，1996 年に性別適合手術を受けた元男性であることを自ら公表しているカナダの Michelle Dumaresq 選手が世界選手権に出場している例がある．

日本では 2002 年，競艇で女子選手として活躍していた選手が性同一性障害の治療中だと告白した．全国モーターボート競走会連合が，以後彼が安藤大将と改名し男性選手としてレースに出ることを認めた（競艇は体重制限以外に男女に規定差がなく，同じレースで着順を争う競技である）．

筆者らが 2008 年・2010 年に行った調査では，JOC（日本オリンピック委員会）加盟団体・承認団体等でも，性別を移行して出場する選手が複数人存在した[2]．

2000 年代初頭まで，こうした移行した性別での競技参加に関しては，実際に性別移行を行った選手が現れた際に各競技団体あるいは競技会ごとの采配で出場の可不可が決まっていくのが通例であった．

C 性別を移行したアスリートの競技参加規定

1 ▶ 国際オリンピック委員会（IOC）の規定制定（2004 年）

IOC は，2003 年に初めて性別適合手術を受けた選手の移行後の性別でのオリンピック出場の条件を明言した．それまでも参加は可能であったが，各競技の国際連盟からの問い合わせがあったため科学的根拠のある規定を整備することにしたと発表している．医事部長をはじめ専門家が世界のデータを集め協議した結果，2004 年に承認された規定では表 1 のとおり 3 点の条件が設けられた[3]．

性別適合手術，法的な性別の変更，適切なホルモン治療をクリアすることで，男女ともに新しい性別での出場を認められた本規定は，2004 年アテネ大会から適用されている．

一般に女性から男性になった（Female to Male）選手より男性から女性になった（Male to Female）選手のほうが有利ではないかとの声も

表1　2004 年 IOC が承認した性別を変更した選手の出場を認める条件
1）性別適合手術を受ける 2）法的に新しい性となる 3）適切なホルモン治療を受けて手術後 2 年間が経過している

※出生時女性が男性として出場する場合も，出生時男性が女性として出場する場合も同一条件

あったが，上記の治療を踏めば競技の公平性は保たれるとIOC側は判断した．女性が男性になる場合に制約は不要なのではという意見には，体操やフィギュアスケートなどの種目は理論上女性の柔軟性が有利に働く可能性もあるため，男女同じ規定を設けるべきだとの考えを通している．

2 ▶ IOCの規定変更（2015年）

2015年には基準に大きな見直し，変更があり，翌2016年リオデジャネイロ大会から新規定が導入された[4]．表2に示した本基準では，男性としての出場に縛りはなく，女性として出場するのに適切かどうかが男性ホルモン（アンドロゲン）の値を通して問われることとなった．

3 ▶ 身体的公平性から男女に線を引くことの難しさ

こうした出場要件変化の背景には，セックスチェック（性別検査）の歴史が無視できない．1960年代，女性選手を裸にして並ばせた視認検査は人権の問題から廃止となったが，その後口腔粘膜を用いての性染色体の検査がそれに変わった．しかしながらアンドロゲン不応症等の性分化疾患（DSD）でY染色体をもちつつ，本人のアイデンティティおよび競技能力的に女性として出場することが適切であると判断される

表2　2015年IOCが承認した性別を変更した選手の出場を認める条件

1) 出生時女性：男性としての出場は無条件に可能
2) 出生時男性：女性としての出場は，a)b)を条件に可能
 a) 女性としてのアイデンティティを継続的に4年以上もつこと
 b) 大会の1年以上前の時点から男性ホルモン（アンドロゲン）である血中テストステロンの値が10 nmol/Lを下回っているのをモニターすること

ケースがあり，2000年前後に一斉検査は廃止されている．しかしその後も，圧倒的な実力をもつ女性アスリートが現れるたびに，「この選手は本当に女性か」という疑義が生じ，マスコミの報道が人権侵害と取り沙汰されることもあった．2011年に高アンドロゲン女性競技者に関する国際陸上競技連盟（IAAF）規定ができ，女性として出場するためのアンドロゲンのカットオフ値が定められた．これが前述のリオ五輪からの性別適合に関するIOCの決定につながっている．

現在，生殖器・性染色体のいずれも競技スポーツの公平性の観点では男女の線を引く基準として適切でないとされ，男性ホルモン濃度が競技力の公平性を担保するための指標となっている．しかしながら今も議論は続いており，今後科学データの蓄積とともに条項がさらに見直されていく可能性が十分あるだろう．

D アスリートと性別違和—今後の展望

1 ▶ 脱病理化の潮流とメンタルヘルスの観点

世界保健機構（WHO）が2018年に公開した国際疾病分類のICD-11では，前版であるICD-10の「性同一性障害」の継承概念が「精神及び行動の障害」のカテゴリーから外れ，「Conditions related to sexual health」の中の「Gender incongruence（性別不合）」として登場した．国際的にも，生まれた性別とは異なる性別を自認したり性別を移行したりすることを障害・病理であるとはとらえない，「脱病理化」の潮流が起こっている．

他方でこうしたセクシュアリティ，性別のあり方はスティグマから偏見や差別が生じ，メンタルヘルスの問題が引き起こされやすいという現状もある[1]．自分の性別に関し違和感をもつアスリートが，自身の身体，競技生活，そして人生について前向きかつ建設的に考え，必要に応じて周囲に相談できる環境が強く望まれる．

2 ▶ アスリート個々のニーズ

性別違和をもつアスリートと一口にいっても，どのように選手活動を送っていきたいかは

百者百様であろう．出生時の性別で競技生活を送る人のなかにも，自分の自認・実感するジェンダーを言いたくない人もいれば，チームメイトには知っておいてほしい人，ロッカールームや合宿の部屋割りの工夫等の具体的な対応を求めたい人もいるだろう．こうした競技能力と直接関連しない希望に関しては，個々のニーズができる限り汲めることが望ましい．

　競技生活と並行して身体的な治療を進めていくかを悩んでいる者や出生時と反対の性別での出場を検討する者も，その状況や各々の競技レベルも様々だろう．先にオリンピックにおける現在の基準を示したが，例えば，全米大学体育協会（NCAA）は学生アスリート向けのガイドライン「NCAA inclusion of Transgender Student-Athletes」[5]を出しているので，学生スポーツに取り組む者やその指導者はこういった資料も参考にできるかもしれない．

3 ▶ アスリートと性別違和を考えるうえで重要なこと

　性別違和をもつアスリートに対応するとき，以下の二つが何より重要である．

1) 前述のニーズの多様性を念頭におき，あくまでもその選手がどうしたいかを軸に考えること
2) アウティング（本人の了承を得ることなく，公にしていないセクシュアリティ等の秘密を暴露する行動）に注意すること

　そのうえで，競技スポーツの場合は身体の公平性の問題が切り離せないという限界もふまえ，これまでのガイドライン等を参考にしながら納得のいく形を探る．希望の形での競技参加を認めるとしても認められないとしても，判断基準をきちんと伝え，皆が納得し競技に参加できるよう真摯に考えていくことが必要である．

■ 文献

1) Coleman E, Bockting W, Botzer M, et al. 中塚幹也，東　優子，佐々木掌子（監訳）：トランスセクシュアル，トランスジェンダー，ジェンダーに非同調な人々の健康のためのケア基準（SOC），第7版（Standards of care for the health of transsexual, transgender, and gender nonconforming people, version 7）．世界トランスジェンダー・ヘルス専門家協会（WPATH），2014

2) 正岡美麻，長谷川寿一，内田　直：性別を変更したアスリートに対する認識—競技団体への質問紙調査より．第9回日本スポーツ精神医学会，2011

3) IOC APPROVES CONSENSUS WITH REGARD TO ATHLETES WHO HAVE CHANGED SEX
〔https://www.olympic.org/news/ioc-approves-consensus-with-regard-to-athletes-who-have-changed-sex〕〔2018年7月閲覧〕

4) IOC Consensus Meeting on Sex Reassignment and Hyperandrogenism November 2015
〔https://stillmed.olympic.org/Documents/Commissions_PDF files/Medical_commission/2015-11_ioc_consensus_meeting_on_sex_reassignment_and_hyperandrogenism-en.pdf〕〔2018年7月閲覧〕

5) NCAA Executive Committee: NCAA Inclusion of Transgender Student-Athletes. NCAA office of inclusion, 2011

9 アスリートにみられる摂食障害

[高崎健康福祉大学大学院保健福祉学専攻] 上原　徹

POINTS

- かつて摂食障害は女性アスリートの三徴に含まれていたが，現在は診断の有無にかかわらず low energy availability の状態をもって注意喚起や対応が行われる．
- 一般的に女性アスリートは，摂食障害罹患のリスクが高い．
- 神経性やせ症や神経性過食症のみならず広義の食行動異常に対しても予防や早期介入が求められており，関係者の理解と連携が重要となる．

A 女性アスリートの三徴[1〜4]

　適切なスポーツは，幅広い年齢層の女性にとって健康維持に有益な活動である．一方，1992年に女性アスリートの三大健康問題（無月経，骨粗鬆症，摂食障害）が指摘され，これらの予防や対応にも関心が向けられてきた．2007年には，摂食障害の有無にかかわらない low energy availability（エネルギー摂取から運動による消費を引いた熱量が 30 kcal/kg/日以下の状態）と機能的視床下部性無月経が，三徴の定義に盛り込まれた．

　女性は男性よりも体重比エネルギー消費率が約30%少ない．よって女性アスリートが高いパフォーマンスを達成維持するには，大きな負荷のかかる場合がある．彼女たちのダイエットやトレーニング方法，栄養摂取状況は，直接的に代謝ホルモン（レプチンなど）に，間接的に月経機能（エストロゲンの分泌）に影響する．図1に示すように，現在これら三徴は相互に関与し

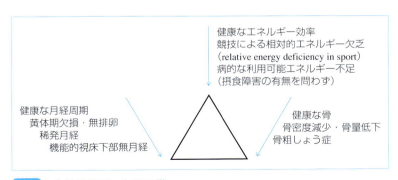

図1　女性アスリートの三徴

あうスペクトラム概念と考えられ，利用可能な
エネルギー効率や内分泌機能，骨密度に応じて

多様なレベルの障害が生じ得る．

B 摂食障害の概説

1 ► 診断類型

　1997 年米国スポーツ医学会は，上記の三徴
の一つに摂食障害をあげた．その後上述のよう
に定義からは外れたが，摂食障害は low energy
availability の主因であることに相違ない．代表
的な類型として，神経性やせ症〔かつての神経
性無食欲症や神経性食欲不振症（anorexia nervo-
sa）〕と神経性過食症〔かつての神経性大食症
（bulimia nervosa）〕があげられる．前者は，拒食
による異常な低体重，病的な肥満恐怖または痩
せ願望とそれを裏づける行動，身体イメージの
ゆがみ（体型認知の障害，自己評価に対する体
重の不相応な影響，身体状態の持続的な認識欠
如）で特徴づけられる．後者は，反復する過食
エピソード（他とはっきり区別される時間に明
らかに多量の食物を摂る，その間は食べること
を抑制できないという感覚を伴う）と，体重増
加を防ぐための不適切な代償行動（自己誘発嘔
吐，緩下剤など薬品の乱用，絶食，過剰な運動
など）が，3 か月間少なくとも週 1 回生じ，自
己評価が体型体重の影響を過度に受けている状
態とされる．ほかにも，過食性障害（嘔吐や下
剤などの誤用や過度な運動，絶食はみられない
が，肥満傾向を有する）や回避制限性食物摂取
症（体重あるいは体型への異常な認知がない，
小児期に多い）など，幅広い食行動異常（チュー
イング，やせ薬の乱用など）が包含され，こう
した非定型事例の頻度が最も高い．

2 ► 疫学や合併症

　意図的な激やせに陥る神経性やせ症と，無茶
食い嘔吐にあけくれる神経性過食症が中核例で
ある．食や体型・体重にとらわれ，身体状態を
判断する能力が障害される．多くが思春期以降
の女性に初発し（性比約 9 倍），抑うつなど精神
症状や身体合併症により，大きな苦悩を強いら

れる．西洋文化を共有する多くの国々で顕在し
ており（生涯危険率 0.2 ～ 4.2%），摂食障害に苦
しむ患者数は米国で約 800 万人，日本では約
26,000 人が関連する診断名で病院を受診してい
る．近年は低年齢化が指摘され，小学生高学年
女子のダイエット志向は 30% に及ぶ．高リス
ク群増加も危惧され，10 代後半および 20 代前
半の女子学生の約 5% に瀉下薬服用や嘔吐経験
があり，医療につながらない潜在的患者は数
十万人を超える可能性がある．時代とともに絶
食や過剰な運動を主とする古典的拒食よりも，
食べ吐きや気晴らし食い主体の例，発達障害の
合併，多重衝動型（自傷や依存症，虐待関連），
中高年代の発症，男性例などが増加している．
身体的には，多くの重大で稀有な合併症を引き
起こす．死亡率も精神疾患のなかでは最も高い
（10% 前後）．主たる原因は，低栄養，自殺で
ある．なお三徴に関係する無月経は，神経性や
せ症の診断基準から削除された．

3 ► 病因と経過

　病因は複雑で未解明だが，現時点では生物・
心理・社会的要因が相互に関係していると想定
される．生物学的素因としては，セロトニン神
経受容体遺伝子や食行動関連ペプチド（グレリ
ンなど），扁桃体や前頭前野などの脳機能異常
が示唆されている．心理的要因としては，完璧
主義や自己評価の低さなどの性格特徴，成熟拒
否の問題，母子関係に代表される養育体験，自
立にかかわる不安や分離固体化の挫折が指摘さ
れている．社会的な要因としては，家族の機能不
全や飽食，やせ賛美の風潮，女性の社会進出な
ども影響するといわれる．およそ半数は慢性例
や再発例で，平均病歴は 5 年以上，遷延化した
場合は身体社会機能も低下し，医療経済への影
響も大きい．併発する盗癖も，社会的な関心事

となっている.

4 ▶ 治療対応

病識の低さ,身体的危機感の薄さ,治ること(体重が増えること)への強い抵抗などから,根気強い治療が必要となる.理想的には,個人精神療法(認知行動療法や対人関係療法など),家族心理教育やグループ療法などの心理的治療,栄養補給を含めた身体的管理,過食防止や抑う

つに対する薬物療法,栄養指導や運動指導などを組み合わせることが望ましい.現実的には保健医療のリソースが不足しており,かかわる専門スタッフもいまだ少ない.ようやく日本でも摂食障害全国基幹センターと摂食障害治療支援センター(現4か所)が開設され,日本摂食障害協会の設立も当事者や関係者のサポートに寄与しつつある.

C アスリートにみられる摂食障害の特徴

1 ▶ 競技種目との関連[1~4]

女性アスリートは,一般人口に比し摂食障害発症危険率が約3倍高いといわれてきた.単なる自己嘔吐や瀉下薬使用まで含めると,65%という食行動異常の頻度が示されている.オリンピック競技者の体重管理に関する研究では,痩身アスリートの約9%がかつて摂食障害を罹患しており,健康被害も非痩身競技者より有意に多かったという.エリート競技選手に神経性やせ症のリスクが高い,という報告は少なくない.

競技類型では,体操,新体操,フィギュアスケート,バレエなどの aesthetic(appearance) sports でリスクが高く,マラソンやノルディックスキーなどの endurance sports と,柔道,レスリング,ボクシング,ボート,重量挙げなどの weight-class sports 選手にも多いといわれる.aesthetic sports は,見かけの美しさや細さが競技の勝敗に影響を与える.endurance sports は,体脂肪を落としてやせることが持久能力の向上に役立つ.weight-class sports は体重による階級制限がある.いずれも勝利と達成を得るために,痩身容姿や体脂肪の減少,体重管理が厳しく要請される種目である.一部指導者も,無月経はその時点の運動レベルが最適である証拠で,体脂肪の低いほうがパフォーマンスも上がる,と誤信してきた.ほかにも,クライミングやサイクリング,トライアスロン,乗馬など,様々な競技での報告が相次いでいる.男性アス

リートにおける食行動異常についても,いくつかの競技で示されつつある.競技に伴う様々な不安やストレスが,身体イメージ不全感や過食行動に相関するという研究結果がある.

一方で辻[5]は,女性アスリートにおける摂食障害の増加は,社会文化的なやせ賛美に加え,女性特有の競技が増えたことも影響していると指摘する.競技の歴史が短い女性スポーツでは,勝利する確率も男性競技より高く,こうした競技種目では選手自身はもちろん,コーチ,競技団体,国,地方を上げての期待度が強い.加えて,マスメディアで女性アスリートの露出や進出が増えている.彼女たちは競技内外で,容姿に関するプレッシャーにさらされている.

2 ▶ 摂食障害の精神病理とアスリートの心理行動との類似点[2]

摂食障害特有の精神病理と,アスリートの陥りやすい極端な心理行動特性には類似点が見出せる.完璧主義や極端な白黒思考はその一つで,"①何事にも失敗を嫌う,②すべてのことを一人でやろうとする,③少しでもうまくいかないと過度に落ち込む,④批判や注意に敏感,⑤誰からも好かれたい,⑥うまくいって当たり前"などがあげられる.徹底して一番のやせを追求する摂食障害患者は,ちょっとしたミスやコントロールできない自分にいらだち,自己を嫌悪する.しかし,完璧なやせは続かない."平凡"を受け入れられないジレンマは,身体

の拒否もしくは怒りや悲しみの発露として症状化する．一方，アスリートにとって，"よい成績は普通，トップを続けられないのは自分が未熟だから"という極端な自己鍛錬は，上位を目指すには欠かせない．競技技術を磨き，優れた成績を追及するには，ある種の完璧主義は必須である．禁欲や強迫性にも，類似点が見出せる．成功への忍耐と努力，自己実現に向けての集中は，禁欲的生活を要請する．生活管理やトレーニングの継続に，強迫性が生かされる．コーチや周囲からの期待が力となると同時に，強迫性をエスカレートさせることもある．しかし，競技力を高めるための過度のトレーニングが，絶好の体重減少手段になる場合がある．他方，拒食や「やせ体型」を維持するにも，同様

の厳しい禁欲と強迫が必要になる．過剰な練習で歪んだ食行動を代償し，内面の不安を中和している事例などは注意を要する．このほか，低い自己評価を代償する過剰適応(指導者との共依存関係)，否定的な感情を身体化する失感情(オーバートレーニング傾向や過食嘔吐によるストレス発散)，性同一性のゆらぎ(女性性の拒否がパフォーマンス向上につながるという相克)などが，摂食障害を伴うアスリートの陥りやすい精神病理(心理行動)として指摘されている．選手の努力や姿勢に敬意を払いつつ，内面の恐れや不安にも耳を傾け，肯定感を基盤とした心理社会的支援と，時に毅然とした医療的関与が必要になる．

D 支援と予防[1)～4)]

現在，欧米では各競技団体がこれら三徴の予防，教育，管理プログラムを提案している．具体的にふれる紙面の余裕はないが，まずは認知行動的アプローチ(誤った思い込みや偏った信念を修正し適正な行動を学習，結果として不安が軽減)と心理教育(正しい情報と知識を心理面に配慮して共有，対処法も身につける)が重要である．運動生理学やスポーツ栄養学的な知見，最新スポーツ科学の情報，医学的所見と心身のリスクなどをわかりやすく提示し，過度の体重管理や過激なトレーニングを制御する工夫を具体的に試みる．生じる不安や焦り，問題行動には，専門的心理療法や薬物療法(選択的セロトニン再取込み阻害薬〈selective serotonin reuptake inhibitor：SSRI〉など)を考慮する．スポーツドクターによる，身体面・心理面の支援は必須である．可能であれば多職種でかかわり，同様な体験を共有する選手たちがピアで支えあうことも有効であろう．

本疾患の複雑さや発症後の対応の難しさを考えると，予防の重要性が痛感される．食育を含めた啓発活動は，選手やコーチだけでなく，教

育現場や家庭でも行う必要がある．摂食障害学会や摂食障害協会の提供するコンテンツや周囲がチェックできる質問票[6)]などを利用することも，早期発見・対応に役立つ．加えて，スポーツ関係者を含め，社会全体が，一部危険なメディアの風潮に毅然たる態度で臨むことも必要であろう．

文献

1) Nattiv A, Loucks AB, Manore MM, et al.: American College of Sports Medicine; American College of Sports Medicine position stand. The female athlete triad. Med Sci Sports Exerc 2007; 39: 1867–1882

2) 上原　徹：スポーツと摂食障害．臨床精神医学 2011; 40: 1179–1185

3) Williams NI, Statuta SM, Austin A: Female Athlete Triad: Future Directions for Energy Availability and Eating Disorder Research and Practice. Clin Sports Med 2017; 36: 671–686

4) Joy EA, Nattiv A: Clearance and Return to Play for the Female Athlete Triad: Clinical Guidelines, Clinical Judgment, and Evolving Evidence. Curr Sports Med Rep 2017; 16: 382–385

5) 辻　秀一：摂食障害患者へのスポーツ・アプローチ．三菱財団社会福祉事業助成「摂食障害デイホスピタルプログラム試案集」(代表研究者：上原　徹)，2005; 73–90

6) 上原　徹，川嶋義章，後藤雅博，ほか：家族による摂食障害症状評価の有用性—日本語版 ABOS の信頼性と妥当性．精神医学 2001; 43: 509–515

第2章　スポーツにおける精神医学の役割

10 アスリートと発達障害（神経発達障害群）

［慶應義塾大学医学部スポーツ医学総合センター］　山口達也

P O I N T S

● 発達障害の特徴を理解する.
● 定型発達を把握したうえで, 現状表出している特性・生育上の問題を確認する.
● ほかの神経発達症や精神疾患を併存する場合もあり, 専門機関へ相談が望ましい.
● 競技上認める特徴・特性を理解し, メリットと個人にあった指導方法を見出す.
● 指導者・家族など競技者周囲の関係者間での共有・連携を行い適切に対応する.

　近年, 多くのメディアを通して「発達障害」という言葉を目にする機会が増えている. 日常の診療場面においても「（自分が）発達障害ではないか」という主訴での来談ケースも増加している印象がある.

　当院スポーツ医学総合センターアスリートメンタルサポート外来受診者のなかにも同様の相談内容をアスリート自身や指導者など関係者から認めることも少なくない.

　本稿ではアスリートと発達障害との関係, 周囲の支援とかかわり方を中心に解説する.

A 発達障害の定義

　現在, 発達障害は精神医学上の診断・分類のベースとなる「精神疾患の診断・統計マニュアル第5版」（DSM-5）において, 神経発達障害群という新たなカテゴリーに相当する. その定義として「発達期に特性が明らかになり, 対人交流や学習, 職業などの場面で何らかの障壁になる障害を総称したもの」とされている.

　神経発達障害群は大きく8つに分類され, 診断基準や必要な検査や治療および介入などはそれぞれ異なる. 各論では「発達障害」とおもによばれていた2領域について詳説する.

B 各論

1 ▶ 自閉スペクトラム症（autism spectrum disorder：ASD）

1）定義と疫学

　ASD は小児期から特徴が明らかになる発達障害で, Wing はその特徴を「社会的交流, 社会的コミュニケーション, 社会的イマジネーションにおける質的問題（3つ組特性）」としている[1]. これらの特性は年齢に応じて行動上の表現型が変化すると考えられている. DSM-5における定義はおおむね3つ組特性を踏襲して

いるが、「社会的コミュニケーションと対人的相互交流、および限局された反復行動・興味・活動」の2領域における障害としている。

最近の報告によるとASDの有病率は1,000人あたり14.6人という報告が主流となっている。性差は男性3～4に対し女性1とされ、ほかの神経発達症と同様である。アスリートにおけるASDに特化した有病率に関する先行研究はなく、競技レベルや年代層など交絡因子が多いことが要因と考えられる。神経発達症はほかの神経発達症を併存する例も多く、ASDも発達性協調運動症等の併存を認める例が多い。そのため臨床経験上から一般的有病率と同等、またはそれ以下の有病率と推定される。

2) 臨床的特徴と診断

ASDの臨床的特徴として3つ組特性に加え、感覚の偏りがあげられる。DSM-5上では確定診断については「現在もしくは発達経過上特性が存在すること」とあり、治療者は発達歴の聴取において定型発達に関する知識を把握したうえで診断を行うことが重要となる。

Alexanderらは ASD の特性に照らしあわせながら、スポーツの場面で想定され得る ASD アスリートの行動特性とアスレティックトレーナー（指導者）の効果的な対応を以下のように明示している[2]。

a. 社会的交流の質的問題

競技指導の場面で ASD アスリートは、ほかの選手が指導者やコーチと深刻な話をしていても理解できず、真隣に立ってしまう。ほかの選手を指導中に躊躇なく割り込むこともある。けがをしている選手Aに対して「なんだかんだいっても B のほうがよい選手だから」と無頓着に発言してしまうこともある。

これらは他者や特に同年代他児への関心の乏しさ、孤立など幼児期からみられる特性と関連している。ASDでは他者の意図や心情を推測する、といった心の理論の発達の遅れを認める。この特性は年齢が上がるにつれ、友情関係を結べる相手が限定され、競技関係者（学校・チームなど）とはそれなりにつつがなく人間関係を維持できるが、帰宅後や休日に交流を望まず独りでいることを好むケースもある。

b. 社会的コミュニケーションの質的問題

比較的言語面での問題が低い ASD アスリートでさえ、ハイピッチな会話、抑揚のない単調な発話や声量を認める。コミュニケーションの質的問題があり、ストレスを抱えると、周囲が選手を理解するのはより困難なものとなる。つまり、アスリートの感情や気分の状態、肉体的痛みの具合に関する正確な把握が難しくなる。また競技中や指導場面でも言語理解に関する課題が生じ、字義的・表面的な理解になりやすく、強度を説明・指示されても混乱をまねく。「ちょうどいいペースで走って」、「少し痛くなるくらいまでストレッチして」、などいわゆる「さじ加減」を理解し実行することが困難となる。集団指導の場面では全員に向かって指導者が指示した内容を実行できないことがある。ある集団に対し「静かにして」と指示しても ASD アスリートの解釈としては、「自分の名前は呼ばれていないし、（指示した人が）目もあわせていないから自分に対してではない」となる。

これらは ASD の特性である言語的・非言語的表出および理解の乏しさや不自然さによるものである。成人してからも、表情に余韻がない、場と一致しない、など非言語的コミュニケーションの表出の乏しさや、他者の身振り・表情・目配せへの理解が困難であることも多い。また、他者の表情理解が苦手である経験を自覚しているため、過剰に他者の反応を気にする者もいる。

c. 社会的イマジネーションの質的問題

ASDでは段取りをする、変更や新しいことに対して臨機応変・柔軟に対応することが困難で不安・苦痛を抱く場合が多い。その結果、思考や行動の切り替えの困難さとして観察され、反復的・秩序的な物事を好み、こだわりとみられる場合もある。スポーツ場面においても同様の特徴を抱く傾向があり、注意散漫、突発的な行動を認めることがある。

d. 感覚の偏り

ASDでは五感が過敏または鈍感である場合や，時には両方が混在することもある．そのため日常生活内での負担や疲労を生じやすい．例えば，聴覚や視覚の過敏さで，人混みが辛い，聴覚の鈍感さで呼ばれても気づかない，触覚，味覚，嗅覚の偏りで偏食につながる，などを認める．

ASDアスリートも同様で五感に加え，前庭系や自己受容感覚についても訴えることがある．競技動作時に自己感覚の違和感として表現される，パフォーマンス低下の一因として訴えを認める．また，感覚の偏りにより手指運動への集中が妨げられ，身体的不快感を引き起こすこともある．触覚や温痛覚に偏りがあると，「限界を超えている痛み」についてアスリート自身でも気づかず無理をしてしまうこともある．

3) 競技上のメリットと特徴への対応

ASDの特徴・特性のスポーツにおけるメリットとして，反復的・秩序的行動に固執する点があげられる．それは野球の新しい球種の習得，バスケットボールの3点シュート，など競技場面の一動作を習得する際にメリットとなる．2点目は，ピッチャーのフルカウント時やPK対面時など過集中になることで緊迫した場面での好パフォーマンスに有効と考えられる．さらに，ASDアスリートは強いストレス状況下でも感情の起伏や乱れが出現しにくいため，静的動作の場面でもメリットとなる可能性がある．

特徴への対応は，社会的交流の問題に対し，運動指導の場面での社会的エチケットの重要性を教育することが重要となる．「このうちのどれかの椅子に座って待っていなさい」と言語的指示だけでなく，実際に指導者がその動作を実演し視覚的情報を介して学習させる．

社会的コミュニケーションの問題でも視覚的提示は有用で，アスリート自身の気分や痛み，疲労度の程度を周囲と共有するために用いられる．図1のように，数字と図画などを段階的に結びつけてアスリートの感覚を理解することができる．視覚的情報を選手と共有することで指導場面でも「普通のペースで走って」と言われたら

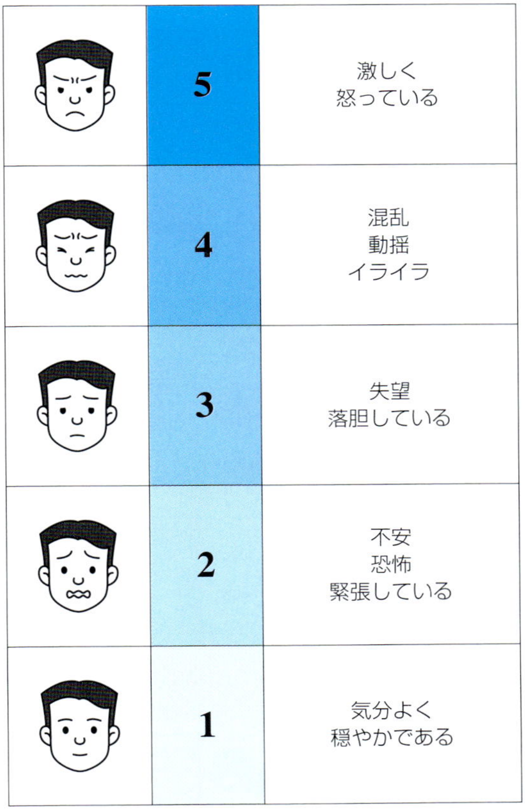

図1 視覚的情報共有提示例

(Roncaglia I: Coping styles: a better understanding of stress and anxiety in individuals with autism spectrum conditions through sport and exercise models. Psychological Thought. 2014; 7: 10 より改変)

混乱するような場面でも「レベル3で走って」と言うと言語理解がスムーズに行われやすい．

社会的イマジネーションの問題への対応は同じ練習場所，同じ時間，同じメニュー，同じ指導者などルーチン的に行われることが望ましい．視覚的情報として1日分メニューを練習で張り出し，文字情報および図画情報として掲示することが有用である（図2）．

感覚の偏りへの対応は，過敏の場合，認容できるまで刺激レベルを下げる．鈍感の場合，反復運動による刺激の創出・活性化を行う．具体的には身体を揺り動かす，手を振る，ハミングする，などを繰り返すことが有効となる．

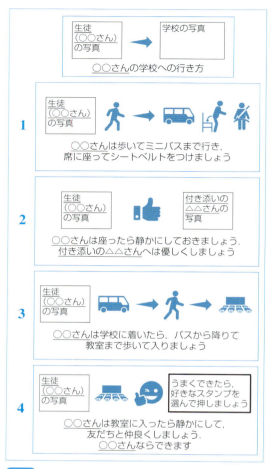

図2 視覚的情報 メニュー提示例

(Roncaglia I: Coping styles: a better understanding of stress and anxiety in individuals with autism spectrum conditions through sport and exercise models. Psychological Thought. 2014; 7: 10 より改変)

2 ▶ 注意欠如・多動症(attention deficit/hyperactivity disorder：ADHD)

1) 定義と疫学

ADHDは小児期にその特徴が明らかとなる神経発達症で，おもな特徴として不注意や多動性，衝動性があげられる．疫学はDSM-5によると，子どもの約5％および成人の約2.5％にADHDが生じるとされている．性差はほかの神経発達症と同様に男性3～4に対し女性1とされている．

アスリートのADHD有病率に関する検討は数多く行われている．若年アスリートの認知障害とADHDの関連についての系統的レビューでは15～19歳の若年アスリートにおける有病率は4.2～8.1％であったとされている．20歳以降に関する先行研究でもほぼ同等またはそれ以上の有病率ではないかと考えられている．

2) 臨床的特徴と診断

臨床的特徴には見落とし・ケアレスミスの多さ，整理整頓の困難さ，計画的に物事を進めることができない，仕事や時間管理の困難さ，などの不注意症状がある．ほかのことに目移りして気がそれる，話を聞いていないようにみえる，精神的努力・課題を避ける傾向も認められる．

多動性，衝動性には，静かに過ごすことができない，落ち着きがない，多弁で気分が高揚しやすく，時に衝動的な言動をしてしまう，といった特徴を認める．

診断は，これらの特徴の有無に加えて認知特性が年齢・発達段階・環境などに見合ったものであるかを判断する．家族のみならず，学校，競技関係など複数の場面での情報が重要となる．また，ASDなどほかの神経発達症や不安症，うつ病などが併存する割合が高い．それらの併存の有無を確認して診断する(**表1**)．

ADHDアスリートで認める競技上の特徴は，落ち着きのなさから頻繁に姿勢やポジショニングを変えようとする．無関係な刺激で集中が散漫になる，一つの動作を完全に終える前に次の動作へ進もうとする，などがある[3]．

3) ADHDと脳震盪，治療におけるドーピング

ADHDと脳震盪発生の因果および相関が数多く検討されている．ADHDであるがゆえに競技中に脳震盪を起こすのか，脳震盪後にADHD様の症状を呈するのか，といった関係性について検討されている．その理由として若年代で問題となっているスポーツ脳震盪後の症状とADHDで認める特性と重複する部分が多いためである．具体的には記憶や注意，集中などの神経心理学的な側面での問題がある．

またChaneyらはADHDへの薬物療法について，治療薬を中枢神経刺激薬と非中枢神経刺激薬に分けてまとめている．特に中枢神経刺激薬

表1 ADHDの併存疾患

疾患	ADHDとの症状の重なり	ADHDでみられない症候	診断上の問題
不安症，強迫症あるいは心的外傷後ストレス障害	注意の欠如 落ち着きのなさ 切り替えの困難 刺激に対する身体の応答性	過剰な不安 恐怖 強迫的な観念や行為 悪夢	不安症では過活動や不注意の要素がみられることもある
うつ病	興奮 衝動的反応 混乱	広汎で持続的な腹立たしさや悲しみの感情	ADHDに関連し起こる度重なる失敗による反応とうつ病との鑑別は困難であることもある
双極性障害	注意の欠如 過活動 衝動性 興奮	誇大感 仰々しさ 躁病性	重度のADHDと双極性障害の早期の状態との鑑別は困難である
適応症	注意の欠如 過活動 行動のまとまらなさ 衝動性 成績不振	最近の発症 きっかけ	慢性的なストレス因が不安や抑うつ症状を引き起こしていることもある

(内山登紀夫，宇野洋太，蜂矢百合子：子ども・大人の発達障害診療ハンドブック：年代別にみる症例と発達障害データ集．中山書店，2018)

に関するアンチ・ドーピングについて記載し，使用する選手の競技レベルや使用時期の問題，および心血管系への副作用リスクや依存性の問題について言及している[4]．

4) 競技上のメリットと対応

　ADHDアスリートの競技上の特徴は競技への自発性や負けることへの不安がないことから，①周囲へ向け意識を高める，②大混乱やプレッシャーの状況下でうまく対処する能力をもつ，③速いスピード・反応速度で独創的なアプローチで問題解決ができる，といった点である．これらの特徴は十分にコントロールされていれば，特定のスポーツやポジションで高パフォーマンスを発揮できる．例えば，ホッケーやサッカーなど強い注意の集中性より，むしろ15〜30秒ほどの短時間の持続性や素早い転導性を要する競技でメリットとなる．

　Robynらは ADHD アスリートへの対応を特徴にあわせて，直接指導，外的サポート活用，自己調節指導に分けている．これらの目的はADHD の認知特性であるワーキングメモリーの負担と作業の複雑さを減らすことにある．明確な直接指導の方法には注意の収束，段階的指導の提供，試行錯誤する時間を与えること，個々のステップにあわせ指導内容を細分化して提示する，持久性の維持，などがある．これらは不注意由来の特徴を認めるアスリートに対して有効で，冗長な説明や指導は届きにくいため，混乱を防ぐことができる．外的サポート活用には視覚・聴覚的ガイドや図表の使用，チームメイトとの協力，外的強化がある．例えば，習得したい動作を目の前で同僚から実演してもらう，ある競技技術や動作を習得するまで大きな指示カードを用いる，などである．自己調節指導とは注意の持続性と集中性を高めるために重要な方法で，記憶を補助する方策や目標設定，セルフモニタリングやセルフトークなどがある．自己調節指導は目標設定を身近なところへ設定し，指導者・アスリート本人と共有することで課題を達成する習慣づけにつながる．

◆ おわりに

　神経発達症候群を有するアスリートに認める特徴と周囲の対応を中心に記載した．発達障害はそれぞれが併存することも多く，単一の特徴を呈するとは限らない．診断についても専門的

な判断ポイントが多い．有病率からは選手のな
かにも少なからず存在すると考えられる．も
し，競技者自身やその家族，および指導者など
関係者からみて気になる徴候があれば専門機関
に相談することが競技者自身の過ごしやすさを
得る近道になる．また，アスリートに必要な対
応をスムーズに行うために，疾患の特徴を理解
し選手個々人の特徴と照らしあわせて周囲が共
有しておくことが重要となる．

文献

1) Wing L: Reflections on opening Pandora's box. J Autism Dev Disord 2005; 35: 197-203
2) Alexander MGF, Gardin FA: Strategies for athletic trainers to provide effective treatment to people with autism spectrum disorder. International Journal of Athletic Therapy & Training 2017; 22: 12-16
3) Braun R, Braun B: Managing the challenges of hidden disabilities in youth sport: a look at SLD, ADHD, and ASD through the sport psychology lens. Journal of Sport Psychology in Action. 2015; 6: 28-43
4) Stewman CG, Liebman C, Fink L, et al.: Attention deficit hyperactivity disorder: Unique considerations in athletes. Sports Health. 2018; 10: 40-46

参考文献

・高橋三郎，大野　裕，染矢俊幸，ほか（監訳）：DSM-5精神疾患の診断・統計マニュアル．医学書院，2014
・内山登紀夫，宇野洋太，蜂矢百合子：子ども・大人の発達障害診療ハンドブック：年代別にみる症例と発達障害データ集．中山書店，2018
・Roncaglia I: Coping styles: a better understanding of stress and anxiety in individuals with autism spectrum conditions through sport and exercise models. Psychological Thought 2014; 7: 10

第2章　スポーツにおける精神医学の役割

11 青少年スポーツにおける諸問題

［鹿児島大学学術研究院法文教育学域教育学系］　橋口　知

> ### P O I N T S
> ● 周囲からの影響を受けやすい青少年期は，親や指導者等の大人のかかわり方が重要である．
> ● 青少年スポーツにおいては，家庭（家族）・交友関係・学業とのバランスを考慮する．
> ● 心身の成長が著しい時期であり，二次性徴を含めた心身の変化への配慮が必要である．

　子どものスポーツについては，心身の発達期にあることからその功罪が指摘されてきた[1)2)]．指導者である学校教員の働き方改革の観点からも学校部活動が検討され，2018年3月に「運動部活動の在り方に関する総合ガイドライン」がスポーツ庁から出された[3)]．青少年期は，スポーツに取り組む子ども自身が抱える問題に加えて，親や指導者等の大人のかかわり方が非常に重要である．

A 青少年期におけるスポーツ

1 ▶ 遊びとスポーツ

　走ったり跳ねたり，ボールを投げたり蹴ったりつかまえたりと，子どもたちは身体を使うことをいつのまにか楽しみはじめる．それは優劣や勝ち負けの要素の比較的少ない"遊び"であり，身体を動かすことによる爽快感や身のこなし方・道具の使い方を習得することによる達成感を得るなど，子どもの発達において重要な役割を果たしている．そこに，ある一定のルールと比較を導入することによって競技性が生じる．青少年スポーツにおいて精神医学が関与するのは，この競技性が強くなった場合である．

2 ▶ 大人が抱くスポーツへの価値観

　年齢の低い子どもがスポーツに出会う契機としては，親の存在が大きい．水泳やサッカーのような幼少期の一般的な習い事としてのスポーツだけではなく，武道やテニスのように家族中で取り組んでいたり親自身が競技者であったり指導者であったりする場合もある．本来，子どものスポーツは，結果の如何にかかわらず，あくまでも競技者自身が主人公であり，周囲の大人はそれを支える役割であるはずである．しかし，子どもがある一定の競技レベルに達すると，子どもにも親にも指導者にも競技スポーツとしての価値観が芽生える．特に少子化が進むなか，一人の子どもにかかわる大人の数や期待は大きくなっており，親や指導者だけでなく，応援者でもある報道関係者や地域住民を含めた周囲の大人が抱くスポーツへの価値観によって，子どもの心に歪みが生じる危険性がある．

3 ▶ 学校における運動部活動

　学齢期で始めるスポーツとしては，学校にお

第2章　スポーツにおける精神医学の役割

表1　運動部活動での指導の充実のために必要と考えられる7つの事項

> **運動部活動での効果的，計画的な指導に向けて**
> ①顧問の教員だけに運営，指導を任せるのではなく，学校組織全体で運動部活動の目標，指導の在り方を考えましょう
> ②各学校，運動部活動ごとに適切な指導体制を整えましょう
> ③活動における指導の目標や内容を明確にした計画を策定しましょう
> **実際の活動での効果的な指導に向けて**
> ④適切な指導方法，コミュニケーションの充実等により，生徒の意欲や自主的，自発的な活動を促しましょう
> ⑤肉体的，精神的な負荷や厳しい指導と体罰等の許されない指導とをしっかり区別しましょう
> **指導力の向上に向けて**
> ⑥最新の研究成果等を踏まえた科学的な指導内容，方法を積極的に取り入れましょう
> ⑦多様な面で指導力を発揮できるよう，継続的に資質能力の向上を図りましょう

（文部科学省：運動部活動での指導のガイドライン．2013）

ける運動部活動がある．義務教育の中学校では，学習指導要領に学校教育の一貫として運動部活動が位置づけられている．「運動部活動の在り方に関する総合的なガイドライン[3]」の前文には，体力や技能の向上を図る目的以外にも，異年齢との交流のなかで，生徒同士や生徒と教師等との好ましい人間関係の構築を図ったり，学習意欲の向上や自己肯定感，責任感，連帯感の涵養に資するなど，生徒の多様な学びの場として，教育的意義が大きいと記されている．青少年スポーツにおいては，競技力向上だけではなく，家庭（家族）・交友関係・学業とのバランスへの配慮が重要である．ここであらためて，文部科学省が2013年5月に作成した「運動部活動での指導のガイドライン[4]」における指導の充実のための7つの事項を確認してみよう（**表1**）．特に④のコミュニケーション，⑤の体罰，⑥の科学的な指導内容・方法の項目では，精神医学的な問題の発生につながりやすい内容が例示されている．これらはスポーツ庁のホームページにおいて閲覧可能であり，一読されることをお勧めする．

B　青少年期の心のSOS表現

スポーツへの取り組み方が適切でない場合，心や体に歪みが生じ，子どもは発達段階に応じた表現方法で言葉にならない・言葉にできないメッセージを発する（**図1**）．スポーツ場面に限らず，日常生活の様々な場面で子どもが意図的ではなく発している身体症状化・精神症状化・行動問題化というSOSに，周囲の大人の誰かが気づき，まずは状況を把握しようとする姿勢をとることが必要である．特に競技力に影響が生じるオーバートレーニング症候群，摂食障害，睡眠障害などの詳細は，本書別項を参照していただきたい．

1 ▶ 身体症状化

頭痛や腰痛などの身体各所の疼痛，疲労感，摂食・消化不良，月経不順などは，スポーツと無関係な子どもにも多くみられる症状である．しかし，競技スポーツに取り組んでいる場合，子ども自身も周囲の大人も，これらの症状を練習による当然の影響としてのみとらえてしまいがちであり，対処の遅れにつながることがある．

2 ▶ 精神症状化

イライラしていたり感情表出が激しくなったりするなどの情緒的な不安定さが出現したり，不安やこだわりなどから言葉や行動での確認が増えたりすると，周囲との穏やかな関係が崩れやすい．スポーツ場面ではチームとしての協調行動が必要なことも多いため，これらの症状はスポーツから離れた家族に対してや家庭におい

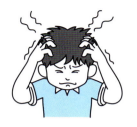

図1 青少年期の心のSOS表現

て表出されやすい．また，寝つきの悪さや浅い眠りなどの睡眠障害は，あくまでも自覚症状であることから把握しづらいため，日中の眠気や疲労感の蓄積などがうかがわれる場合に，睡眠状況を本人に確認することが大切である．

3 ▶ 行動問題化

　口数が少なくなる・練習を休みがちになるなど自分の生活空間を狭めてしまう状態，荒い口調や自己主張的な態度，家庭や学校におけるルール違反など周囲との軋轢を生じさせる状態を呈することによって，心のSOSを表現することは思春期には一般的によくみられる．しかし，幼い頃からスポーツ指導を受けてきた子どもは，スポーツのルールのなかでこれらの表現方法を好ましくないものと強く認識している．彼らがスポーツ関連場面でこれらの状態を呈した場合は，悩んだ結果として競技スポーツからの離脱を自ら選択した可能性があり，かかわり方には十分な配慮が必要となる．

C 思春期における気づき

　子ども時代の区分や呼称は複数ある[5]が，本稿ではスポーツとの関係が深い身体変化を重視し，二次性徴の発現の時期からを思春期と称する．

1 ▶ 身体的な変化

　二次性徴に伴う身体的な変化は，本人が自己コントロールできないままに発現し急速に進行するため，子どもの心に容易に混乱を引き起こす．思春期では，あたりまえだった自分の身体が勝手に変化していくことを受け入れ，新たなボディ・イメージを形成して納得していくことが求められるのである．

　小児期から競技スポーツでそれなりの成績をあげてきた選手にとって，この急激な身体的な変化が，競技力に何らかの影響を及ぼすことは想像にかたくない．身長・体重が増えて体格に男女差が現れてくる段階で，それまでと同様の筋力やバランス感覚のままでは，それまでと同じように跳んだり回転したりすることができないことに気づき，戸惑いが生じる．このような

64　第2章　スポーツにおける精神医学の役割

状況では，よりよいパフォーマンスを発揮する
ことは難しいため，思うような結果が得られず，
そのことに悩み苦しむことになる．特に小児期
から好成績をあげている子どもは，その競技に
相応しい身体能力や感性を天性に持ちあわせて
いて自然に上手な身のこなしができており自ら
工夫した体験が多くはないため，いったん，う
まくいかなくなった場合にそこから抜け出す術
を見出しにくいという一面をもっている．

2 ▶ 対人関係の変化

　思春期を子どもから大人への移行期と位置づ
けると，自己中心的で一方的な子ども心性が，
同じ年頃の他者との交流を通して，相互に認め
あい，いたわりあう対人関係に変化していく時
期である．他者との比較のなかで自らのイメー
ジを見つけていく過程は，自分の得手不得手と
向かいあうことになり，心は非常に不安定にな
る．同時に，それまで自分を守ってくれていた
周囲の大人に対して距離をおくことによって，
自分のことは自分で決めていると思いたがる時
期でもある．そこで，親を含めた周囲の大人
は，それまでとは異なり，明確に方向性を指示
するのではなく，あたかも子ども自身が決定し
たと思うことができるように，少し控えた位置
からさりげなく情報提供したり見守ったりする．

　ところが，幼小児期に始めた習い事において
は，指導者の存在は非常に大きい．指導者から
提示されたことに素直に取り組むことによって，
技術を習得し上達し好ましい結果を得る体験
を，思春期までに相当積み重ねてきている．そ
のため，本来，大人から距離を取り始める思春
期になっても，自分で考え悩むよりも指導者の
指示に従順に従い続けることによって心の安定
を保ち，よい競技成績を求めようとする可能性
がある．選手と指導者のこの関係は，一見，安
定した対人関係のようであるが，大人への移行
期であることを考慮すると，選手の自主性や自
己コントロール感を育むことを目的に，指導者
はあえて距離をとり，選手自身が考えて行動す
るようにかかわり方を変化させる必要がある．

　また，他者と比較するということは，自分の
特徴を知り相手のよさを認める作業でもある
が，競技スポーツにおいては，比較対象となる
同じ年頃の身近な他者はチームメイトでもあり
ライバルでもある．仲間同士で話しあうことに
よって心の不安を解消すると同時に，他者との
比較によって生じる内的な衝動をコントロール
する技術を身につけることができるように，
チーム内の人間関係を支えることは周囲の大人
の重要な役割の一つである．

D　青少年スポーツと心身の問題

1 ▶ 月経

　運動量に見合ったエネルギーが補給されてい
ないことは，女子選手においては無月経という
現象で把握されることがある．しかし，月経に
よって体調不良が生じやすかったり，試合時間
やユニフォームの問題などから月経を煩わしい
ものと位置づけていたりする選手は，無月経を
自らの健康問題としてはあえて表出しないとい
うことに注意を払っておく必要がある．無月経
になると，女性ホルモンであるエストロゲンの
低下によって疲労骨折の危険性が増すというこ
とを強調して，障害予防の観点から選手への情

報提供や意識啓発を図ったり，練習日誌に月経
記録欄を設定したり，女性支援スタッフが定期
的に月経状況を確認したりすることは，女子選
手の指導において重要である．

2 ▶ 摂食と呼吸

　思春期は，思うようにならない身体的な変化
や対人関係などに直面し，摂食と呼吸の問題を
呈することがある．摂食の問題としては，現状
を受け入れたくない気持ちを表現しているよう
な拒食，現状が嫌で吐き出したい気持ちを表現
しているような嘔吐がある．「食べない」とい

う意図的行動によって体重が減少し一時的に競技成績が伸びると，その適切ではない形で自己をコントロールできているという感覚を得てしまい，摂食障害を発症する危険性がある．

また，本来，スポーツ中や直後の呼吸は速く浅くなりがちではあるが，青少年スポーツでよくみられる呼吸の問題に過換気症候群がある．これは，不安や緊張から，早く激しく吸ったり吐いたりする過呼吸が誘発され，血液中の炭酸ガス濃度が低くなった結果，呼吸が抑制されて息苦しさを感じて不安になり，さらに過呼吸状態をまねき，手足のしびれや筋肉収縮が生じることによってますます不安が強くなるという悪循環を呈するものである．対処法としては，意識的に呼吸を止めたり遅くしたりすることで改善するため，症状が出現した際に自己コントロール可能であることを普段からの体験が必要になる．

3 ▶ ハラスメント

スポーツ指導における選手や親と指導者との間に生じるハラスメント問題は，深刻な状況になるまで露呈せず，心の深い傷となる．特に選手選考の権限が特定個人に偏った状況が長期化している場合などは，周囲の大人が十分な注意を払う必要がある．さらにスポーツは身体の動きを指導する際に身体接触を伴うことがあるため，セクシャルハラスメントにならないよう指導方法や指導環境に工夫を要するということを，指導者は常に意識しておくことが重要である．できるだけ早期の対処や予防のための対策として，選手に対して相談可能な指導者以外の大人の存在を周知しておくことが望ましい．最近では，学校や地域の代表選手になった場合に，SNS（social networking service）などによって家族情報も含めたプライバシーの侵害が生じないように，青少年へのインタビューや情報の取り扱いには配慮が求められる．

E 心理学的発達段階に応じた指導

青少年期のスポーツにおいては，年齢や性格も含めた心理的発達段階の特徴をふまえた指導が望まれる．興味・関心の幅が広い小児期には，特定の役割に偏らないように配慮したうえで，集団活動を通して達成感や楽しい感情経験を積むことができるように指導する．「できるかできないか」など極端な二者択一的判断をしがちな思春期では，スポーツ障害予防のために，過剰負荷とならないように理論的根拠を示しながら練習の内容や量を制限したり，過剰な劣等感が生じないように他者との比較に対して配慮したり自由度をもたせたりする必要がある．

これまで述べてきた諸問題への配慮を周囲の大人が十分に行うことが必要ではあるが，適切な目標設定をしたり，日々の状態を記録して見直すことが可能な練習日誌などのセルフモニタリングを導入したりしながら，青少年期にスポーツに取り組むことは，子どもたちが自分自身の行動や身体感覚への気づきが高まったり，目標への努力の過程や目標達成による充実感を味わったりすることにつながり，その後の人生においても有用であることが期待される．

■ 文献

1）武藤芳照：子どものスポーツ．東京大学出版会，1989
2）永島正紀：スポーツ少年のメンタルサポート．講談社，2002
3）スポーツ庁：運動部活動の在り方に関する総合的なガイドライン．2018
4）文部科学省：運動部活動での指導のガイドライン．2013
5）清水將之：思春期のこころ．日本放送出版協会，1996;125-128

第2章　スポーツにおける精神医学の役割

12 大学生アスリートにみられる諸問題

［早稲田大学教育・総合科学学術院］　堀　正士

POINTS

- 日本における大学生アスリートでは，競技のほかにも学生生活における課題が多く，これらはアスリートとしての同一性を揺るがす.
- 不適応の背景には，環境の変化や元来の優柔不断，対人不信，敏感性といった性格傾向が認められる.
- 大学生アスリートでは一般的なアスリートと同様の病理による精神障害がみられる一方，治療が不十分なまま中断してしまう例も多い.
- 彼らの精神障害の治療では，いかに治療意欲を継続させるかがポイントである.

大学生アスリートは大学入学に際して家族やコーチと初めて離れる者も多く，その孤独に耐える一方で異性やチームメイトたちとの人間関係を構築し，さらに生涯の目標を確立するなど，大学生活のなかで青年期後期の発達課題をクリアしなければならない. また大学の代表としての競技成績を周囲から期待される一方で，就職活動や卒業，大学院進学のための学業もこなさねばならず，競技との両立を迫られる. これらを考慮すると，大学生アスリートにおける精神障害の病理は，一般の競技者あるいは大学生に比較して複雑で特異なものと考えられる.

本稿では筆者の国内での調査結果[1]ならびに海外のスポーツと精神障害に関する総説[2,3]から，特に大学生アスリートの精神医学的問題に焦点をあてて述べる.

A 大学生アスリートの不適応の背景

1 ▶ 環境の変化によるストレス

ひたすら競技に没頭するという独特の環境で育ったエリートアスリートたちほど，大学生活も含めて新たな環境の変化への順応性に乏しい面がある. 入学早々単身生活のためにホームシックになったり，食生活が乱れて摂食障害を誘発したりする者もいれば，高校までの指導・練習方法と大学のそれとの違いに戸惑い混乱する者もいる. さらに，周囲からの期待の重圧に耐えられない者もいる.

最近スポーツ推薦で大学に入学する学生が増えている. 彼らに対する周囲の期待は大きく，彼らも自分たちに優秀な競技成績が求められていることを十分承知している. しかし，大学に同じように入学してきたほかのスポーツ推薦学生の能力を目の当たりにして，かなり自信を失う者が多い. 期待どおりの競技成績が上げられない場合，競技を辞めたいと思う者も出てくる. しかし，母校の後輩の今後の推薦入学に影響が出てしまうことを恐れ，なかなか辞めるこ

とができない．また，大学生アスリートという同一性を放棄してしまうと，大学内での自分の存在価値や居場所がなくなってしまい，孤立してしまう．なかには，ほかの競技種目に転向することにより，かろうじて同一性を保つ者もいる．

特にスポーツ推薦で入学した学生に対する周囲の期待は大きく，彼らも十分それを承知している．したがって，彼らにおいては，たとえ自信がなくとも立場上言語的にそれを表出することができない．また自分がアスリートとして期待どおりの働きができないと母校の高校の後輩の推薦入学に悪影響が出るのではないかと心配する例もある．

2 ▶ 部活動における対人関係ストレス

競技指向でないのに運動部に入部した結果，入学直後から部内の雰囲気になじめずストレスを感じる学生や，その逆に自分はオリンピックなどの世界レベルの競技を目標としているにもかかわらず，ほかの部員はインカレレベルでの優勝を目標としており，そのために不本意ながらほかの部員と協調した行動に甘んじる学生もいる．このような者は，新たな競技へ転向したり自分の希望にあった大学以外のほかの集団に属したりすることで，自らの目的意識を満足させ精神的に安定する場合がある．また個人種目が中心の部活動では自己主張の強い部員が多く，しばしば部の運営や練習方針を巡って内部での衝突が起こる．部員が少人数の運動部では，いったん対人関係での問題が生じると部組織自体に解決する能力がなく，問題が長期化し結果として競技成績に影響が出てしまうことがある．

3 ▶ 部活動が大学生活の中心であること

部活動は時間的・空間的に大学生アスリートたちにとっての生活のほとんどを占めているため，様々な理由で部活動を辞めてしまうと自分の居場所がなくなって孤立してしまう．

また，競技成果を上げるためにほかの部員とは別に一人でトレーニングを積むうちに孤立していく学生もみられる．

4 ▶ 学業と競技の両立を迫られる状況

全米大学体育協会（National Collegiate Athletic Association：NCAA）では，学業成績がある程度保たれていないと競技参加資格を失うことがある．日本国内ではそこまでの水準は要求されない場合が多いが，4年生の競技の引退時期が遅いため，就職活動，卒論作業などが4年次に一気に重なり多忙となってしまうことがある．まじめな学生アスリートほど競技関連以外の時間を学業にあてるためにほかの学生との接触が少なくなり，結果として孤立してしまう場合がある．

5 ▶ 同一性における葛藤

一般にエリートアスリートは人生早期から競技者としての同一性を確立している場合が多く，これは競技成績を評価されて推薦入試で入学してくる大学生アスリートにおいても同様である．しかし，この競技者としての同一性は優秀な成績や社会からの賞賛に裏打ちされており，いったん一線から退くと深刻な同一性危機を引き起こす場合がある．学生アスリートの多くは卒業と同時に方向性を変える必要に迫られ，大学4年時にこの危機を経験することになる．

また，性同一性の問題もある．女子学生アス

 用語解説　**同一性**

自我（自己）同一性ともいう．発達心理学者のEriksonにより定義された青年期の発達課題である．他者との相違という点で「自分とは何か」，「自分はどう生きていきたいか」について自己のもっている観念．また，集団の中では「周囲から認められた役割」を指す場合もある．この観念が不安定になると「同一性拡散の危機」であるとされ，否定的同一性（社会にとって好ましくない集団に属するなど）を選択したり，また選択すること自体を回避し引きこもってしまう（アパシー）ことがある．

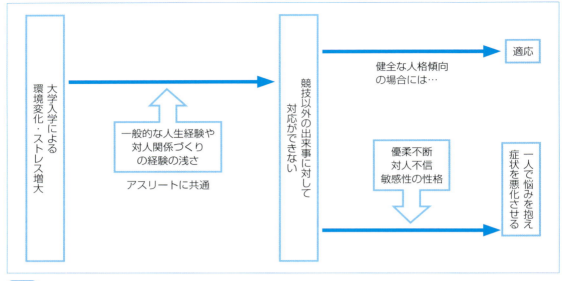

図1 大学生アスリートが不適応状態に陥るメカニズム

リートは競技の最中には男性的な考えや行動が求められ，あるいは男性的な立ち居振る舞いが許容されるが，いったん競技場の外に出ると女性的振る舞いを強要される．こういった状況は，特にカミングアウトをしていない性別違和の学生にとって大きなストレスになる．

6 ▶ 不適応を起こしやすい性格特徴

不適応を起こす場合，上記のような背景の問題だけではなく，その大学生アスリートの性格特徴が脆弱性の大きな要因として考えられる．筆者は入学時に施行された健康調査票の一つである university personality inventory（UPI）の分析から，大学生アスリートのなかで精神障害をのちに起こした者の性格特徴を分析した．それによると，彼らは精神的に健康な大学生アスリートに比較して，情緒不安定で優柔不断，周囲に対して敏感な反面，不信感が強く人嫌いの傾向があることが明らかであった．そもそも一般的な人生経験や対人関係をもつことの少ない大学生アスリートたちは，競技以外の人生上の出来事についてうまく対処する能力に欠けているおそれがある．大学入学後に様々な環境変化やストレスに遭遇した際，優柔不断な学生は自ら対応策を見出していくことができないかもしれない．そのうえ対人不信感が強いとチームメイトやコーチのような他者に助けを求める行動が取りづらく一人で悩みを抱えてしまい，結果として不適応状態に陥ってしまうのではないかと考えられる（図1）．

B 大学生アスリートにおける精神障害の特徴

1 ▶ 大学生アスリートの精神科受診率

一般に大学生アスリートの精神科の受診率は終診までの平均受診回数とともに一般の大学生よりも低い傾向にある．その理由として，下記の5つが考えられる．

第一に彼らが情緒的問題を抱えていることを"自分が弱いため"と考え，否認しやすいことがあげられる．

第二に，アスリート特有の性格傾向や対処行動があげられる．すなわち，彼らは時にあまり内省的でなく，行動化しやすいなどの性格特徴を示しており，自分の情緒的問題を他者に話す

という行動より，スポーツで解消しようとする特徴があると考えられている．

第三には，アスリートは一般人より精神的にタフで健康であると信じられており，コーチやチームメイトなど彼らを競技戦略上必要としている周囲の人間が，明らかに障害を呈している選手の情緒的問題を否認してしまうことがあげられる．

第四としては，彼らがチームに属していることから，チームメイトやコーチなど内輪の人々により強力にサポートされていることがあげられる．このサポートはメンタルヘルス上重要なことであるが，時に彼らが本格的なカウンセリングや治療を受ける機会を阻む理由となってしまう．

第五に，彼らは精神障害という"問題"に対する"答え"がすぐに出るものと考えているふしがある．治療を開始しても治療効果がはかばかしくないとすぐに通院を中断してしまうことが多い．

2 ▶ 大学生アスリートの精神科受診時期の特徴

Carmen らはハーバード大学保健管理センターを受診した大学生アスリートの症例を分析した結果，初診時学年は2年時が最も多かったと報告している．彼らはその理由として，この学年が競技の中心選手として活躍する時期にあたり，競技に関するストレスが大きいためと推察している．しかし筆者の国内の調査ではこのような傾向は認められず，むしろ進学・就職を目前に控え将来の方向性を決定しなければならない時期といえる4年時に精神的不調をきたす学生が多かった．体育学部には高校時代に優秀な競技成績を修めて入学してくる学生が多い．しかし，大学卒業後もその道を究めていく者は一握りである．先に述べたように，4年時は彼らのアスリートとしての同一性を大きく揺さぶる時期であり，これが4年時に事例化する者の多い理由と考えられる．

3 ▶ 大学生アスリートにみられる摂食障害

女子のアスリートにおいて摂食障害(eating disorder)の罹患頻度が高いことはよく知られて

いる．Sundgot-Borgen と Torstveit の報告では，ノルウェーの女子エリートアスリートのなかで摂食障害を呈する者は全体の20%を占め，一般人より有意に高かったという．また摂食障害の亜型では神経性大食症(bulimia nervosa)が神経性無食欲症(anorexia nervosa)よりも多く認められるとしているが，これは国内の女子大学生アスリートでも同様である．Selby らは，女子大学生アスリートは男子よりも競技における体重コントロールの重要性を感じている者が多いと報告し，女性アスリートでは常に自己の身体像(body image)に対する過度の関心や思い込みが存在する可能性があるとしている．一方で，アスリートは体力・筋力を維持・向上させるために大量に食事をとる必要性があり，このジレンマが過食と排出行動(嘔吐，下剤の乱用など)を繰り返させることは容易に想像できる．

Sundgot-Borgen は，スポーツ競技をその性格から技術系，耐久系，審美系，体重階級系，球技系，筋力系の6種類に分類し，そのなかで耐久系，審美系，体重階級系の3種類の競技において摂食障害の発症が多いと報告している．また Johnson らは，スポーツ競技者が"やせたい"と思う動機に performance thinness(より少ない体重や体脂肪率を獲得することで，競技パフォーマンスが向上すると考える)と appearance thinness(やせた体つきが審査得点向上に大きく関係すると考える)の2種類があるとし，前者は耐久系競技の選手に，後者は審美系競技の選手に多くみられるとしている．女子大学生アスリートでもこれらの指摘と同様に，摂食障害を呈する学生では特に耐久系，審美系の競技を専攻している割合が高い傾向がみられる．また，競技成績が今ひとつ振るわないアスリートほど，体重に原因を帰属させる結果無理なダイエットに走り，あげくに摂食障害に陥る事例が多い印象がある．

4 ▶ 大学生アスリートの精神障害に対する治療上の注意点

基本的には，種々の精神障害ごとに一般的に

行われる治療の組み合わせが大学生アスリートにおいても有効である．しかし，先にも述べたように彼らは受診回数が少なく途中で治療を中断してしまう傾向が強い．したがって，面接の初回からなぜ相談に来たのか，受診動機を明確にしておくことが重要である．さらに，なるべく早い時期にその障害の治療経過や予後について大まかな見通しを示しておくことも，彼らの治療に対するモチベーションを維持するうえで役立つ．また，症状を否認する傾向のある学生には，支持的に問題への直面化を行うことにより，治療意欲を維持させ続けることが治療上有効になる．

文献

1) 堀　正士，佐々木恵美：大学生スポーツ競技者における精神障害．スポーツ精神医学 2005; 2: 41-48
2) Broshek DK, Freeman JR: Psychiatric and neuropsychological issues in sports medicine. Clin Sports Med 2005; 24: 663-679
3) Kamm RL: Interviewing principles for the psychiatrically aware sports medicine physician. Clin Sports Med 2005; 24: 745-769

第2章　スポーツにおける精神医学の役割

13 スポーツ傷害からの復帰と心理的支援

［慶應義塾大学医学部スポーツ医学総合センター／精神・神経科学教室］　武智小百合

P O I N T S

- 即時的感情は時間とともに複雑化するため，早期に同定・表出することが大切である．
- 受傷後の経過を急性期・回復期・競技復帰時期の三つの段階に分けることで，各段階で注意すべき心理的反応を理解しやすくなり，その理解に基づいた支援を行うことができる．
- ネガティブな感情への対処と同時に，ポジティブな感情の促進も意識する．

スポーツ傷害は，身体的なダメージだけではなく心理的にも大きな影響を与える．競技から長期間の離脱を余儀なくされる場合や，時には，その後の競技人生を大きく左右する場合もあるので，選手は煩悶することも多い．そのため，スポーツ傷害からの復帰に際してのアスリートサポートは，身体面の治療のみならず，心理面の支援も重要となる．

A スポーツ傷害に伴う心理的反応

1 ▶ 即時的感情と持続的感情

スポーツ傷害に伴う心理的反応は，各々の状況や場面で即時的に生じるネガティブ感情（以下，即時的感情）と，後から徐々に生じてくる持続的なネガティブ感情（以下，持続的感情）に分けられる．これらの感情はどちらも，治療のマネジメントや回復の妨げとなり得るため，けがの回復プロセスがこれらの感情に干渉されないよう，心理的な支援をしていくことが求められる．

1）即時的感情

即時的感情は，各場面で瞬時に現れる自然応答的な反応で，理屈抜きに湧きあがる心の動きを指す．これらの感情は時としてとても激しいもので，その選手の思考スタイルや行動，そして対人関係の変化につながることもある．

2）持続的感情

持続的感情は，選手が現状を自分なりに理解したり，チームメイトやスタッフ，家族らと交流したりする時間をおいてから生じるもので，反復的にその選手の心を支配し続ける．これらの感情は時間の経過とともに育ってきて，特に，急性期の処置がある程度進み手術やリハビリテーションがはじまる段階で出てきやすい．

2 ▶ 受傷後の経過に伴う心理的反応

スポーツ傷害に伴う心理的反応は，受傷後の経過によって三つの段階に分けられる．その三つの段階とは，1）急性期，2）回復期（リハビリテーション期間），3）競技復帰時期，である．このように分けることで，各段階で共通して起こりやすい選手の心理的反応や課題を理解しやすくなり，支援が円滑になる．受傷後から復帰までの各段階に応じた代表的な心理的反応を**表1**に示す．

| 表1 | スポーツ傷害の経過に伴うアスリートの感情 |

	受傷～復帰までの段階		
	急性期	回復期(リハビリテーション期間)	競技復帰
即時的感情	**苦痛,傷つき 不安 恐れ 悲しみ,落胆 疑念 苛立ち**	挫折,欲求不満 怒り ストレス 疑念 諦め 緊張	不安,心配 恐怖心 用心深さ,慎重さ 疑念
持続的感情	(悪いことが起こるのではないかという)不安,心配 恥 重圧 困惑,当惑,戸惑い	悲観 絶望 **注意散漫,乱心** 罪悪感 **無気力**	**再受傷への恐れ** ためらい,躊躇

(McDuff DR: SPORTS PSYCHIATRY. American Psychiatric Publishing. 2012, 132 より一部抜粋して和訳)

1) 急性期

受傷直後や急性期には,けがをしてしまったこと自体に対して「やってしまった」とショックを受ける選手が大半である.この段階で共通してみられる即時的感情としては,苦痛,不安,悲しみなどがあげられる.これらの感情が表出されないままでいると,次第により複雑な持続的感情へと変化してしまうおそれがある.不定愁訴や複雑な痛みを訴え出すこともある.持続的感情の存在は,再受傷リスクの増加や回復にかかる時間の長期化と関係していることも示されているため,初期の対応が重要となる.

また,この時期に生じやすい臨床的な問題として,痛みのコントロールと睡眠の問題があげられる.これらに関しては,選手の状態を小まめに確認して,医師と連携をとりながらサポートしていくことが望ましい.

2) 回復期(リハビリテーション期間)

手術を伴う重大なけがのリハビリテーション(以下,リハビリ)は,6～12か月,もしくはそれ以上続くこともある.この期間,選手は多くの場合チームメイトやコーチから離れ,孤独や退屈と対峙することになる.空いた時間に独りで考え込むことで,この両者はネガティブな感情を増幅させる要因となり得る.長期にわたるリハビリでは,注意散漫,無気力といった心理状態にも陥りやすい.

また,けがをしているときは妙に周りが見えてしまい,「自分だけが遅れているのではないか」,「ライバルは今もまさに練習しているのではないか」という焦りから,早く復帰したり練習したりしようとして,痛みが戻ってきてしまう,といった悪循環にも陥りやすい.受傷後のアスリートの心理的反応は,キューブラー・ロス(Kübler-Ross)の提唱した悲嘆のプロセスの段階モデルで理解されることもあるが,実際に,けがをした自分の現状を受容し,今は目の前のことをやるしかないと理解できると,選手の焦燥感は落ち着いてくる.

3) 競技復帰時期

この段階の選手がおもに抱く懸念としては,「遅れをとっているのではないか」,「周りより抜きん出ていたスキルや強みを失ってしまったのではないか」などといったことがあげられる.このように,自信の喪失やアイデンティティの喪失を経験する者は多い.

また,時期尚早の復帰は再受傷のリスクにもつながるため,復帰のタイミングは慎重に見極めなければならない.それと同時に,選手が再受傷に対する恐怖を示していないかもよく観察する必要がある.これは深刻なけがを負ったアスリートに共通してみられる懸案事項であり,再受傷の恐怖は競技復帰を遅らせたり不可能にしたりする大きな要因であることが明らかになっている.

一方で,熟練した競技者にみられる気付きや変化もある.筆者が対面した選手のなかには,「けがを繰り返していくと,けがをしたからには何か問題があったはずだと考えるようになり,その考えを深めることによって自分の理解がより深まることに気づいた」と話す者もいた.この例のように,自己理解が深まることでけがをする可能性や持病とともに生きていけるようになると,慌てなくなり競技に集中できるようになる.

3 ▶ 競技スポーツからの離別

スポーツ傷害は時として，選手の競技復帰や受傷以前のレベルでのパフォーマンスを叶わなくさせてしまう．そのことが原因となって，競技から離れることを決断する者もいる．

この決断をするまでの期間や，その次のキャリアへの移行期間には，喪失感や抑うつといった心理的反応を伴うことが多く，精神医学的な症状にもつながるリスクが高まる．また，慢性疼痛や不眠，さらには物質乱用といった臨床的な問題も生じやすくなるため，注意が必要である．

B 受傷したアスリートの心理的支援

1 ▶ 支援体制の確立

支援体制を整え強化することは，受傷後の経過の全段階を通して，アスリート支援の基盤となる．前述してきたような心理的反応は，身体的要素や社会的要素が関連しあって生じているため，心理面だけを切り離して選手を理解することはできない．様々な職種の専門家と選手にかかわるスタッフが互いに連携をとり，包括的に選手をサポートしていくことで，問題の複雑化を最小限に抑え，回復へ向けての歩みを促進することができる．この支援体制には，家族やパートナーや友人らも含み，そのような人々の存在は選手にとって大きな精神的支えとなる．

2 ▶ 受傷後の各段階における心理的支援

1) 急性期

受傷後急性期には，初期に生じやすい即時的感情への対応として，なるべく早い段階で選手が感情表出できるよう支援することが大切である．これは，きちんとした形のカウンセリングでなくても，トレーニングルームなど肩の力を抜いて話せる場で，今の状態（痛みの程度，感情，睡眠への影響など）や次の一歩についてどう考えているかについて，フランクな形で会話をしていくなかで促されていく．その後も，簡単な話し合いでよいので，小まめに確認していくことで感情を解放するプロセスがさらに進んでいく．

続いて重要なことは，けがの状況と予後，復帰までの時間軸，それぞれの時期において取り組むプログラムを明確にして，選手と共有しておくことである．選手自身が自分でそれらを説明できるくらいまで具体的に把握できているかがポイントとなる．そのため，支援の初期の段階で，選手が自身のけがについてどれくらい明確に理解しているかを確かめて，そこで間違った情報や誤解があれば正すようにする．したがって，心理的支援を行う専門家も，職種にかかわらず，よくみられるスポーツ傷害の種類やその機序，またその治療介入や手術，リハビリの方法について知っておく必要がある．もちろん専門外のことまですべて一人で請け負うことはなく，各領域の専門家と密に連携をとりながら，必要に応じて意見を求め，常に適切な情報を選手に届けることが大切である．以上のように，けがの見立てや先の見通しを明確にしておくことは選手にとって非常に大きな意義があり，ある元トップ選手も現役時代のストレスを振り返って「最も嫌なストレスはいつ終わるのかよくわからない類のものだった」と述べている．この発言で出てきた「いつ終わるのかよくわからない」という言葉は，心理的支援を行ううえで非常に重要なキーワードとなる．「終わりが見えない，この（悪い）状態がこの先もずっと続く」という考えは，絶望の感情につながるからである．つまり，その時点でわかる範囲でよいので，見通しを明確にして共有することで，選手の悲観的な考えは改められ，負の感情もやわらぐことになる．

2) 回復期（リハビリテーション期間）

この段階における心理的支援は，けがの種類や回復にかかる時間の多様性のために，柔軟な対応力が求められる．この期間は選手との定期的なコンタクトが推奨され，そこでネガティブ

な感情が回復の妨げをしていないか，計画されているリハビリのアドヒアランスが落ちていないか，といったことを確認し続けることが重要となる．ネガティブな感情が悪影響をもたらしている場合には，カウンセリングなどのきちんと相談できる場を作る必要がある．その一方で，ネガティブな感情にばかり注意を向けるのではなく，希望，自尊心，自信，楽観などのポジティブな感情が選手のなかにあるか，それがモチベーションや活力をもたらしているかを確認することも忘れてはならない．多くの先行研究が，ポジティブな感情は，競技復帰率の高さや競技復帰の早さ，受傷前の競技レベルへ戻る可能性と関連していることを示している．そのため，普段のコミュニケーションのなかでポジティブな感情やモチベーションを促進するような声掛けも大切である．リハビリ期間中にかかわるスタッフの明るく支持的な雰囲気や，話しやすいと思える関係性は，選手のポジティブ感情を生み出す大きな要因である．

リハビリ期間中に役立つもうひとつの支援は，選手にメンタルスキルを教えることである．Arvinen-Barrowらの報告では，1,283名の大学生アスリートを対象とした横断調査において，リハビリ期間中に多く用いられていたメンタルスキルは，上から順に，目標設定，ポジティブセルフトーク，イメージ技法，リラクセーションであったことが示され，スキルを用いた選手の72%がより早い回復に役立ったと回答した[1]．これらのメンタルスキルは，リハビリ期間中に役立つだけでなく，競技復帰後にも活きてくる．この期間は，受傷した選手にとって孤独や退屈と対峙する時間となる一方で，このようなスキルを身につけて伸ばすために最良の時間にもなるのである．

3）　競技復帰時期

競技復帰が近づいてきた選手において最も注意すべき心理的反応は，再受傷に対する恐怖である．スポーツ傷害の再受傷の恐怖に対しての有効な介入法はまだ確立されていないが，一般に，恐怖や不安に対しては，認知行動療法が有効であることが示されている．この理論では，それらの感情が著しく強まっている場合には，頭のなかで，現実と乖離して危険を過大評価していたり，それに対する自分の対処力や周囲のサポート，現状を過小評価していたりするとされる．そのような場合には，具体的に選手が恐れていることと現実を照らしあわせながら話し合っていくことや（認知再構成法）．現実的に妥当な恐れの場合には，その予防策や対処策を話し合う必要がある（問題解決法）．また，恐れている場面に対して段階的に強度をあげながら取り組み，小さな成功体験を重ねていくことも有効である（曝露法）．この成功体験の積み重ねは，恐怖や不安を乗り越える自信につながる

恐怖心を乗り越えるために簡単ですぐに効く解決策はない．大切なことは，上述したような自己の振り返りや体験を繰り返すことで，自分自身の力でそれを乗り越えることである．結果的には，その経験が選手の自信となって，長い目でみた際の競技復帰の成功へとつながるのである．心理的支援を行う専門家の役目は，その取り組みがうまくいくように伴走することである．

■文献

1) Arvinen-Barrow M, Clement D, Hamson-Utley JJ, et al.: Athletes' use of mental skills during sport injury rehabilitation. J Sport Rehabil 2015; 24: 189-197

●参考文献

・McDuff DR: SPORTS PSYCHIATRY. American Psychiatric Publishing, 2012
・Brewer BW: Psychological Responses to Sport Injury. Oxford Res En Psycho; May 2017
・Andern CL, Taylor NF, Feller JA, et al.: A systematic review of the psychological factors associated with returning to sport following injury. Br J Sports Med 2013; 47: 1120-1126
・Russell H, Tracey J: What do injured athletes want from their health care professionals? Int J Athl Ther Train 2011; 16: 18-21

第2章　スポーツにおける精神医学の役割

14 オリンピック選手のキャリアトランジションに伴う諸問題

［株式会社ポリゴン（ソウルオリンピックシンクロデュエット銅メダリスト）］ 田中ウルヴェ京

P O I N T S

- ●オリンピック選手のキャリア支援には，セカンドキャリア支援，デュアルキャリア支援，キャリアトランジション支援がある．
- ●選手としての自分以外に人生が考えられないというアイデンティティのもち方が引退時，引退後のストレスの原因になり得る．
- ●選手に対して「勝つためのメンタル」と「引退後の人生を考えるメンタル」の両面の支援システム構築が急務と考える．

A 競技引退時のキャリア支援の現状およびキャリアトランジションの問題

1 ▶ はじめに

　選手はいつの時代も「引退」してきた．引退すれば，次の仕事なり，生活を新しく構築していかなければならなかった．その意味では，「引退後のキャリア構築なんて，今になって取り上げるほどのことでもないのでは？」といったご質問をいただくことも多い．

　さかのぼれば，1950年代から競技引退の研究が存在するが，競技スポーツ現場で話題にあがることは，ほとんどなく，「引退」ということば自体が，競技力向上の弊害のようにいわれる時期もあった．筆者自身がオリンピック選手として，またオリンピックコーチとして現場にいた最中も，聞いたことはなかった．

　しかし，筆者が「競技引退後，悩む選手が自分以外にも存在するんだ」という気づきとともに，「悩んでいいんだ」と思えたのは，引退して4年後の1992年．留学先での講義「スポーツ心理学」の必修図書がきっかけだった．その

後，1999年に次の大学院で，初めて「競技引退＝アスレティックリタイヤメント」とか「キャリアトランジション」といったことばを知った．そのときに目にした文章は今でも忘れない．

　「現役時代に自分を一流選手と思っていた選手であればあるほど，競技に専心していた感覚が強ければ強いほど，引退後の心理葛藤は大きい」

　悩むことは自分が弱いこと，だから悩んではいけないのだ，と，心の葛藤に蓋をし続けた自分に，「悩む勇気と自信」を与えてもらった，この一文は，結果的に後の筆者自身のセカンドキャリア構築のスタートになった．

　本稿では，まず，既存のキャリア支援の現状をふまえて，選手のキャリアトランジション問題について説明する．その後に，元選手，元コーチという立場，また，パフォーマンスエンハンスメントを専門とする日本スポーツ心理学会認定スポーツメンタルトレーニング指導士の立場から考える「オリンピック選手の引退感」

を述べる.

2 ► アスリートのキャリア支援に関することばの整理

アスリートのキャリア支援には，様々なことばが使われる．現在のオリンピック選手のキャリア支援プログラムは，3種類に大別するとわかりやすい．「セカンドキャリア支援」というときは，現役生活を続けるためのスポンサー企業探しや，引退後の新しいキャリアを見つけるための就職支援という意味あいをもつことが多い．「デュアルキャリア支援」というときは，現役中から自身の選手として以外の人生の部分（学校生活など）を充実させることが競技力向上にもつながるといった考えのもと，競技力向上を目指すと同時に，卓越した能力のある個人として学校教育の機会も失わずに，競技人生を送るための支援を意味する．そして，「キャリアトランジション支援」は，キャリアとキャリアの節目の転機となる競技引退時に行う，個別面談やキャリアプランニングおよびセルフワーク支援を意味する．

3 ► 日本における「オリンピック選手のキャリア支援」

セカンドキャリア支援は，JOC（日本オリンピック委員会）キャリアアカデミーの一環である現役続行のための就職支援「アスナビ」がそれにあたる．またデュアルキャリア支援は，JSC（日本スポーツ振興センター）のスポーツキャリアサポート戦略がそれにあたる．この戦略の構想は，「スポーツ基本計画」（2012）にある「アスリートのキャリア形成支援」に関する政策目標に基づき，施策推進されているものである．キャリアトランジション支援は国内には組織化された支援プログラムは報告されていないが，JOCキャリアアカデミーや，国立スポーツ科学センターのスポーツ心理サポート，各大学，民間での個別相談によって，ある程度の心理学的アプローチが行われていると考えられる．表1はこれまでの日本におけるオリンピッ

ク選手のキャリア支援の変遷である[1].

4 ► IOCのアスリートキャリアプログラム

2005年に始まったIOC（国際オリンピック委員会）アスリートキャリアプログラムは当初，セカンドキャリア支援の「引退後の就職支援プログラム」を行うことにとどまっていたが，その後，デュアルキャリア支援として，現役オリンピック選手へのキャリア教育の啓蒙にも注力したプログラムへと改変された．現在，このIOCアスリートキャリアプログラムは英語，フランス語，スペイン語版が作られている（表2）.

表1 日本のオリンピック選手へのキャリア支援の変遷

前身（2002）	Jリーグキャリアサポートセンター発足 （当時のサポート内容） ・キャリアについての啓蒙 ・各種セミナー開催 ・個別キャリアカウンセリング
2003	JOCセカンドキャリアプロジェクトワーキンググループ発足
2004	JOCセカンドキャリアプロジェクト発足
2008～2015 現在	JOCキャリアアカデミー発足 ・オリンピアンのキャリアトランジションについての啓蒙 ・キャリアトランジションセミナー開催 ・アスリートキャリアトランジションプログラム（ACT）開発 ・各種セミナー（ライフスキル，キャリア構築，目標設定，メディアトレーニング，コミュニケーション） ・キャリアカウンセリング ・アスナビ（現役中の就職支援）
2013～2015 現在	JSC（日本スポーツ振興センター）スポーツ開発事業推進部アスリートライフスタイル ・パフォーマンスを最大限に高めるための考え方や習慣をジュニア期から指導，育成（現役時代から「人としての自分」を考える）

（田中ウルヴェ京：アスリートのキャリアサポート．日本スポーツ心理学会（編），スポーツメンタルトレーニング教本．大修館書店，2016; 198-201）

5 ▶ なぜキャリアを考えることが必要なのか

1980年代後半から，諸外国のオリンピック委員会による「オリンピック選手のためのキャリア支援プログラム」が構築され始め，その頃から，アスリートのキャリアに関する取り組みが増えたのには，**表3**のような背景がある[2]．近年，スポーツ科学の発展によって，選手強化が技術的にも戦術的にもより緻密化，高度化している．競技によって差はあるだろうが，その技術や戦術の習得に必要な年数が長くなったことや，予防医学の発展もあり，選手寿命は長くなった．その分，より競技に専心し，アスリート以外のキャリア構築がおろそかになる可能性も高くなる．それでも選手には競技引退があるため，その引退によって生起する諸問題を解決する支援が必要である．適切なキャリアトランジション支援のためには，デュアルキャリア支援やセカンドキャリア支援を含む，アスリートのキャリアを人生として広義に捉えた支援が重要となる．

6 ▶ アスレティック・アイデンティティとは

さて，選手のキャリアトランジションがうまくいかない典型例として，「感情的な喪失感」がある．なかでも特にその喪失感を強くもつ選手は「それまでの選手としての自分に対して，強い自己アイデンティティをもっている選手」であることが特徴だ．つまり，選手としての自分以外に人生が考えられないというアイデンティティのもち方が，引退時あるいは引退後の多くのストレスの原因になり得る[3]．

アスレティック・アイデンティティは，一つのスポーツに没頭し，それのみを長い間やり続けた選手に起こりやすい．自分を選手として強く意識し，小さい頃からかなりの時間を費やし一流を目指し，時には学校や私生活すら犠牲にして没頭してきた選手に多くみられるアイデンティティであり，その気持ちが強ければ強いほど，喪失感も強くなるということだ．

強いアイデンティティ問題を含め，現役引退時に伴う選手特有の心理的問題としては，次があげられている[4]．

- 競技そのものから得られた様々な価値の消失に対する失望感
- これまでの自己アイデンティティを消失したと思ってしまう寂寥感
- 引退せざるを得なくなった場合の外的環境に対する怒り
- 将来への漠然とした不安
- 選手という特別なステイタス消失に対する失望感

表2 IOC アスリートキャリアプログラム

開始年	2005
主体組織	IOC，アデコグループ，IOC アスリート委員
2016 年までの実績	プログラム実施 100 か国以上，28,000 人のオリンピック選手へ実施
目的	・オリンピック後の競技引退時のキャリアトランジションにおける心理葛藤への支援 ・引退後の人生を豊かにするためのリソースやトレーニングの提供
内容	プログラムは大きく 3 つに分かれている ・Education(キャリア教育) ・Life Skills(ライフスキル教育) ・Employment(就職支援およびキャリアトレーニング)
提供方法	・IOC ホームページからのオンラインサービスによる受講 ・アデコグループと提携している各国 NOC からの支援提供 ・IOC アスリート委員会が実施するイベントおよびワークショップ ・IF アスリート委員会が実施するイベントおよびワークショップ

(IOC アスリートキャリアプログラム HP 情報より作成)

第2章 スポーツにおける精神医学の役割

表3	オリンピック選手へのキャリア支援が必要な理由

時間的理由	スポーツ科学の進歩により選手寿命がのびた ・オリンピックレベルでの競技生活はフルタイムの仕事と同じ時間量を要するので，次のキャリアの準備はできない ・引退時に30代を過ぎ，支える家族をもっている場合が増えた ・女性アスリートではソーシャルクロック（結婚，出産の適齢期など）に悩む
コミット的理由	競技以外のことを考える余裕がない ・引退後の自分を現役時代には考えられないという心理状態 ・よけいなことを考えると負けてしまうと思う心理状態
キャリア的理由	アスリートの特殊なキャリア構築の必要性 ・大学で専門知識を学んでも，卒業後一般人から何年も遅れて社会人としてのセカンドキャリアを始めると，専門知識の有効活用に差がでる ・周囲の求職者の勤続経験が豊富になり，社会での就職戦線でのライバルが強くなる ・現役中にできるパートタイムの仕事は，本人の将来希望するキャリアというよりは，時間的にフレキシブルに「競技と両立できる仕事」であるため，本当のキャリア構築ができない

（Bryant K: Retirement & post games transition. International Athletes Service Forum Presentation, 2006 を参考に和訳して作成）

B オリンピック選手の引退感

筆者は，2002年に起業後，「アスリートのキャリアトランジション無料勉強会」を開催したり，JOC，JSCをはじめとした日本国内での競技団体の様々なキャリアプログラムの開発に携わってきた．現在はスポーツ精神科医の方々とも協働で，選手の競技引退時のメンタルサポートについて議論させていただく機会もある．その内容をまとめる．

1 ▶ 引退後を考えることで「今の競技者としての自分から逃げている選手」にどう対応するのか

選手としてやるべき技術的，身体的，戦術的トレーニングをやらずに，「勝つことが人生のすべてではない」と達観し，「現役時代にも幅広い視野をもつ」という意味を「勝つことへの執着から逃げる材料」にしてしまう選手には，配慮が必要と思われる．

2 ▶ オリンピック選手特有の失望感，喪失感があるのかないのか

オリンピック選手「特有」の心理状態として，オリンピック直後には，興奮状態といった感情の高まりなどを含む「オリンピック直後特有の心理」が出場選手にはあり，その心理への介入には，専門家による支援が必要であることが先行研究としてわかっている[5]．また，「自分は頂点に達した人間だ」という感覚によって，その後の人生への失望感をもつならば，その考慮は必要だろう．また，芸能の世界の方々とも類似点をみるが，自分を一流選手あるいは特別な人間だと自覚する選手が「引退することは一般人になるということだ」といった感覚になるのであれば，それもまたある種の特有であり，考慮が必要と思われる．

3 ▶ 心身同時に感じることのできるピークパフォーマンス感への寂寥感

ピークパフォーマンスにおけるゾーンの感覚を，心と頭と身体といった全体で同時に感じられることは，競技をかなり専心して行っているときだけに起きる現象だとするならば，その寂寥感は大きい．特にキャリアトランジション時に，あるいは，引退後10年経ってからなどに，感じる選手がいることはアスリートの引退を理解するうえで，興味深いことと考える．

4 ▶「すべて意味のあることだ」と考える習慣の功罪

選手は，特に一流になる経過で，「逆境も順境もすべて意味のあることと思うことにする」といった覚悟をする．たとえば金メダリストがもつメンタリティの一因子として「指導受容力」があるが[6]，この力が強い一流選手は，勝っても負けても，何か意味を見出したり，まったく意味がなかったように感じる無駄なことにも，前向きに捉えようとする．このことが自動化することの功罪には注意をしたい．目の前の問題に疑問を感じないようにしてしまったり，「気づくことをやめる」ようにもみえるからである．よいことでもあるが，時に，他者からの客観的，論理的視野の提供も重要と考える．

5 ▶引退は選手の心理を不安定にさせるので助けていただきたい

引退時の不安は選手により様々だが，不安によって「前（次の人生）に心理的に進めない」状態にある選手の二種類を紹介する．一つは，選手時代の栄光が忘れられなくて，次に行けない選手（選手としての自分のままで引退後も存在したい選手）と，選手をしていたために，自分はスポーツ以外の社会にはついていけないだろうと萎縮する選手（選手としての自分に執着はないが，スポーツ以外の環境に萎縮する選手）．どちらも，「次に行けない」ことで共通だ．

過去の栄光から抜けられない選手にも，スポーツでしか自分は通用しないと怯える選手にも必要な「次に行く」メンタルサポートの共通点は，「セルフ・アウェアネス」だ．選手としての過去の自分を振り返ることで，今現在の「自分に気づく」．この心的プロセスを育むことが重要と考える．

筆者自身こそが，競技引退後，十数年近くアスレティック・アイデンティティに葛藤したが，それから20年経ち，50歳をすぎ，振り返れば，「競技引退後も心の中では，アスレティック・アイデンティティを保持していいんだ」という境地に結果的にはある．「保持していいんだ」の境地になるまでには，いったん「アスレティック・アイデンティティをもちすぎている自分」を客観し，「外す」行為も大事だった．「外した」ことでみえた「選手としての自分と選手以外の自分」から，また，「やはりもう一度このアイデンティティをもとう」と思った．そうした心的プロセスには，実存スポーツ心理学の様々な先行研究が役立った．

2020年東京五輪パラリンピックを機に，今一度，選手に対してのメンタルサポートの重要性を整理し，「勝つためのメンタル」と「引退後の人生を考えるメンタル」の両面の支援システム構築が急務と考えている．

文献

1) 田中ウルヴェ京：アスリートのキャリアサポート．日本スポーツ心理学会（編），スポーツメンタルトレーニング教本．大修館書店，2016; 198–201
2) Bryant K: Retirement & post games transition. International Athletes Service Forum Presentation, 2006
3) Wylleman P, Lavallee D, Alfermann D: FEPSAC Monograph Series. Career transitions in competitive sports. European Federation pf Sport Psychology FEPSAC, 1999
4) Taylor J, Ogilvie BC: Career transition among elite athletes: is there life after sports?. In: Williams JM (ed.), Applied sport psychology: Personal growth to peak performance. Mountain View, Mayfield, CA, 1998; 429–444
5) McCann SC: Doing sport psychology at the really big show. In: Anderson MB (ed.), Doing Sport Psychology. Human Kinetics, 2000; 209–222
6) Gould D, Dieffenbach K, Moffett A: Psychological characteristics and their development in Olympic champions. Journal of Applied Sport Psychology 14; 2002; 172–204

第2章　スポーツにおける精神医学の役割

15　トップアスリートにおける自殺

［早稲田大学教育・総合科学学術院］　堀　正士

P O I N T S

- おしなべてアスリートの自殺率は一般人に比較して低いが，アスリートのおかれている状況や競技種目などによって様相は異なる.
- アスリートやその関係者は，精神的問題についての偏見があり，相談や治療を躊躇するのみならず，精神的問題を明らかにすることすら拒む傾向がある.
- 精神的ストレスによる不安やうつ状態がけがを引き起こす可能性があり，けがは引退の引き金となりやすい.
- アスリートにとって引退は同一性の危機となり，自殺へとつながりやすい.
- 自殺予防のためには，アスリートの身近にいるスタッフへの啓発が特に重要である.

　東京オリンピックに出場しその後自殺を遂げた円谷幸吉選手に代表されるように，それまでの競技成績がすばらしい者であるほど，彼らの自殺が社会に与える衝撃は大きい．これはアスリートが「精神的健康の代表者」であるという世間の先入観と自殺とのギャップが大きいためである．通常スポーツはうつ状態を改善する作用があり，結果として自殺念慮や企図を減らすと考えられているが，極度の運動をする者のなかには自己の身体像に関してネガティブな認知をもっている者もいる．この一群ではうつ病のリスクが高いとの報告もあり，アスリートと自殺の関係について一定した見解はない.

　著者は以前某大学体育学部学生の自殺率を他学部の学生と比較した結果，体育学部学生の自殺既遂率が一般学生の約半分であることを報告した[1]．自殺既遂率の低さの背景には，おもに二つの解釈が考えられる．一つは，アスリートはそもそもそういった危機的状況になりにくい精神的強さや対処方略をもっているのではないか

ということ，もう一つは，本当は自殺念慮をもつ者の割合は一般人と変わりないが，周囲の関係者がメンタル不調に陥ったアスリートに対して強固な精神的サポートを施すため，自殺念慮をもつ者の割合が見かけ上低くなっているのではないかということである．いずれにせよ，自殺率の低さは対策を講じる必要性の低さを示すものではない．むしろ，アスリート特有の自殺に至る病理を明らかにする必要があると考えられる.

　自殺に至る過程で最も警戒する必要があるのが，罹患することにより自殺のリスクを一般の300倍まで高めてしまううつ病である．内因性うつ病の場合，自責感や自己価値観の低下が顕著になる場合が多い．自責感が強まったり自己価値観の低下が進むと，コーチや監督など周囲のスタッフの何気ない言葉や世間の評判をネガティブにとらえがちになる．また，うつ病罹患により，注意・集中力，意欲などの低下が起こり，結果としてパフォーマンスが低下する．団体競技では自己の不振がチームの成績を左右する.

特に対他的配慮の強い日本人の場合，結果として「チームに迷惑をかけてしまった」と考え，

うつ病により生じた自責感にさらに拍車をかけてしまい，自殺へと追い込まれるおそれがある．

A アスリートの自殺は一般人に比べて少ないのか？

NCAA（全米大学体育協会）のデータからアスリートの自殺行動について分析した研究報告では，自殺率は 0.93/10 万人であり，同じ年代の一般人の約 10 分の 1 であった．内訳では，男性が女性の約 3.7 倍，アフリカ系アメリカ人が白人の 1.4 倍であり，最も自殺率の高い種目はアメリカンフットボールであった．この報告で自殺率が一般人より低い理由について，現役選手はチームという支持的なネットワークに属していることや，練習などで常にチームメイトと一緒に過ごす時間が長いことで孤立から守られていることなどが推察されている．

また，競技種目による自殺率の差も報告されている．すなわち，接触プレーの多い種目（中でもアメリカンフットボール，プロレスリング

など）は，そうでない種目に比較すると自殺率が高いとされる．スポーツ現場でのいじめは，殴る，蹴るといった物理的暴力から，アルコールを無理に飲ませるといったものまで様々であるが，これは「仲間」に入るための儀式的行為であることが多い．いじめは攻撃的な，あるいは接触プレーの多いスポーツ種目，個人よりも団体競技に参加するアスリートの間で起こりやすい．このなかにはコーチや監督などのスタッフから受ける暴力も含まれる．いじめを受けた者の自殺のリスクは一般人同様増大する．また，現役時代に蛋白同化ステロイドホルモンを用いていた者は，引退後に自殺リスクが高まるといわれている．レスリングや重量挙げ，陸上の投擲選手などがこの可能性がある．

B アスリート自身や周囲のスタッフの精神的問題に対する態度

首尾よく治療が開始されても，服薬や受診の継続に関する抵抗感は一般人よりも強い．その結果，早期の治療脱落例が多いのもアスリートの精神科治療の特徴である．うつ病の治癒に不可欠な休養に関しても，彼ら自身あるいは周囲の関係者はそれを「甘え」ととらえ，十分な期間をとらずに復帰してしまう傾向がある．

また，アスリートたちに精神的問題を相談す

る場所やシステムがあることを教育する機会が少ない．彼らはカウンセリングを受けることを弱さの象徴であると考えがちであり精神疾患への偏見も強い．したがって，彼らにとって「精神的に混乱する」ことなどあってはならないことなのである．また日頃から痛みなどの苦痛を処理することになれているため，そういった問題も誰かに相談するのではなくひたすら忍耐し

用語解説　自殺

自殺は「自らが意図して行う」死に至る行為であり，また当人が「その結果を十分に予測している」場合に限られるとされる．しかし，アルコールや薬物中毒などのように，慢性的に自己破壊が行われる場合を「慢性自殺」と称することがある．自殺企図（実際に自殺行為を決行すること）の結果として，自殺未遂（命を落とさずに済んだ場合）と自殺既遂（命を落としてしまった場合）とに分かれる．前者は後者の 10 倍ほどの頻度で起こっているとされ，男性よりも女性に多い．「死にたい気持ち」のことを自殺（希死）念慮といい，重症うつ病などの精神疾患の一症状としてしばしばみられる．自殺は原則として準備状況（性格傾向や葛藤状況）が存在するうえに，直接動機が結びつき企図される．

ようとする．しかし，アスリートとしての同一性以外はもちあわせない彼らにとって，けがやそれに伴う引退などの問題で同一性が危機に瀕すると，かなりの喪失感を味わうことになる．さらに，元来彼らは人生における様々な問題を練習によって乗り切るというスタイルがあるため，けがでそれができないと精神的に深刻な状態へ陥る．

一方，スポーツ医学関係者は，精神的問題，ことに自殺に関する事柄についてふれることを躊躇しがちである．彼らは，医療面接やリハビリ場面での面接で自殺念慮の有無などを尋ねることについて，メンタルヘルスに関する面接であるとはとらえていないことがある．また，自殺に関する問題の対処に慣れていないため，そういった質問がアスリートを困らせるのではと心配したり，担当者自身がどう尋ねてよいか困ってしまうことも多い．かりにアスリートが自殺念慮の存在を肯定した場合に，どのように対応してよいかわからないことも，そういった質問自体を躊躇させてしまう背景と考えられる．治療者は往々にして問題のアスリートとじっくり向き合う時間のなさを口にすることも多いが，これはこういった治療者の心理的反応に対する「合理化」にすぎない．

C 引退と精神的問題

引退後の生活は様々な意味で苦難が伴う．2014年の国際プロサッカー選手会（FIFPro）の調査によると，現役時に比べて引退後に不安・抑うつ，不健康なアルコール摂取，不健康な食生活など，メンタルヘルスの悪化に影響すると考えられる要因を示す割合が軒並み上昇していた[2]（図1）．

引退は，仕事が同一性そのものであった者ほ

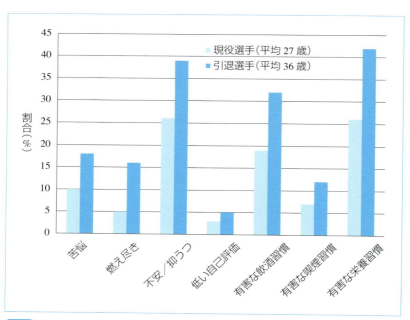

図1 現役および引退後のプロサッカー選手におけるメンタルヘルスに影響する要因

（Vincent Gouttebarge: Mental illness in professional football. FIFPro world players' union, 2014 より和訳して作成）

ど危機的状況をまねく．すなわち一流のアスリートであればあるほど，引退後の新たな同一性獲得に際しての戸惑いが大きい．多くのアスリートは幼少期より競技成績が自己価値そのものである場合が多く，しばしば修学を無視し競技社会にのみ居場所を求めてきている．それゆえ，引退後の新しい職業環境に順応できるだけの技術や能力を持ちあわせていない．また，輝かしい成績によって得られた名声が同一性の形成・維持には重要であり，これらが引退によってすべて失われることになる．彼らのアスリートとしてのプライドの傷つきは，一般の人々には想像がつかないほど強い．1964年東京オリンピック柔道金メダリストであった猪熊功の自殺にみられるように，引退後一般人として生活していくなかでの失敗は，自殺念慮へとつながりやすい．また，引退をした後，年を経るごとに特に男性アスリートは孤独となる傾向がある．孤独は自殺の大きなリスク要因である．

引退はスポーツの種目によってかなり異なる．けがや契約切れ，解雇といった自らの選択でない引退は，自らの選択による引退に比較して問題が多く発生することが知られているが，たとえ自発的な引退であっても空虚感や葛藤，これからの方向性がみえないなどの心理的変化

が起きる．これはコーチや監督との関係性が濃厚である種目ほど起きやすいといわれ，彼らに「支配されてきた」ことへの怒りや後悔の念に駆られることがある．

かつてアメリカのプロフットボールリーグ（NFL）に所属していた引退選手の15%が中等度〜重度のうつ病であるとの報告がある．うつ病になると，有害なアルコール摂取や違法薬物の使用，体力低下，肥満，不眠，経済的困窮，結婚生活の破綻，仕事を失うといった一連のネガティブな出来事が起こり得る．

引退後5年以内にNFLの元選手の60%が破産を経験しているといわれる．これはほかの職業にはみられない特徴である．彼らは生涯の収入を短期間で稼ぐが，資産の現状や運用に関して理解をする暇も希望もない．怪しい投資話に乗ってしまったり，詐欺に遭いやすいのもアスリートの特徴である．友人や家族などの投資の素人に全権委任をしてしまうのも投資失敗の大きな原因であるとされる．また，離婚により財産の半分が奪われるが，これは収入の絶たれた引退後ではかなりダメージが大きい．

以上のように，アスリートにとって引退は一般人におけるよりも自殺のリスクを増大させる可能性が高い出来事なのである．

D けがと自殺

身体面の後遺症に悩む元アスリートも少なくない．King（2011）の調査によると，NFLのチームであるシンシナティ・ベンガルズのOBのインタビュー結果では，ほとんどの選手が毎日身体的痛みを感じており，多くの者が3か所以上の身体的痛みを抱えていたという．NFLでは，人工芝の普及により「けがによる引退」の割合が年々増えており，1980年代では約半数のプレーヤーの引退理由が「けが」であった．また，選手の大型化・スピード化も年々進んでおり，前十字靱帯断裂のような，非接触性のけがが増えていることも最近の特徴である．身体的痛みとうつ状態は強い相関があるといわ

れており，キャリアが長くかつ一流のアスリートほど，引退後にうつ状態になりやすいことの要因の一つと考えられる．

けがはその治癒過程において様々な感情を引き起こす（悲しみ，孤立，いらだち，意欲減退，怒り，食欲の変化，睡眠障害など）．これらはひどくなると自殺企図も含めて様々な問題行動を引き起こす．逆に，うつ状態は集中力・注意力の低下を引き起こし，自己の身体への過剰な意識を生じさせる．また同時に筋緊張を亢進させ，協調運動のバランスを変えてしまうため競技パフォーマンスが低下し，結果的にけがのリスクが高まると考えられる．けがのあと自殺したア

スリートの共通点を検討した報告では，①けがの前にかなり成功していた，②手術を必要とするような重症のけがを負った，③プレーから長期間遠ざかってリハビリを強いられていた，④結果的にけがの前のパフォーマンスレベルに戻すことができなかった，⑤リハビリ中にチームメイトにポジションを明け渡した，等が明らかとなった．このなかで，最も自殺に大きくかかわる要因は②けがの重症度であったという．

最近，頭部外傷による慢性外傷性脳症（chronic traumatic encephalopathy：CTE）も自殺リスクを上げることが話題になっている．スポーツにおいて頭部外傷の頻度が最も高いのはアメリカンフットボールである．Mez ら（2017）の報告によれば，元 NFL の選手のなかで CTE に悩まされている者は約 9 割もいるという（調査時平均年齢 66 歳，平均プレー期間が 15.1 年）．

この障害は，プレー中あるいは練習中におけ

る脳震盪を含む頭部外傷の反復により生じるといわれており，後年になり認知症やパーキンソン症状，抑うつ，攻撃性，自殺企図などが発症するとされる．脳組織としては，大脳皮質にリン酸化タウ蛋白を含む神経原線維変化が認められ，一部アミロイド β 蛋白も存在するとされており，重症者ほど広範囲に病変が認められる．脳震盪は，回復して再びプレーできるようになるまでの治癒過程がほかの身体的外傷のようにはっきりしない．脳震盪を起こした者はとにかく肉体的に安静にしていることが求められるため，けがに伴って起こる感情をもてあましてしまう．また，最近は軽度の頭部外傷ですら将来 CTE を発生するおそれがあるという報告がある．抑うつ状態になると，そうなってしまうのではないかという恐怖がより協調され，場合によっては自殺企図の危険因子である絶望感へとつながってしまう．

E アスリートにおける自殺の予防

1 ▶ 自殺の可能性の察知と対応

新人アスリートとしてチームにはじめて参加した際，これまでの身体的既往歴とともに，精神科的既往歴を聞いておくことは事前の準備として重要である．同時に，プライマリケアスタッフが使用可能な不安や抑うつに関する簡便な質問紙（Patient Health Questionnaire-9：PHQ-9, Generalized Anxiety Disorder-7：GAD-7 など）をあらかじめ行っておくことにより，万一病気休養から復帰するときの回復指標とすることが可能となる．また，この質問紙を施行することは，新人当初から選手たちに自己のメンタルヘルスを管理することの重要性を認識させる一助となる．

精神疾患の徴候がみられた場合，特にスポーツに精通した精神科医へのコンサルテーションを躊躇すべきではない．しかし，現実的には現役，引退後を問わずアスリートや彼らを取り巻くスタッフの精神障害に関する偏見は並たいていのものではなく，それが専門家との接触を遅

らせる大きな原因となっている．彼らの偏見をなくす努力はもちろん必要であるが，それより先に，相談しやすい体制づくり（例えば，電話やメール相談，専用インターネットサイトでの啓発・相談先の紹介など）が必要であろう．自殺徴候を未然に発見し対応できる立場にあるのは，アスリートの最も身近にいるアスレチックトレーナーやチームドクターたちであり，彼らに対して自殺の予兆に関する適切な教育を施すことが重要である．もちろん，コーチや監督の関与も重要であり，トレーナーやチームドクターと協働して選手を孤立させないだけでなく，選手に専門医受診のための許可を与え受診を勧めることが大切である．

アスリートは自殺念慮を口にすることを憚る傾向が強い．言動に不審な点があれば，積極的に周囲が問い尋ねるべきである．Cooper-Patrick ら（1994）は自殺に関する質問紙（Suicidal Ideation Screening Questionnaire：SISQ）を作成している[3]．この質問紙は精神科医以外のチー

ムドクターが施行するのに向いており，現場で
の面倒さや混乱を避けるために，以下のように
自殺念慮に直結しやすい重要な4項目のみを取
り上げている．

・これまで，寝付けない，朝早く目が覚めてし
まう，多く寝過ぎてしまうなどの症状が2週
間以上続いたことがありますか？（不眠）
・これまで，悲しかったり気分が落ち込んだ
り，あるいはいつもなら興味があり楽しめて
いたことに興味や喜びがなくなってしまうこ
とが2週間以上続いたことがありますか？
（抑うつ気分，興味喜びの喪失）
・自分に価値がない，あるいは罪深いと感じる
ことが2週間以上続いたことがありますか？
（自己価値観低下，罪責感）
・これまである一定期間，人生に希望がないと
感じたことがありますか？（希望のなさ，心
理的視野狭窄）

これらに該当した場合，速やかに当人の安全の
確保，保護，そしてメンタルヘルスの専門家へ
の紹介を考える必要がある．またすでに自殺企
図が行われていた場合は，自殺企図の真剣さ
（自殺の可能性の高さ）を判断しようとせず，す
べての企図が真剣で危険なものであると考えて
行動する必要がある．

2 ▶ 引退後のアスリートに対する精神療法

　幼少期から形作られてきたアスリートとして
の同一性が，引退によって「死」に追いやられ
ることを考えると，キューブラー・ロスの「死
の受容」の段階を想定したカウンセリングが有
効であると考えられる[4]．
　決して過去の栄光の記憶の中にとどまらせる
ことはしない．アスリートのキャリアは終わっ
たのであり，過去の栄光にすがることは非合理
どころか有害ですらあるという事実に直面化さ
せる．引退に追いやられた原因に対して「怒

り」の感情が出てくることは，引退という事態
を「否認」する段階から進展していることを意
味する．「取引」の段階はカウンセラーがあま
り介入できない時期であるが，着実に受容の過
程が進んでいることを意味する．「取引」が無
駄であることに気づくと，元アスリートは急激
な不安や深い抑うつを経験する．自分が一般人
としてアスリート以外の人生を歩もうとする
と，自分が何年も彼らに遅れをとっていること
に気づかされ愕然とする．また，自分の現役時
代，人が自分のことをわがままで自己中心的で
あるとみていたことに気づき，時には罪責感を
強め，社会からの引きこもりを誘発するおそれ
がある．治療者は，この時期が通常の通過過程
で一時的であることを元アスリートに認識さ
せ，認知行動療法を用いて現実的，合理的な思
考を身につけさせる．また，彼らの競争で鍛え
た精神力が新たな視野を広げてくれることを保
証する．「フィールドで成功したのなら，
フィールド以外でも成功するチャンスは十分に
ある」ことを強調する．罪悪感や不安，将来へ
の疑念といった感情をコントロールできるよう
になれば，抑うつや不安からは離脱できる．そ
の後はカウンセリング方法をキャリアカウンセ
リングの手法に切り替えていく．

■文献

1) 堀　正士：アスリートの自殺について―体育系学生の自
殺既遂例を通しての考察―．スポーツ精神医学 2010; 7:
39–42
2) Vincent Gouttebarge: Mental illness in professional football.
FIFPro world players' union, 2014〔https://www.fifpro.org/
news/study-mental-illness-in-professional-football/en/?high
light=WyJyZXRpcmVtZW50IiwicmV0aXJlbWVudCciLDIw
MTQsIjIwMTQnLCJd〕〔2018年6月閲覧〕
3) Cooper-Patrick L, Crum RM, Ford DE: Identifying suicidal
ideation in general medical patients. JAMA 1994; 272: 1757–
1762
4) Lester D, Gunn Ⅲ JF: Suicide in professional and amateur
athletes. CHARLES C THOMAS・PUBLISHER, LTD, 2013

第3章

精神医学におけるスポーツの役割

第3章　精神医学におけるスポーツの役割

1 精神科運動療法の目指すもの

[日明病院] 永井 宏

> **P O I N T S**
> ● 運動療法が精神疾患に対する効果を認めるという報告が増えている.
> ● 現在様々な精神疾患に運動療法が用いられているが, 決まった方法論が確立されているわけではない.
> ● 精神疾患, 身体と運動について正しい知識をもつ専門家が必要となっている.

A 歴史的経緯と現状

　1970年代以降に運動の身体疾患に対する一次, 二次予防効果について科学的な根拠が報告され, 糖尿病, 高脂血症, 高血圧などの生活習慣病の予防, 治療として運動療法に注目が集まるようになった. 運動療法は様々な疾患の予防, 治療だけでなく, リハビリテーションや一般人の健康維持・増進という役割を果たすようになった. 1980年代に入ると運動の精神面への効果について多くの報告がされ, その後運動療法は身体疾患だけでなく精神疾患に対する効果も認めるという報告が増えた. 第3章では代表的な精神疾患ごとに運動療法の歴史的経緯や効果について述べる.

1 ▶ 健常者の不安や気分に対する運動の効果

　一般的には運動は気晴らし効果や気分転換効果があるといわれており, 1980年代にこれらの運動の効果に対して, 実証的に研究が行われた. 運動は特性不安や状態不安などの不安に対して軽度から中等度の効果があり, 効果がある

運動として有酸素運動が推奨され, 持続的な運動が不安軽減につながるということであった. 気分に対する効果に関しては意見が一定でないが, 定期的に運動しているほうが抑うつなどの気分の落ち込みが少ないという報告も多かった.

2 ▶ 不安障害への運動療法の効果

　1973年にOrwin[1]が8人の広場恐怖の患者に対してランニングを施行し良好な結果を得ている. この結果はこれまでの強い運動は不安を高め, 症状を誘発するという定説を覆すことになった. 不安の高い患者は運動に伴う交感神経系の亢進を不快なものと感じやすく, 運動を避ける傾向があるとされている. 近年不安障害の啓蒙が進み, これまで不安障害を病気とは思わず過ごしていた患者が医療機関を訪れる機会が増加している. しかし, これまでの研究ではサンプルサイズや併用療法など制限が多く, さらなる無作為化比較対照試験の蓄積が望ましく, 患者の運動に対する陰性感情を軽減しながら運

動療法に導入する技術も必要と思われる.

3 ▶ うつ病への運動療法

うつ病に対する運動の効果についての研究は歴史が古く，すでに1905年にはFranzら[2]が発達遅滞に合併したうつ状態への治療に運動を応用した報告から始まり，その後の報告自体も数多くみられる．しかし，運動療法を行う時期や運動の種類を選ぶことが大事であることや，中等症以上のうつ症状には無効であり，しかも症状を悪化させる可能性があるなど様々な意見が多いのも現状である．近年わが国でもうつ病をはじめとする気分障害の患者が増加し，社会問題となっている．うつ病から生じる自殺者の増加や軽症うつ病の遷延化，社会復帰が困難な患者の増加も問題となり，薬物療法以外の治療方法が期待されている．運動療法は時間とコスト面でもほかの治療に劣らないこともいわれており，医療経済的側面からも注目されている．また近年は定期的な運動はうつ病発症率を低下させるなどのうつ病発症予防に関する報告も増えている．これらのことよりうつ病の治療としてだけではなく，予防対策としても運動療法が注目されていることを表している．

4 ▶ 統合失調症の運動療法

1952年に抗精神病薬が発見されて以来，統合失調症の治療はおもに薬物療法が注目されてきた．しかし，薬物療法で幻覚や妄想といった陽性症状がある程度改善されるが，自閉や意欲の低下などの陰性症状に対する効果が乏しかったため，統合失調症患者に対して陰性症状の改善，再発予防を目的とした運動に近いレクリエーションやリラクゼーションが多く取り入れられていた．1990年代に入り第2世代抗精神病薬という錐体外路系副作用の少ない抗精神病薬が使用されるようになり，さらに統合失調症患者の退院促進の政策も重なって，治療目標が社会復帰を目標とした「回復」を目指すようになった．しかし薬物療法だけでは社会復帰を目指した治療を行うにあたって限界が生じてい

た．その後統合失調症の社会復帰における障害が認知機能障害によるものという概念が普及するようになり，運動療法の認知機能障害に対する効果が期待されるようになった．2017年Firthら[3]は高用量の運動を行った統合失調症患者に作動記憶，社会的認知，注意の認知機能の改善を認めたとしている．第2世代抗精神病薬は錐体外路系副作用が少なかったが，そのかわりに体重増加や代謝性疾患の合併が問題となった．そこで運動療法も抗精神病薬の副作用で生じる体重増加などの予防として実施されるようになり，その有効性も示唆されている．以上のように統合失調症に対する運動療法の効果はその症状だけでなく，二次的に生じる代謝性疾患の予防にも期待されている．

5 ▶ 認知症の運動療法

わが国では2025年には認知症患者が700万人に達するといわれており，深刻な社会問題となっている．わが国では2000年代に入り，認知症に対する運動療法の効果についての研究が報告されはじめた．その内容は認知症に対する運動療法は①日常生活行動全般の改善，②社会性，社交性の向上，③自律神経機能面の向上などに効果があるとされている．2018年にCuiら[4]は，運動療法が高齢者における認知障害の進行を改善し得ることを示唆する研究結果が蓄積しており，軽度認知障害の初期段階で運動介入を行うことで，アルツハイマー型認知症への進行を遅らせられる可能性があるとしている．運動療法はアルツハイマー型認知症の発症予防や，初期段階で介入することで進行抑制の分野で期待されている．

◆ おわりに

以上のように，これまで様々な精神疾患に運動療法が用いられているが，運動の種類も様々で，すべての疾患に決まった方法論が確立されているわけではない．また疾患，症状のレベルや環境によって運動療法を行う目的が異なり，そのため実際に行われる運動療法も簡単なレク

リエーションゲームから本格的スポーツまで幅広く存在する．適切で有効な運動療法を行うためには，その患者にとって適切な内容を適切な時期に行う必要があり，そのためには精神疾患，身体と運動について正しい知識をもつ専門家が必要となってくる．そこで，日本スポーツ精神医学会では，2010年に精神保健福祉領域専門の運動指導者の育成が必要と考え，学会認定の「メンタルヘルス運動指導士」資格制度が始まり，さらに幅広い指導者の育成を目的として，新たに「メンタルヘルス運動指導員」資格制度を立ち上げている．今後は医療・福祉関係者にかかわらず，様々な立場の人たちがスポーツを通して精神障害者にかかわる機会が増えていくことが予想されるため，本学会認定資格の要望も多様化することが考えられる．

文献

1) Orwin A.: Treatment of situational phobia : a case for running. Br J Psychiatry 1974; 124: 95-98
2) Franz SI, Hamilton GV: The effects of exercise upon retadation in condition of depression. American Journal of Insanity 1905; 62: 239-256
3) Firth J, Stubbs B, Rosenbaum S, et al.: Aerobic Exercise Improves Cognitive Functioning in People With Schizophrenia: A Systematic Review and Meta-Analysis. Schizophr Bull 2017; 43: 546-556
4) Cui MY, Lin Y, Sheng JY, et al.: Exercise Intervention Associated with Cognitive Improvement in Alzheimer's Disease. Neural Plast. 2018 Article ID 9234105, 10 pages

用語解説　「メンタルヘルス運動指導士」と「メンタルヘルス運動指導員」

メンタルヘルス運動指導士：精神医学や運動療法の基礎知識を有し，精神科患者の運動療法の計画・立案，実施等にかかわった経験がある，もしくは相応の研究調査の実績がある者をいう．

メンタルヘルス運動指導員：精神医学や運動療法の基礎知識は有しているものの，精神科患者の運動療法の計画・立案，実施等にかかわった経験がない，もしくは経験が十分でない者で，今後，精神医学の基礎知識および精神科患者の運動療法の実務経験を積んでいく者をいう．　　　　　　　　　　　　　　　　　（横山浩之）

第3章　精神医学におけるスポーツの役割

2 うつ病の運動療法

[EY新日本有限責任監査法人健康サポートセンター]　征矢敦至

POINTS

- 現在までに多くの研究が行われており，うつ病の重症度改善に対して運動療法は一定の効果を発揮すると考えられる．
- 抗うつ効果を発揮するのに必要な運動強度，運動の種類，期間，頻度などはまだ十分な知見が積み重ねられているとはいいがたい．
- 運動療法を導入する際には，参加者の特性を理解し，運動耐容能を評価したうえで，運動の種類，強度，頻度などを検討し，安全に配慮して継続的に行うことができるようなサポートが望ましい．

A うつ病の治療における運動療法の位置づけ

英国：National Institute for Health and Clinical Excellence（NICE）ガイドラインでは[1]，成人の軽症から中等症のうつ病に対して，構造化された指導ありの45分～1時間の運動プログラムを週3回，10～14週継続することが推奨されている．

米国：American College of Physicians（ACP）の成人大うつ病性障害の臨床ガイドラインにおいて[2]，第2世代抗うつ薬と運動との比較が記されている．運動と抗うつ薬Sertralineは16週の治療で同等の効果があり，Sertralineは運動と比較して副作用による服薬中断リスクが高いものの，全般的な中断率は同等との研究結果が掲載されている．

日本：「日本うつ病学会治療ガイドラインII. うつ病（DSM-5）/ 大うつ病性障害 2016」において[3]，運動は軽症うつ病の治療の選択肢のなかで「その他の療法」の一つとしてあげられている．「運動を行うことが可能な患者の場合，うつ病の運動療法に精通した担当者のもとで，実施マニュアルに基づいた運動療法が用いられることがあるが，まだ確立された治療法とはいえず，運動の有効性については今後も慎重に見極めていく必要がある．現時点では薬物療法や精神療法との併用療法として行うべきである」と記されている．

B 運動療法のうつ病に対する効果

1 ▶ 運動によるうつ病重症度の改善効果

現在までに運動のうつ病に対する効果を調べるために多くの研究が行われており，それらの研究のメタアナリシスも多数報告されている．

2013 年に発表されたコクラン共同研究によるシステマティックレビューでは[4]，35 の研究のメタアナリシスが行われており，運動介入により対照群と比較してうつ病重症度の中等度の改善効果あり〔(standardized mean differences〈SMD〉) -0.62 (95% confidence interval〈CI〉 -0.81 to -0.42)〕との結果が報告されている．ただし，質の高い 6 つの研究に絞ると改善効果に有意差なし(SMD -0.18，95% CI -0.47 to 0.11)となっている．

その後も複数のメタアナリシスが行われている．Krogh らによる報告では[5]，35 の研究が対象となっており，うつ病の重症度，非寛解リスクの低減に運動の効果ありとの結果となっている．ただし，質の高い研究のみで分析すると有意差は認められていない．Schuch らによる研究[6]では，大うつ病性障害に対して運動は大きな抗うつ効果が認められている．Kvam らによるメタアナリシス[7]でも，うつ病重症度の中等度の改善効果を認めている．

1) 運動の種類別の効果

上記のコクラン共同研究によるシステマティックレビューでは[4]，運動の種類別の効果についてもサブグループ解析が行われている．有酸素運動は改善効果あり(SMD -0.55，95% CI -0.77 to -0.34)，混合トレーニングは有意差なし(SMD 0.85，95% CI -1.85 to 0.15)，レジスタンストレーニングでは改善効果あり(SMD -1.03，95% CI -1.52 to -0.53)となっている．また，Schuch らによるメタアナリシスでは有意に有酸素運動による改善効果が認められている[6]．

2) 運動の強度別の効果

コクラン共同研究のサブグループ解析では[4]，メタアナリシスに含まれる研究のなかで用いられた運動強度を American College of Sports Medicine(ACSM) の基準[8]に沿って，低強度〔VO2 reserve(VO2R) または Heart rate reserve (HRR) $20\sim39$%，Maximal heart rate(HR Max) $35\sim54$%〕，中強度(VO2R または HRR $40\sim59$%，HR Max $55\sim69$%)，高強度(VO2R または HRR $60\sim84$%，HR Max $70\sim89$%) といった強度別に分類し，それぞれの効果をみているが，運動強度の強弱にかかわらず改善効果ありとの結果となっている．また，Schuch らによるメタアナリシスでは中強度の運動が効果ありと報告されている．

3) 運動療法機会数別の効果

コクラン共同研究にて機会数別の比較も行われている[4]．$10\sim12$ 回の機会のグループでは運動の効果は有意ではなく，$13\sim24$ 回，$25\sim36$ 回，37 回以上の機会のグループではいずれも運動による有意な介入効果ありとの結果であった．

4) 運動療法の長期的な効果

コクラン共同研究では，運動介入後も長期間($4\sim34$ 週)にわたって観察した 8 つの研究が解析されており，小さいながらも有意な効果が認められている(SMD -0.33，95% CI -0.63 to -0.03)[4]．それ以前に報告された Krogh らによるメタアナリシス[9]では，運動によって短期的な小規模の抑うつ改善効果が認められたものの，運動介入終了後から 6 か月以上の長期にわたって観察した 5 つの研究に絞ると長期にわたる効果はないという結果であった．また，Kvam らは[7]，運動介入終了後の追跡を行った 7 つの研究のメタアナリシスを行っており，運動の抗うつ効果は介入終了後に減弱し，有意差なしとなっている．

2 ▶ 薬物療法との比較

コクラン共同研究の解析に用いられた運動と薬物療法との比較の 4 つの研究では効果に有意差なし[4]，Kvam らのメタアナリシスでも運動と薬物療法との比較で有意差なしとなっている[7]．

3 ▶ 運動療法と薬物療法の併用と薬物療法単体での比較

2 件のレビューにて運動療法と薬物療法の併用と薬物療法単体との比較をした研究が複数取り上げられており，運動療法と薬物療法の併用群の抗うつ効果が高いことが述べられている[10)11]．

4 ▶ その他

　精神療法との比較においては，前述のコクラン共同研究にて運動と精神療法との比較をした7つの研究のメタアナリシスにて有意差なし（SMD −0.03, 95% CI −0.32 to 0.26）となっている[4]．Rosenbaum らによるシステマティックレビューでは[12]，うつ病だけでなく統合失調症や不安障害などを含む精神疾患をもつ人のうつ症状に対して運動による改善効果ありとされている．Schuch らによるメタアナリシスでは指導ありの運動療法において改善効果があり，指導なしの運動療法では有意な改善効果は認められていない[6]．また，Mammen らによる前向き研究のシステマティックレビューにて[13]，ベースラインの運動習慣とその後のうつ病の発症リスクに負の相関あり，つまり運動習慣があるとうつ病の発症リスクが低下する，との結果が得られている．ただし，運動量とその後のうつ病の発症リスクに量反応関係は認められていない．

C 運動の抗うつ効果：想定されるメカニズム

　うつ病の神経生物学的メカニズムとしては，脳内の神経伝達物質のバランスの乱れ，脳由来神経栄養因子（brain-derived neurotrophic factor：BDNF）の低下，IL-6 などの炎症性物質の増加，酸化ストレス関連物質の増加など様々な要因が複合的に絡み合って生じていることが想定されている．うつ病では前頭前皮質や海馬の体積が減少しており，これらは部分的に神経新生の減少が起こっていることを示唆している．

　様々な動物実験などを通して，抗うつ薬や運動でシナプス密度の増加，つまり神経新生の増加が起こり，それが抗うつ効果の発揮につながる可能性が考えられている．動物実験にて機能喪失させた BDNF でシナプス密度の減少が起こることから，シナプス密度の増加および神経新生には BDNF がかかわっていると考えられている．

D 運動と神経認知機能

　本稿 C で述べたように，うつ病では海馬の体積が減少していることが多くの研究で明らかになっている．海馬は記憶や学習などの神経認知機能にかかわり，実際にうつ病では海馬に関連する神経認知機能（実行機能，精神運動速度，注意，記憶）が低下していることが知られている．うつ病の治療の成功には認知機能の改善が重要であり，運動による海馬の神経新生の増加はうつ病の認知機能改善の大きなオプションとなり得る．現在までに行われた運動による神経認知機能への影響をみた研究からは，神経認知機能の改善効果ありとするものから，ないとするものまで様々である．

E うつ病における運動療法の導入方法

　実際にうつ病における運動療法を導入する際の検討項目についてまとめた（表 1）．評価項目については，うつ病の評価尺度以外にも Body Mass Index（BMI）や体重などを設定するのも継続を促すのに役立つ可能性がある．また，必要に応じて介入終了後の効果を追跡するための観察期間を設定してもよい．参加者が安全に行うことができる運動の選定，参加者の特性にあわせて低強度，低頻度から開始して徐々に負荷を上げていくなど，けがを防止するための配慮も必要となる．

| 表1 | うつ病における運動療法を導入する際の検討項目 |

参加者の選定	年齢，性別，体力，うつ病の重症度，合併症の有無，服薬内容など
指導者の確保	メンタルヘルス運動指導士・指導員，健康運動指導士，スポーツドクター，健康スポーツ医など
運動許容条件の設定	安全限界，運動耐容能の評価
評価項目	ハミルトンうつ病評価尺度，ベックうつ病調査票など
運動の種類	有酸素運動，レジスタンストレーニング，ストレッチなど
運動強度	Metabolic equivalents（METS），VO2R，HRR，ボルグスケールなど
運動時間	1回当たりの運動を行う時間
介入期間・頻度	運動療法を行う期間・頻度
介入期間中の状態評価	症状増悪，けが防止のための中断の判断

◆ おわりに

今までに行われた研究からは，うつ病に対して運動療法は一定の効果を発揮すると考えられる．ただし，質の高い研究に絞ると効果は減弱する．また，抗うつ効果を十分に発揮するのに運動強度がどの程度必要なのか，運動の種類は何が適切か，どの程度の期間継続すると効果があるのかなど，まだ十分な知見が積み重ねられているとはいいがたい．また，運動介入終了後の長期的な効果に乏しいことを考えると，効果を持続させるためにどうやって継続的な運動習慣を確立するかといった方法論についても検討を重ねる余地が十分にあると考えられる．さらにいえば，対象者の年齢，性別，もともとの運動習慣の有無，基礎疾患，けがのリスクの見積もりなどによっても必要な運動強度や期間などが変わってくることも考える必要があるだろう．今後も質の高い研究の蓄積が望まれるところである．

現状では，うつ病の病態のメカニズム自体が十分に解明されていないこともあり，運動の抗うつ効果のメカニズムについてもまだまだ不明なところが多いが，裏を返せば，運動の抗うつ効果についての研究が進むことで，うつ病の病態メカニズム自体の理解が進む可能性がある．メカニズムは不明ながらも，運動が自己効力感や自己肯定感を高めることにより，ストレス反応が過度に出現したり慢性化することによる抑うつ症状への発展防止効果につながる可能性

や，運動がもたらす気晴らしやリラクセーションによってストレスコーピングが期待できること，また，家族，友人，あるいは地域などのコミュニティでの人間関係に有益な効果（社会性，協調性）をもたらすことでソーシャルサポートの構築を通してうつ病の疾病発生予防に役立っているであろうことは想像にかたくない．今後様々な分野横断的な研究が進むことでうつ病の運動療法の確立に寄与する可能性は十分に考えられるだろう．

■ 文献

1) NICE2009: National Institute for Health and Clinical Excellence. Depression: the treatment and management of depression in adults（update）.
〔http://www.nice.org.uk/guidance/CG90 2009.〕〔2018年5月閲覧〕

2) Qaseem A, Barry MJ, Kansagara D: Clinical Guidelines Committee of the American College of Physicians. Nonpharmacologic Versus Pharmacologic Treatment of Adult Patients With Major Depressive Disorder: A Clinical Practice Guideline From the American College of Physicians. Ann Intern Med 2016; 164: 350−359

3) 日本うつ病学会：日本うつ病学会治療ガイドライン.
〔http://www.secretariat.ne.jp/jsmd/mood_disorder/img/160731.pdf〕〔2018年5月閲覧〕

4) Cooney GM, Dwan K, Greig CA,et al.: Exercise for depression. Cochrane Database Syst Rev 2013;（9）: CD004366

5) Krogh J, Hjorthøj C, Speyer H, et al.: Exercise for patients with major depression: a systematic review with meta-analysis and trial sequential analysis. BMJ Open 2017; 7: e014820

6) Schuch FB, Vancampfort D, Richards J, et al.: Exercise as a treatment for depression: Ameta-analysis adjusting for publication bias. J Psychiatr Res 2016; 77: 42−51

7) Kvam S, Kleppe CL, Nordhus IH, et al.: Exercise as a treatment for depression: A meta-analysis. J Affect Disord 2016; 202: 67−86

8）ACSM: ACSM position stand on the recommended quantity and quality of exercise for developing and maintaining cardiorespiratory and muscular fitness, and flexibility in adults. Medicine and Science in Sports and Exercise 1998; 30: 975-991

9）Krogh J, Nordentoft M, Sterne JA, et al.: The effect of exercise in clinically depressed adults: systematic review and meta-analysis of randomized controlled trials. J Clin Psychiatry 2011; 72: 529-538

10）Mura G, Moro MF, Patten SB, et al.: Exercise as an add-on strategy for the treatment of major depressive disorder: a systematic review. CNS Spectr 2014; 19: 496-508

11）Netz Y: Is the Comparison between Exercise and Pharmacologic Treatment of Depression in the ClinicalPractice Guideline of the American College of Physicians Evidence-Based? Front Pharmacol 2017; 8: 257

12）Rosenbaum S, Tiedemann A, Sherrington C, et al.: Physical activity interventions for people with mental illness: a systematic review and meta-analysis. J Clin Psychiatry 2014; 75: 964-974

13）Mammen G, Faulkner G: Physical activity and the prevention of depression: a systematic review of prospective studies. Am J Prev Med 2013; 45: 649-657

第3章　精神医学におけるスポーツの役割

3 統合失調症とスポーツ

［新検見川メンタルクリニック］　佐々　毅

POINTS

- 統合失調症における認知機能障害が患者の生活に支障をきたしている.
- 認知機能トレーニングとして運動を考える視点が必要である.
- フットサル等の, 高強度のなか認知機能をフルに活用するスポーツを行うことで患者の認知機能を高め, それが生活全般の機能回復に至る可能性がある.

精神障害者が定期的にスポーツ活動を行っている割合は他障害に比べてもいまだ低い. 多くの入院・通所施設で運動は行われているものの, それは体操や散歩などリラクゼーション気分の発散を目的としたもので, スポーツを楽しむといった活動ではない. 一方で, 精神障害者スポーツはバレーボールに加え卓球が障害者スポーツ大会の正式種目となり, フットサルは2018年5月に第2回国際大会がローマで開催されるなど以前に比べ精神障害者がスポーツを行う環境も進んできている.

筆者は以前, 病院デイケアで生活習慣改善プログラムを行った. このなかで参加者は食生活, 運動についての講義および実習を受け, 適切な生活習慣を獲得することを目標としている. 参加者は積極的に参加しているが, 体重・体脂肪の減少は全体としては期待するほどの効果はなく, また, 減少してもプログラム終了後はまた元に戻ってしまうことを経験した. 逆に, フットサル活動に携わり, 国際大会に参加する日本代表選手をみてコミュニケーション能力やセルフヘルプ能力の向上を目の当たりにみた. これは, 統合失調症患者が有する認知機能障害が向上した結果だと考えている.

本稿では, 統合失調症患者の認知機能障害に着目し, スポーツのもつ力が統合失調症の認知機能障害を改善し, ひいては社会生活機能を改善させる可能性について論考する.

A 統合失調症治療の変遷

統合失調症は100人に1人の割合で発症する罹患率の高い疾患である. 原因はまだ解明されていないが, 神経伝達物質(ある神経細胞から次の神経細胞に刺激を伝える際に放出される物質)の異常が推定されている.

1 ▶ 症状

症状は大きく陽性症状と陰性症状に分けられる.

1) 陽性症状

陽性症状は, 幻覚・幻聴(実際にないものが見えたり聞こえたりする), 妄想(周りに悪口を言われる, 監視されている), 思考の混乱(会話が支離滅裂になる), 自我障害(自分の考えが周

囲に漏れ伝わってしまう）などであり，急性期や再発時によくみられる．

2) 陰性症状

陰性症状は，感情鈍麻（周囲に対して無関心だったり感情の表出が乏しくなったりする），意欲低下，集中・持続力の低下，会話が乏しくなるなどであり，患者は引きこもりがちになり対人交流の乏しい生活を送りがちとなる．

2 ▶ 治療

治療の基本は薬物療法である．治療に使用する薬物（抗精神病薬）は，神経伝達物質，特に過剰に放出されたドパミンを遮断することによって陽性症状を改善させる働きがある．以前から使用されていた抗精神病薬（従来型抗精神病薬）は，陽性症状に対しては効果を有するが，陰性症状には効果に乏しかった．また，陽性症状を抑えることが治療の主眼とされていたため，多剤大量（何種類もの薬を大量に投与する）となっていた．このため薬の副作用として錐体外路症状（手の震え，小刻み歩行）や前傾姿勢，垂涎（よだれ）などが出現し，それがいっそう患者の身体活動能力を低下させた．そして最大の問題は，自立できる統合失調症患者の割合が，従来型抗精神病薬の導入前後で大きく改善していなかったことであった．

しかし近年になり，陰性症状に対しても効果を有する薬物（新規抗精神病薬）が開発されるようになった．それとともに治療の主眼は症状の抑え込みから QOL（生活の質）の改善に向けられ，多剤大量から単剤少量へとシフトされてきている．これにより錐体外路症状など従来の治療でみられた副作用は減少し，患者の QOL は確実に改善している．しかし，そのなかで肥満が副作用として注目されるようになった．このため，体重コントロールプログラムが多く実践されている．しかし患者はそれを実践するのに多大な障害を抱えており，その要因となっているのが，症状の背景にある認知機能障害である．

B 認知機能障害の定義

認知とは，"自己を取り巻く世界について学習し理解し，概念を構築するといった活動に関わる要素全般"[1]と定義する．要はわれわれが日常生活で行っていることである．あることに注意を向け，それをほかのことと区別・同定し，記憶し，あとで思い出すといったことであり，また問題を解決し，計画を立て，複雑な言語・概念を理解することも認知機能の重要な特徴である．統合失調症患者にみられる障害の多くにこれらの認知機能にまつわる障害がかかわっている．最近の研究からは，認知機能障害の一部は統合失調症の中核的なものであるということが示唆されている[2]．

統合失調症の患者では，陽性症状が目立たず，陰性症状も軽度である患者でも生活機能レベルが著しく低かったり，逆に幻覚妄想が持続していてもある程度の社会機能が保たれていたりするということがよくみられる．これは生活の障害が陽性症状や陰性症状ではなく，認知機能障害の程度に基づくものと考えられる．

C 認知機能障害の要素

1 ▶ 記憶機能

記憶機能は，短期記憶と長期記憶に分けられる．

1) 短期記憶

短期記憶は，種々の認知課題を遂行するために一時的に必要となる記憶の機能や過程のことをいい，現在ではワーキングメモリー（作動記憶）とよばれている．

2) 長期記憶

長期記憶は，長期にわたり必要とされる情報を学習する過程である．このなかで意識するこ

3) 統合失調症における記憶機能障害の特徴

統合失調症の患者は，言語性IQ，古い学習についての障害は軽度であるが，そのほかの記憶機能の障害は広範囲で重篤である．統合失調症の患者ではワーキングメモリーの障害から電話番号や道順が覚えられないといった日常生活の問題や，陳述記憶の障害から話の取り違えや理解の悪さでコミュニケーションがうまくいかなくなる問題が生じる．

2 ▶ 遂行機能

遂行機能とは"目的をもった一連の活動を有効に行うのに必要な機能"と定義される．この機能は，①目標の設定，②計画の立案，③目標に向かっての計画の実行，④行動の効果的遂行といった四つの構成要素からなる[1]．遂行機能が障害されると行動の開始，転換，維持，中止が困難となる．

統合失調症患者の"生真面目で融通が利かない"面は，この遂行機能障害に起因するものであろう．

3 ▶ 注意機能

注意とは，その場の状況に関連する刺激を見出し（検出），ほかの刺激でなくその刺激に焦点を当て（選択的注意），その刺激が処理されるまで焦点を維持し（持続的注意），その刺激をより高度な情報処理過程へと送ることを可能にする一連の過程である．

統合失調症の患者は何度も同じ間違いをしたり，いろいろな方向に注意を向けたりしてしまう結果消耗しやすいといった面がみられる．これらは注意機能の障害と考えられる．

D 統合失調症におけるスポーツの効果を考える

肥満や生活習慣病に対する運動療法は生理学的根拠に基づき施行されている．一方，統合失調症患者に対する伝統的リハビリテーションのなかでも運動は多く取り入れられているが，その目的は陰性症状の悪化防止やレクリエーションといったものであり，運動が統合失調症患者に与える影響を科学的に論じた文献は少ない．さらに，スポーツの効能に関する文献はない．

1 ▶ 認知機能リハビリテーションとしての運動

運動は単なる筋肉の活動ではなく，記憶，注意，遂行などあらゆる認知機能を短時間のうちに行う作業である．そう考えると，運動ほど認知機能リハビリテーションに即したものはないのではないか．例えばバレーボールを継続的に行っている患者のなかには"集中して本が読めるようになった"と自覚する人もいる．それゆえ運動という形式で認知機能トレーニングを行い，科学的な評価を加えることで精神障害者の回復に貢献できるのではと考える．

2 ▶ 認知機能障害に着目した運動メニューのポイント

①ある認知機能に着目する，②同じコンセプトでレベルの上下ができる，③参加者が遊びとして楽しめる，参加者が自らアイデアを出せる（**図1**，**図2**[3]）ことが，運動メニューのポイントである．

3 ▶ 認知機能トレーニングとしての運動療法に必要な新たな連携

これらのトレーニングは，実は目新しいものではない．例えば，子どものサッカースクールでは様々なルールでの"鬼ごっこ"が行われるが，これはサッカーの試合に要求される要素，状況の理解，行動の選択肢と予測，実行などの向上を目的としたものであり，まさに認知機能のトレーニングである．したがって，認知機能トレーニングとしての運動を考えた場合，従来精神科医療のなかでいわれるコメディカルを超え，実際にスポーツを教えている指導者など，スポーツ現場に携わる人々を含めた連携が必要

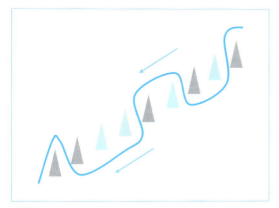

図1 この色ジグザグ
2色のコーンをランダムに並べる．最初は並べられたとおりに1個ずつコーンをよけて走っていく．次に，片方の色だけを交差して走るよう指示する．主として選択的注意が試される．コーンの色を増やす，曲線になるよう配置する．手や足でボールを使ったドリブルをさせると難易度が増す．ゲーム形式にすることで，実行していない人も注意が向く．

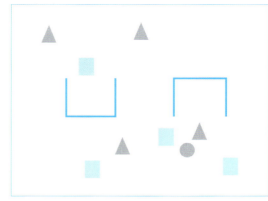

図2 向かい合わせゴール
小さなゴールを向かい合わせに配置する．ボールはどちらのゴールに入れてもよい．攻守や目指すゴールが瞬時に変わるため，遂行機能である"セット"の転換[3]への対応が求められる．
■ ▲：プレイヤー，● ：ボール．

である．Firthらはメタ解析により，スポーツ専門家による指導が統合失調症者の認知機能障害を有意に改善したとの報告をした[4]．

◆ おわりに

統合失調症の治療にあたっては総合的な戦略を考える必要がある．新規抗精神病薬による治療は認知機能障害を改善させるといった報告があり，岡村ら[5]は，多剤大量療法が統合失調症患者の微細な運動機能に悪影響を与えると論じている．新規抗精神病薬を用いた薬物療法の最適化をベースにスポーツ活動を通じた認知機能リハビリテーションが患者自身の生活機能の改善につながることが期待される．今後はスポーツによる機能回復を，生物学的および心理社会的な手法を用いて研究を進めることが求められよう．

何より，スポーツは楽しい．「運動が健康にいい」のは誰もがわかっているが，運動が持続しないのは「楽しくない」からである．スポーツは勝って笑い，負けて泣く．目標を達成するために努力する．仲間と協働し，喜びもつらさも分かちあう．相手をリスペクトする．このような過程でより深い楽しみを得られるのがスポーツである．精神障害者がスポーツの喜びを得ることで回復・成長し，その姿を次世代の当事者や障害のない人が見ることで，障害や困難のあるなしにかかわらず「共に暮らす」社会の実現がなされるものと信じている．

■ 文献

1) Lezak MD: Neuropsychological assessment. 2nd ed. Oxford University Press, 1983
2) Harvey PD, Sharma T: Understanding and treating cognition in schizophrenia. Martin Dunitz Ltd, 2002
3) 加藤元一郎，鹿島晴雄：前頭葉機能検査と損傷局在．神経心理学 1996; 12: 80-98
4) Firth J, Stubbs B, Rosenbaum S, et al.: Aerobic exercise improves cognitive functioning in people with schizophrenia; A systematic review and meta-analysis. Schizophrenia Bulletin 2017; 43: 546-556
5) 岡村武彦，高谷義信，森本一成，ほか：統合失調症の微細な運動機能に及ぼす抗精神病薬多剤療法の影響について．スポーツ精神医学 2006; 3: 24-28

第3章 精神医学におけるスポーツの役割

4 統合失調症患者への運動療法の実際

［福岡大学医学部精神医学教室］ 横山浩之

P O I N T S

- 統合失調症患者への運動療法は，回復段階にあわせたアプローチが重要である．
- 運動・スポーツは，統合失調症患者においても不安の軽減をもたらし，QOL の改善にも有効である．
- 統合失調症患者の体力は，健常者の全国平均と比較し柔軟性以外は低値を示すが，そのなかでも瞬発力・敏捷性・全身持久力という下半身をおもに使う種目が性別に関係なく著しく低値を示していた．

A 統合失調症患者の回復段階にあわせたアプローチ

1 ▶ 統合失調症患者のスポーツ活動場面での特徴

統合失調症患者の約 80% の方が，スポーツに対する興味・関心が高いことが明らかにされている．しかし，実際にスポーツを行う場面では，いろいろな問題を抱えている．そこで，重要になるのは，回復段階にあわせたアプローチ[1]を行うことである（図1）．

スポーツ活動における統合失調症患者の臨床上の主たる特徴をあげると，回復初期から中期の段階では表1のようにまとめられよう．表1にあげた特徴は，運動療法などのリハビリテーションにより症状の回復とともに改善されていくものである．

2 ▶ スポーツ活動場面でのアプローチについて

筆者は，これまでの経験から統合失調症患者のスポーツ場面の反応にいくつかのタイプがあ

ることがわかってきた．ここでは，実際のスポーツ活動場面でのアプローチについて，特徴的な三つのタイプを説明したい（表2）．

1) 過緊張思考型に対するアプローチ

第一番目のタイプは，過緊張思考型とする．このタイプは，能力の高い統合失調症患者や神経症患者に多くみられるが，運動は好きで能力も高く，集団のなかでもリーダーシップがとれる存在である．しかし，スポーツ活動場面では，失敗したプレーについてアドバイスを受けると，すべてを忠実に守ろうとあれこれ考えすぎて注意の幅が広がりすぎるため，かえってうまくいかない．

このタイプのアプローチは，プレーのよしあしにかかわらず目を引いたプレーには積極的に今のよかった点，悪かった点をフィードバックし，そのときの状態，心理状況について言語化してもらう．それを繰り返すうちに同じような状況のとき，自分の状態をある程度理解でき，ど

4 統合失調症患者への運動療法の実際

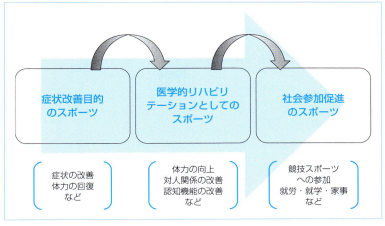

図1 回復段階にあわせたスポーツの選択

表1 回復初期から中期における統合失調症患者のスポーツにかかわる臨床上の主たる特徴

1	チーム戦やダブルス戦は，他人に迷惑をかけるので（自分のミスで負けること）やりたくない
2	勝負へのこだわりがない，もしくは，こだわりが強すぎる
3	スポーツを楽しむことができない
4	仲間との交流がない，もしくは少ない
5	運動経験者は，経験のあるスポーツ技術は残存している

表2 スポーツ活動場面でのアプローチ

1	過緊張思考型	細やかな形式やアドバイスにとらわれる	→ 特徴的プレーの評価
2	過緊張自閉型	競争心なく，諦めも早く集中力が乏しい	→ プレー後に指導・評価
3	快感原則型	自分の思うように振る舞いたい	→ 時期・段階に応じて役割を与える

う対処すべきか考えることができるようになる．

2) 過緊張自閉型に対するアプローチ

第二番目のタイプは，過緊張自閉型とする．このタイプは，慢性の統合失調症患者に多い．運動はどちらかといえば嫌いではないが得意でもない．運動を行う意欲はあるが競争心は低く，物事に対しての諦めも早い．他活動においても集中力の低さが目立つ．スポーツ活動場面では，プレーにムラがある．また，失敗に対するアドバイスを受けると失敗したことだけに注意が向きアドバイスが耳に入らず，ますます萎縮してしまう．

このタイプは，プレー中にいろいろアドバイスを送ることがかえってマイナスに作用するので，プレー終了後に指導するようにしている．そうすることで少しでも緊張感をやわらげ，スムーズに本人の理解へとつながるように心がけている．しかし，このタイプは指導場面ではよく理解できても，なかなか試合のなかでは活かすことができない．そこで，反復して指導することで"やればできるんだ"という自信につなげ，自己評価を高めることが大切である．また，このタイプは自己評価と客観的評価のずれが大きいので的確な目標設定を行う必要がある．

3) 快感原則型に対するアプローチ

第三番目のタイプは，快感原則型である．このタイプは，若い統合失調症患者に多くみられるが，運動は大変好きで競争心も強く，能力も高い．集団のなかでは，自分の意見を押し通そうと少し強引なところも目立つ．スポーツ活動場面では，練習は好まず試合だけを思いっきり楽しみたい，好きなことだけをやりたいタイプである．

表3 統合失調症患者への運動療法アプローチのポイント

アプローチ		ねらい
①適切な目標設定を行い, 成功体験をさせる	➡	患者の能力を見極め, 簡単すぎず難しすぎない課題を選択し, 「できた」ことに「喜び」を感じさせる
②正のフィードバックを強化する	➡	多くの患者は自信がなく, できなかったことに目がいきやすい. できたことを正しく評価し「自信」をつけさせる
③繰り返しの体験により, 意欲・関心をさらに高める工夫をする	➡	成功体験を繰り返すことで, 意欲や関心が高まり「自尊心の回復」につなげる

このタイプのアプローチには, 時期が重要になると思われる. 集団のなかで楽しむことが主たる目的になる時期には, 活動のなかで逸脱行為がない限り介入は控える. しかし, 次の段階として集団適応や作業への取り組みなどが目標となる場合には, リーダーや審判等の役割をもたせることで積極的にスタッフの側から介入する. そうすることで, 本人があまり手を出さなかった役割を引き受けてもらい, 集団のなかでのルールを知り, 他者から受け入れられる体験などを学ぶようになる.

3 ▶ スポーツ活動場面でのアプローチのポイント

統合失調症患者へのスポーツ活動場面での接し方のポイントについて述べる. 臨床のスポーツ活動場面では様々な疾患を抱えた方がいる. これらのことをふまえてスポーツ活動場面での接し方を**表3**に示す. 常日頃から筆者は, 運動・スポーツ活動場面での改善が活動のなかだけにとどまらず, 日常生活へと引き継がれQOLの向上や陰性症状の回復につながるように働きかけることが重要となる.

B 統合失調症患者における運動療法の効果

筆者ら[2]は, 過去に1回の運動・スポーツ活動が統合失調症患者の不安(STAI)に及ぼす影響について調査した. この調査は, 当時, 当院で一番人気の高い活動であるソフトボールとあまり患者から好まれないジョギングを種目とし, 運動・スポーツ前後の不安の変化と運動・スポーツの嗜好が不安に与える影響について検討した. その結果, ジョギング群, ソフトボール群にそれぞれ有意な不安の軽減がみられ, その不安軽減は運動・スポーツの嗜好に関係なく1～2時間持続することが明らかになった(**図2**, **図3**).

この結果から, 運動・スポーツは統合失調症患者においても不安の軽減効果をもたらし, 1回のスポーツ活動で不安の軽減効果を示すことが明らかになった. また, 山田ら[3]は, 精神障害者のスポーツ活動の効果としてQOLや自尊感情の向上の可能性を述べている.

C 統合失調症患者の体力特徴

1 ▶ 福岡大学病院デイケア体力測定10年間を通して

統合失調症患者に何か新しいことをすすめると"きついからいいです(嫌の意)"という返事を聞くことがある. 『きつい』という台詞は肉体的な倦怠感なのか, それとも精神症状のようなものなのか, 長年疑問に感じてきた. これは, スポーツ場面に限らず社会復帰や就労継続に際しても, 彼らの『きつい』という訴えから, なかなか状況が進展しないことを多く経験

4 統合失調症患者への運動療法の実際　　103

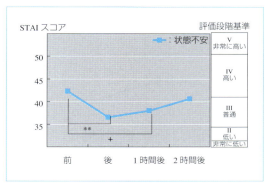

図2　ジョギング前後・1時間・2時間後のSTAIスコアの変化
T検定．＋P＜0.1，＊＊P＜0.01

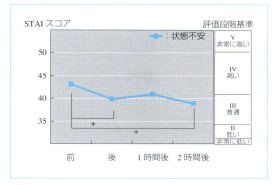

図3　ソフトボール前後・1時間・2時間後のSTAIスコアの変化
T検定．＋P＜0.1，＊P＜0.05

している．また，多くの患者が「体力がない」「体力をつけたい」と言う．

福岡大学病院精神神経科デイケア（以下，当院デイケア）では，活動のなかで新体力テスト6種目（握力，上体起こし，長座体前屈，反復横跳び，立ち幅跳び，20 mシャトルラン）を10年間，継続的に実施した統合失調症84例に後ろ向き調査[4]を行った．その結果，全国平均と当院デイケアに通所する統合失調症患者の新体力テストを比較すると6種目のうち，男女ともに有意に低下していたのは，立ち幅跳び（瞬発力），反復横跳び（敏捷性），20 mシャトルラン（全身持久力）の3種目でおもに下半身を使う種目であった．また，一般の全国平均と比較すると，全体的に低い値でも種目により男女差がみられた．

2 ▶ 福岡県精神障害者の体力調査から

筆者[5]は，福岡県デイケア研究協議会に所属する30施設のうち調査の同意が得られた10施設に協力を得て体力測定を年に1回，トータル3回行った．ここでは，第1回体力調査の結果の一部を示す．第1回体力調査の参加者は125名，平均年齢40.4歳であった．運動部活動経験者は，参加者の約8割にのぼり運動・スポーツへの興味・関心の高い者が多く参加していた．体力測定は，新体力テスト6種目を行った

が，全国平均をTスコア50とし福岡県の結果と比較すると図4のようになる．全体的に低値であるが，特に「反復横跳び（敏捷性）」は各年代低値を示した．柔軟性は，年齢に関係なく健常者との差は小さかった．

3 ▶ 統合失調症患者の体力について

二つの体力調査から，共通していえることは，一般と比較すると全体的に体力は低値であるが，そのなかでも特に下半身の種目の体力低下が顕著であることが明らかとなった．このように統合失調症患者の体力を知ることは，運動プログラムを安全で効率的に実践できるためや，年代別の運動プログラムの検討，より効果的な体力低下に対しての予防策をつくる客観的な目標・指標として有効利用できると考えている．

◆ おわりに

この10年間で全国各地において精神障害者のフットサルが盛んに行われるようになってきた．このフットサルは，統合失調症患者の下半身の強化においても，体力つくりに有効な運動プログラムの一つだと考えている．普段の活動のなかで，下半身の強化と称し筋力トレーニングやジョギングを取り入れても継続は難しく，おそらく長続きはしないだろう．その点，フットサルならばかなりの運動強度であっても仲間

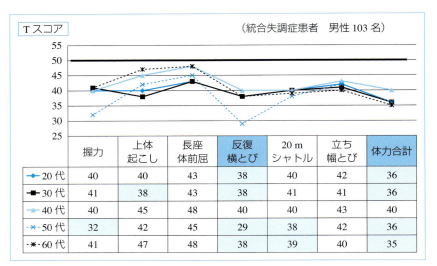

図4 統合失調症患者の新体力テストと全国平均との比較

とともに楽しみながら継続できるプログラムであり，その人の回復段階にあわせ，競技性にこだわらず行えば多くの方々にも参加できるプログラムとして有効となるであろう．

文献

1) 横山浩之：精神障害者スポーツの効果．スポーツ精神医学 2013; 10: 27-31
2) 横山浩之，西村良二：精神科デイ・ケアにおける運動・スポーツの効用についての検討．臨床精神医学 2002; 31: 1389-1396
3) 山田由佳，中道満子，高谷義信，ほか：精神障がい者のスポーツ活動への意識とその効果．スポーツ精神医学 2009; 6: 40-44
4) 横山浩之，田中謙太郎，永井　宏，ほか：統合失調症患者の体力について―福岡大学病院デイケア体力測定10年間を通して―．スポーツ精神医学 2016; 13: 39-47
5) 横山浩之，飯田仁志，後藤玲央，ほか：精神障がい者の体力とは―福岡県精神障がい者の体力調査から―．精神科デイケア研究ふくおか 2018; 35: 83-89

第3章　精神医学におけるスポーツの役割

5　認知症とスポーツ

［筑波大学大学院人間総合科学研究科］　**水上勝義**

POINTS

● 運動には，認知機能が正常である高齢者の認知機能の向上効果がみられる.
● 軽度認知障害や認知症者の認知機能に対する運動の効果も報告されている.
● 運動によって認知症や軽度認知障害の発症リスクが低下することが報告されている. ただし，発症リスクは低下しないとする報告もみられる.

A　認知症とは

　認知症は，いったん獲得された知的能力が日常生活に支障をきたす程度にまで低下した状態をいう.

　高齢ほど認知症の有病率は高くなるため，高齢化が急速に進むわが国では認知症高齢者の数が増加している. 2013年度の調査で認知症高齢者は462万人と推定され，2025年に認知症高齢者は700万人に達すると考えられている. また認知症予備群を軽度認知障害(mild cognitive impairment：MCI)とよぶが，MCI者数も現在400万人とされている. 認知症の治療薬は，アルツハイマー型認知症(AD)に対する治療薬としてコリンエステラーゼ阻害薬3剤(ドネペジル，ガランタミン，リバスチグミン)と

NMDA型グルタミン酸受容体阻害薬メマンチンの計4剤が，そしてDLBの治療薬としてコリンエステラーゼ阻害薬1剤が使用されている. しかしながらこれらの薬剤は根本治療薬ではなく，症状の進行を遅らせる症状改善薬であり，効果の限界が大きい. また現在MCIの治療薬はない. このため認知症やMCIには非薬物療法が重要である. さらにはMCIや認知症の予防にも非薬物療法が重要と考えられている. これまで認知機能の改善効果や認知症リスクの低下に関する非薬物療法の検討が数多く行われてきたが，非薬物療法のなかでも運動に関する報告が多い.

B　身体活動と認知機能

1 ▶ 認知機能正常高齢者に対する運動の効果

　高齢者の認知機能と運動の関連については，多くの報告がみられ，従来から特に有酸素運動

の効果を報告したものが多い. 有酸素運動を実践することで有酸素能力が向上し，それとともに認知機能も向上することが報告されている.

　Kellyら(2014)[1]は，2002〜2012年までに報

告された無作為比較対照試験(randomized controlled trial：RCT)を検討し，システマティックレビューとメタアナリシスを行った結果，高齢者の認知機能にとって有酸素運動単独よりも有酸素運動と筋力運動を組み合わせることが有用である可能性を指摘している．ただし，これまで全般性認知機能に関する効果は多く報告されているが，個々の認知領域に関する効果についてはいまだ一定の見解に達していない．

2 ▶ MCI に対する運動の効果

多少物忘れが始まっても運動が認知機能に効果がみられることが報告されている．物忘れを自覚する 50 歳以上の 170 名を，自宅で行う運動群と教育と通常ケアを行う対照群に無作為に分け，運動群は 1 回 50 分のウォーキングを中心とした運動を 1 週間に 3 回以上，6 か月間継続した．その結果運動実施群は対照群と比較して，6 か月後の運動終了時，さらに運動終了後 12 か月後の検査で，認知機能や記憶の低下が有意に抑えられた[2]．

MCI に運動を実践した RCT 論文のメタ解析では，運動は MCI の認知機能に有意な改善効果がみられた．有酸素運動，筋力運動，いくつかの運動を組み合わせたプログラムに分類して比較すると有酸素運動が最も効果的であった[3]．また MCI や認知症に対する，運動と認知刺激を組み合わせた複合プログラムの効果が報告されている．10 の RCT のメタ解析から，運動群は認知機能に対して全般性認知機能に有意な効果が示されている．また，ADL や気分に対しても効果が認められている[4]．

3 ▶ 認知症に対する運動の効果

Groot ら(2016)[5]は，AD をはじめとする認知症に対する運動の効果について，RCT のメタ解析の結果を報告している．運動は認知症の認知機能に効果があること，AD の認知機能に効果があること，AD と非 AD 患者両者を対象にしても効果があること，有酸素運動単独であっても，有酸素運動と有酸素運動以外の運動を組み合わせても効果が認められることを報告した．ただし有酸素運動以外の運動は効果がみられなかった．

MCI と軽度から中等度の AD 患者の認知機能に対する非薬物療法の効果を比較検討した結果が報告されている．Liang ら(2018)[6]は，運動，音楽療法，コンピュータを用いた認知訓練，栄養療法の 4 つの非薬物療法に関する RCT の結果をネットワーク・メタアナリシスにより比較検討した．その結果，MMSE を用いた認知機能は，運動がほかの方法と比較して有意にすぐれていた．

以上のように，認知機能が正常の高齢者，MCI 高齢者，認知症高齢者いずれに対しても運動は認知機能に対して有効との報告が多く，特に有酸素運動の効果を支持する報告が多い．しかし効果について否定的な報告もある．Sink ら(2015)[7]は，地域に住む認知機能正常で歩行状態がやや低下している 70〜89 歳の高齢者 1,635 名を無作為に 2 群に分け，約 50 分の運動を実践する運動実施群 818 名と，健康に関する勉強会を週 1 回実施する健康学習群 817 名に振り分け，24 か月後に認知機能の評価を行った．結果，運動実施群と健康教育群で記憶や遂行機能検査の結果や認知機能検査の合計スコアに有意差は認めなかったという．

認知症に対する運動の効果として，行動・心理症状(behavioral and psychological symptoms of dementia：BPSD)に関する報告もみられる．運動は，認知症高齢者のうつ気分，焦燥性興奮，徘徊などの BPSD や睡眠に効果があることが報告されている[8]．このほかにも認知症のうつに対する運動の効果の報告は散見される．

4 ▶ 運動の継続について

運動の効果を得るためには運動を継続することが重要である．特に在宅における運動プログラムは脱落が少なくない．MCI や認知症高齢者が運動を続けられるための様々な工夫が求められる．各自にあわせたプログラムに内容を工

夫したり，楽しく実施できるプログラム内容を工夫したり，日誌を利用したり，電話をかけ運動するよう働きかけたり，運動の障害になることをとりのぞくように努めたりなど，様々な方法が試みられているが，これまでのところ確実な方法は見出されていない．

1) 利根町研究の結果から

2001 年から筑波大学精神神経科と利根町役場が協力し，茨城県利根町において 65 歳以上の地域住民を対象に MCI とうつ状態の疫学調査および介入調査を実施した．利根町は茨城県の県南に位置し，人口はおよそ 18,000 人弱，うち 65 歳以上の人口はおよそ 2,900 人の農業とベッドタウンの町である．ここで栄養，運動，睡眠の三つの方法で介入効果を検討した．運動の効果については 110 名の健康な対象者が参加した．運動プログラムは軽運動強度(4.5メッツ)の体操で，2 年間継続した．その結果，

運動実施群は，注意機能，記憶，認知検査の総得点が有意に向上し，注意機能については非実施群との間に有意差を認めた[9]．なお運動の実施にあたっては定期的に運動講座を行い，また初老期のボランティアを募り地区ごとに継続的に活動してもらうことで高い運動継続率を得た．

楽しく自然と続けられる趣味や余暇活動として運動を実践することも有効と考えられる．認知症を発症していない 75 歳以上を対象に，認知面や身体面に効果がある様々な余暇活動と認知症発症リスクを検証した Verghese ら(2003)[10]によれば，ハザード比が 0.24 であったダンスは，リスクが最も低かったと報告している．ただし高齢者では身体状況によって全身運動が困難な場合がある．そのような場合でも実施可能な運動プログラムが求められる．

C 運動と認知症や MCI のリスク

運動と認知症リスク低下についてはこれまでに多くの報告がある．米国在住 65 歳以上 1,740名を対象とした平均 6.2 年間の前向き調査の結果が報告されている．調査期間中に 158 名が認知症を発症した．運動頻度が週 3 回以下の人では認知症の発症率は 1 年で 1,000 人中 19.7 人に対して，週 3 回以上運動を行う人の発症率は13.0 人であり，リスクが 38% 低下した．AD のリスクも低下した．調査開始時の身体機能が低いほどリスクの低下の程度は大きかったという[11]．

フィンランドの住民を対象とした調査では，中年期に週 2 回以上運動習慣があった人は，平均 21 年後の認知症や AD のリスクが 52%，62% にそれぞれ低下したことが報告されている[12]．AD のリスク因子であるアポリポ蛋白 ε4遺伝子を有する人では運動の効果がより大きかったとされている．

スウェーデンの双生児レジストリー参加者を対象とした症例対照研究から，中年期の運動習慣が認知症のリスクを低下することが示されている．264 名の認知症高齢者と 2,870 名の認知症ではない高齢者の検討から，通常のスポーツは認知症リスクを 66% 低下し，ガーデニングやウォーキングなど軽い身体活動でも，行っていない人と比べて，37% 低下した[13]．

15 の研究の計 33,816 名の認知症がない高齢者に対する検討から，高強度の運動では認知障害の 38% のリスク低下が，軽から中強度の運動でも 35% の低下が示されている[14]．なおこれまでの報告を疾患別にみると AD については運動の効果を支持する報告が多いが，血管性認知症に関する検討は少なく，また結果は一致していない．

一方で，認知症や MCI などの発症リスクに関する運動の効果に否定的な結果も報告されている．12 か月以上の長期にわたり運動を実施した RCT の結果が検討されている．認知症リスクを検討した三つの RCT のメタ解析の結果から，運動実施群と非実施群の間で認知症の発

症率に有意差はみられなかった．MCI の発症についても運動実施群と非実施群で運動の効果を否定する報告もみられる．なお前述した

Sink ら（2015）の報告も 24 か月後 MCI と認知症への移行は，運動群と，健康学習群の両群間に違いを認めなかった．

D 身体活動の認知症リスク低下の機序

糖尿病や高血圧などの生活習慣病やうつ病などは認知症のリスク要因と考えられているが，運動がこれらのリスク要因を改善することにより認知症リスクを低下する機序が考えられる．また睡眠の障害は認知機能低下や認知症のリスク要因と考えられるが，運動は総睡眠時間や深睡眠時間を増やすなど睡眠の質を改善するため，睡眠の改善を通した認知症予防効果も期待される．しかしながら，運動の脳への直接の効果についても報告されている．

1 ▶ 身体活動の脳への効果

1）　身体活動と脳画像所見

運動に伴う脳の容積や機能の変化についてMRI を用いた報告がみられる．AD のバイオマーカーの一つに海馬の萎縮がある．この点について Erickson ら（2011）[15] は，健康な 179 名の高齢者を 1 年間の歩行による有酸素運動の実施群と，ストレッチと筋力運動を実施する対照群に分け，認知機能や海馬容積を比較検討した．その結果，有酸素運動実施群は空間記憶に改善を認め，海馬前方部の容積が 2% 増え，両群間に有意差を認めた．一方，運動による海馬容積の変化を否定する報告もみられており，さらなる検討が必要である．また利根町研究でも，運動実施群では注意機能の改善に一致して両側前頭前野の灰白質の容積に非実施群と比較して有意差を認め，同領域の萎縮が抑制されたことが示された．しかし運動中止 6 か月後に，容積は運動を実施していない群と同等になった[9]．

運動中の脳血流変化についても検討されているが，継続的な運動と脳血流の関係についての報告はきわめて少ない．Thomas ら（2013）[16] は，長期間有酸素運動を行っている高齢アスリート

と不活発な高齢者の脳血流を MRI で比較検討した．その結果，高齢者アスリートの後部帯状回ならびに楔前部の血流は，不活発高齢者に比べて高値を示した．後部帯状回ならびに楔前部の血流低下は早期の AD でみられる所見であり，この領域の血流が上昇していることは，定期的な運動習慣が AD のリスクを低下することの裏づけとなる所見かもしれない．

2）　運動と脳由来神経栄養因子

脳由来神経栄養因子（brain-derived neurotropic factor：BDNF）は，脳内では海馬に多く，記憶や学習機能に重要な役割を担い，神経細胞死の抑制や神経可塑性に関与するとされ，AD，血管性認知症，レビー小体型認知症など認知症疾患の脳内の BDNF は減少する．また MCI から AD 脳の進行に伴い BDNF が低下することが報告されている．ただし動物実験では，運動量が多いほど脳由来神経栄養因子が増加することが報告されているが，人の運動量と BDNF 量の関係については明らかではない．

3）　運動と AD 病理

運動と AD 病理に関連した報告もみられる．脳脊髄液中の Aβ42 の低下と，総タウやリン酸化タウの増加は AD のバイオマーカーである．平均 64.3 歳の 85 名を対象に 1 週間の運動実践後の AD の脳脊髄液中のバイオマーカーについて検討した結果，中強度の運動は，Aβ42 が有意に高値を示し，総タウ蛋白質 /Aβ42 とリン酸化タウ蛋白質 /Aβ42 が有意に低値を示した．しかし軽度や高強度の運動は AD のバイオマーカーに変化がみられなかった[17]．この結果は，運動が AD 病理に対して抑制的に作用し，その結果 AD の発症リスクを低下させるという仮説を支持する結果と考えられる．

◆ おわりに

近年，欧米諸国の研究から認知症の有病率や発症率の低下が報告されている．認知症の有病率や発症率が低下した理由は明らかではないが，認知症に対する予防活動が有効な可能性を示唆するものと考えられる．運動については，認知症のリスクを低下することを示す結果や，MCI や認知症に対する認知機能改善効果が示され，期待は大きい．今後運動を実践・継続する者を増やす働きかけが社会全体で必要であり，そのためには楽しく継続でき，また個人の身体状況に即した運動が求められる．

これまで述べてきたように，効果について否定的な報告もみられることから，今後認知症予防や認知機能改善に効果的な運動の種類，運動の強度，頻度などについてさらなる検証も必要である．

文献

1) Kelly ME, Loughrey D, Lawlor BA, et al.: The impact of exercise on the cognitive functioning of healthy older adults: a systematic review and meta-analysis. Ageing Res Rev 2014; 16: 12-31

2) Lautenschlager, NT, Cox KL, Flicker L, et al.: Effect of physical activity on cognitive function in older adults at risk for Alzheimer disease: a randomized trial. JAMA 2008; 300: 1027-1037

3) Song D, Yu DSF, Li PWC, et al.: The effectiveness of physical exercise on cognitive and psychological outcomes in individuals with mild cognitive impairment: A systematic review and meta-analysis. Int J Nurs Stud 2018; 79: 155-164

4) Karssemeijer EGA, Aaronson JA, Bossers WJ, et al.: Positive effects of combined cognitive and physical exercise training on cognitive function in older adults with mild cognitive impairment or dementia: A meta-analysis. Ageing Res Rev 2017; 40: 75-83

5) Groot C, Hooghiemstra AM, Raijmakers PG, et al.: The effect of physical activity on cognitive function in patients with dementia: A meta-analysis of randomized control trials. Ageing Res Rev 2016; 25: 13-23

6) Liang JH, Xu Y, Lin L, et al.: Comparison of multiple interventions for older adults with Alzheimer disease or mild cognitive impairment: A PRISMA-compliant network meta-analysis. Medicine (Baltimore) 2018; 97: e10744

7) Sink KM, Espeland MA, Castro CM, et al.: Effect of a 24-Month Physical Activity Intervention vs Health Education on Cognitive Outcomes in Sedentary Older Adults: The LIFE Randomized Trial. JAMA 2015; 314: 781-790

8) Thuné-Boyle IC, Iliffe S, Cerga-Pashoja A, et al.: The effect of exercise on behavioral and psychological symptoms of dementia: towards a research agenda. Int Psychogeriatr 2012; 24: 1046-1057

9) Tamura M, Nemoto K, Kawaguchi A, et al.: Long-term mild-intensity exercise regimen preserves prefrontal cortical volume against aging. Int J Geriatr Psychiatry 2015; 30: 686-694

10) Verghese J, Lipton RB, Katz MJ, et al.: Leisure activities and the risk of dementia in the elderly. N Engl J Med 2003; 348: 2508-2516

11) Larson EB, Wang L, Bowen JD, et al.: Exercise is associated with reduced risk for incident dementia among persons 65 years of age and older. Ann Intern Med 2006; 144: 73-81

12) Rovio S, Kåreholt I, Helkala EL, et al.: Leisure-time physical activity at midlife and the risk of dementia and Alzheimer's disease. Lancet Neurol 2005; 4: 705-711

13) Andel R, Crowe M, Pedersen NL, et al.: Physical exercise at midlife and risk of dementia three decades later: a population-based study of Swedish twins. J Gerontol A Biol Sci Med Sci 2008; 63: 62-66

14) Sofi F, Valecchi D, Bacci D, et al.: Physical activity and risk of cognitive decline: a meta-analysis of prospective studies. J Intern Med 2010; 269: 107-117

15) Erickson K, Voss MW, Prakashd RS, et al.: Exercise training increases size of hippocampus and improves memory. Proc Natl Acad Sci U S A. 2011; 108: 3017-3022

16) Thomas BP, Yezhuvath US, Tseng BY, et al.: Life-long aerobic exercise preserved baseline cerebral blood flow but reduced vascular reactivity to CO_2. J Magn Reson Imaging 2013; 38: 1177-1183

17) Law LL, Rol RN, Schultz SA, et al.: Moderate intensity physical activity associates with CSF biomarkers in a cohort at risk for Alzheimer's disease. Alzheimers Dement (Amst) 2018; 10: 188-195

第3章　精神医学におけるスポーツの役割

6 睡眠障害とスポーツ

［早稲田大学スポーツ科学学術院］　西多昌規

P O I N T S

● 身体運動・運動習慣と睡眠とは密接な関係がある.
● 習慣的な運動が睡眠を改善させる機序として, 概日リズムや内分泌・代謝系, 免疫系, 体温調節, 自律神経系など多因子の相互作用が考えられている.
● 睡眠障害の治療・予防には, 習慣的な中強度の有酸素運動が一般的には推奨される.
● レジスタンス運動と有酸素運動とを組み合わせた, 個人の特性にあった運動処方が望ましい.
● アスリートに特徴的な睡眠障害として, 閉塞型睡眠時無呼吸症候群や不眠症, 概日リズム障害, 脳震盪後の睡眠障害などがある.

よく運動をした日の夜は, いつもよりぐっすり眠れるということは多くの人が経験している. 日本を含む多くの国では, 慢性的な運動不足にも, また不眠をはじめとする睡眠障害にも苦しんでおり, 両者は密接な関係にあると考えられる.

身体運動を用いた運動療法は, 生活習慣病だけでなく他の疾患への応用も期待されている. 本稿では身体運動・運動習慣が睡眠に及ぼす影響を解説する. 続いて身体運動と睡眠障害との関連性を治療的視点から述べていく. 最後に, アスリートに特徴的な睡眠障害を紹介する.

A 身体運動・運動習慣が睡眠に与える影響

1 ▶ 疫学調査からみた運動と睡眠

身体運動と睡眠との関連性を示した疫学調査は数多い. これまで行われた大部分の疫学調査では, 運動量と睡眠の質の間に有意な正の相関を示している. しかし, いくつかの限界も指摘されている. 運動の質・量や睡眠の評価方法が一貫しておらず, おもに参加者の主観的評価に偏っている, 脳波など客観的睡眠評価を行っている研究が少ない, といった問題点がある. 対象者も, 不眠症と診断がされたものだけでな

く, 不眠症状を呈しただけの不眠症の前駆・準備状態のものも含まれている可能性もある.

2 ▶ 身体運動と睡眠との関連性

身体運動が睡眠に与える影響は, 性別や年齢など個人の特性や運動のプロトコールによって異なってくる. 身体運動のプロトコールは, 一過性と習慣的な運動, 有酸素運動とレジスタンス運動, 強度や持続時間, 運動を行う時間帯など, 多くの要因で構成される.

身体運動と睡眠との関連を扱った研究は数多いが，近年のメタ解析によれば，習慣的な中強度の有酸素運動が睡眠の質の改善および睡眠障害の予防に効果的であることが示されている[1]．しかしレジスタンス運動も徐波睡眠量を増加させるというメタ解析結果もあり[2]，有酸素・レジスタンス運動を取り入れた，個人の特性にあわせた運動が望ましいと考えられる．

3 ▶ 身体運動が睡眠を改善させる機序

運動が睡眠に与える効果は，一過性の運動による効果と，習慣的な運動による効果とに分けることができる．一過性の運動は，深部体温の上昇やホルモン調節に関与している可能性がある．習慣的な運動はこれらの作用に加えて，プロスタグランジン E_2 や腫瘍壊死因子 α を介した免疫系との相互作用，メラトニンによる概日リズム作用，神経由来栄養因子による気分調整に作用している可能性が考えられている．Chennaoui らによる有酸素運動と睡眠との相互作用機序を示した模式図を図1に示す．

B 睡眠障害と身体運動

1 ▶ 不眠症

慢性不眠症に対する身体運動の効果を評価した研究は少ない．6か月間にわたる中程度の有酸素運動によって，脳波上にて睡眠効率の増加や睡眠潜時音短縮など，睡眠の質の改善を示したという結果は示されているが[3]，対象や運動の内容・量を統制した研究は得られていない．屋外の運動では，太陽光が睡眠を改善させる可能性もあるなど，調整が必要な因子は少なくない．

また慢性不眠症の多くは薬物療法が施されて

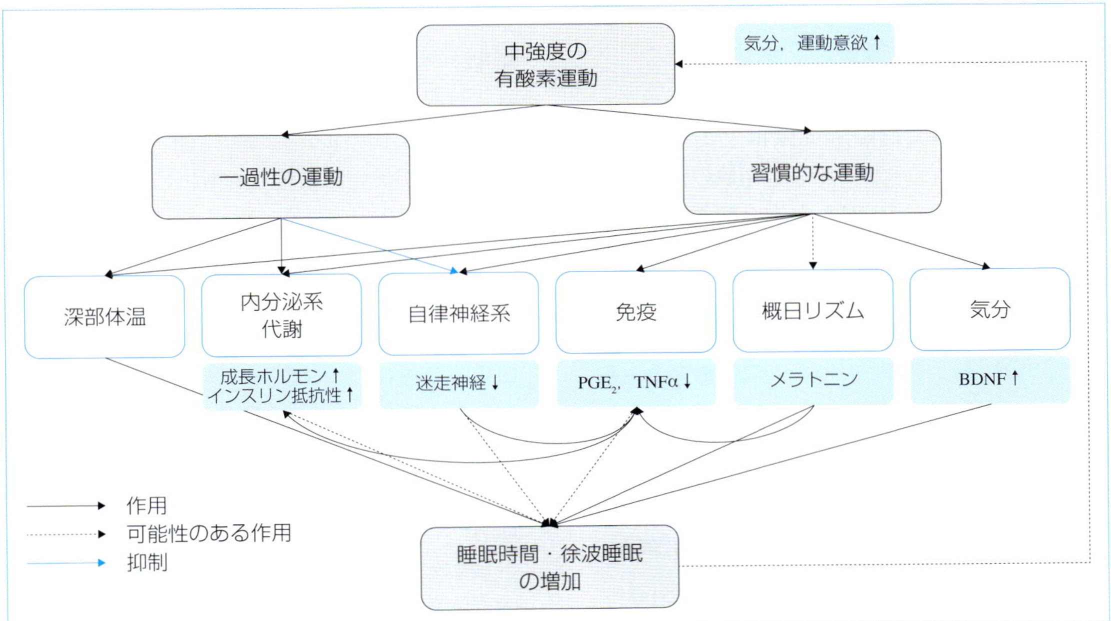

図1 中強度の有酸素運動が睡眠に与えると考えられている効果
PGE2：Prostaglandin E_2（プロスタグランジン E_2），TNF-α：Tumor Necrosis Factor-α（腫瘍壊死因子 α），BDNF：Brain-derived neurotrophic factor（脳由来神経栄養因子）
（Chennaoui M, Arnal PJ, Sauvet F, et al.: Sleep and exercise: a reciprocal issue? Sleep Med Rev 2015; 20: 59-72 より改変）

おり，日中の眠気や注意力低下，筋弛緩効果などがしばしば運動能力に影響を与えている．薬物療法を行っている不眠症患者が運動を行う場合は，薬剤に伴う随伴作用に注意が必要である．

2 ▶ 睡眠時無呼吸症候群

閉塞型睡眠時無呼吸症候群（obstructive sleep apnea syndrome：OSAS）は頸部周囲組織による上気道の圧迫・閉塞によって生じることが多い．したがってほとんどは肥満を伴うことが多いため，体重減少をもたらす身体運動は効果的であるといえる．OSASの危険因子を表1に示す．

しかし最近の研究では，体重減少の有無にかかわらず，身体運動がOSASにおける無呼吸・低呼吸指数の改善に効果的であることが示

されている[4]．いまだ明らかにされていないが，体重減少とは異なるOSAS改善の機序がはたらいている可能性が考えられる．中等症のOSASに対しては，舌・咽頭部の運動も効果的であるとされる．

3 ▶ Restless legs 症候群 /Willis-Ekbom 病（RLS/WED）

RLS/WEDは，下肢を中心とした不快な感覚を生じ，脚を動かしたいという強い衝動が起こる．周期性四肢運動障害との合併率が高いことも知られている．

この症状はしばしば重度の不眠の原因となり，注意が必要である．薬物療法に付加的な有酸素運動が効果的とされている．

C アスリートの睡眠障害

アスリートの睡眠・生体リズムについては第2章-4「アスリートの睡眠管理」（p.25参照）に詳述されているため，本稿では医療的介入が必要な睡眠障害に焦点をあてて解説する．アスリートにみられる睡眠障害を表2に示す．

1 ▶ 閉塞型睡眠時無呼吸症候群

アメリカンフットボールなど高値の体格指数（body mass index：BMI）と豊富な頸部周囲組織をもつスポーツでは，OSASのリスクが高い．未治療のOSASはチームミーティングや練習，試合中の注意・集中機能にも支障をきたし，ケガや回復の遅延を招いている可能性もある．居

室をシェアしている場合にいびき自体が，チームメイトに悪影響を与える可能性も大きい．

診断は，患者およびベッドパートナーへの問診と，上気道を含めた理学的診察ののち，検査結果からなされる．OSASの疑いが強い患者には，近年では自宅で簡易的に検査が可能な検査室外睡眠検査（out-of-center sleep test：OCST）を行うことが多い．正確な診断には，睡眠ポリグラフ（polysomnography：PSG）を行うことが必要となる．

治療については，軽症・中等症では，減量やアルコール摂取を控えるなどの睡眠衛生指導や口腔内装置（マウスピース），中等・重症例では持続的陽圧換気（continuous positive airway pres-

表1 閉塞型睡眠無呼吸症候群のリスク因子と評価

リスク因子（病歴）	リスク因子（身体所見）	診断のための評価
・いびき	・肥満	・検査施設外睡眠検査
・無呼吸	・肥大した頸部周囲	・終夜睡眠ポリグラフ
・日中の眠気	・男性	
・朝起床時の頭痛	・過密な中咽頭組織	
・高血圧の既往		

表2 アスリートにみられる睡眠障害

睡眠障害	アスリートにみられる危険因子
睡眠時無呼吸症候群	BMI高値，頸部周囲の肥大化，男性
不眠症	高度なストレス，頻回の遠征，疼痛，不慣れな環境
概日リズム障害	頻回の遠征，不規則な練習時刻
不十分な睡眠	不適切な睡眠衛生　多忙なスケジュール

sure：CPAP）が導入される.

2 ▶ 不眠症

エリートアスリートは，試合前後の強い緊張・不安による高ストレス状態におかれるため，不眠のリスクは特に高い．Juliff らの調査では，60％ 以上のアスリートに試合前の不眠を伴った睡眠困難を認めた[5]．頻回の遠征やけがなどによる疼痛も，不眠の要因となる.

アスリートの不眠を管理するには，まず不眠の原因となり得る病歴聴取や身体診察を行い，RLS/WED や概日リズム障害，うつ病，OSASなどを否定する．不眠がストレスや不安と関連が強いならば，不眠の認知行動療法（cognitive behavioral therapy for insomnia：CBT-i）は，最も効果的でかつ長期にわたって安全性が担保されている治療法の一つである.

睡眠薬による薬物療法を検討する場合には，持ち越し効果などの副作用が翌日のパフォーマンスに影響を与えることに十分注意を払わなければならない．同時に，アルコールの使用やブルーライトを発する夜間の LED 機器使用を控えるなど睡眠衛生指導を行う必要がある.

3 ▶ 概日リズム障害

国際的に活躍するアスリートにとって，ジェットラグに代表される概日リズム障害は重要な問題である．高照度光療法やメラトニンは，アスリートの臨むスケジュールに対して概日リズムを適合させるのに効果的に働く．例えば日本時間に比べて時間が前進している東方向へのフライトでは，起床直後の高照度光療法と夕方のメラトニン投与が，概日リズムの位相を前進させるので効果的な場合がある.

しかし人間の体内時計の同調には数日単位の期間を要するため，タイムゾーンを越える遠征によるジェットラグへの対処としては，時差に適応する時間をもてるようスケジュールを調整することが必要である．余裕があれば，遠征前に調節しておくのがよい.

4 ▶ 頭部外傷による睡眠障害

コンタクトスポーツに伴う脳震盪後に生じる睡眠障害も，比較的みられる症状である．日中の過度の眠気や易疲労感，不眠などがあげられる．脳の睡眠覚醒機構は外傷に対して脆弱であるため，受傷後も睡眠障害の症状が進行する場合があり，回復期間が遅れ得ることもある．頭部外傷患者ではメラトニン活性の低下が示されており，メラトニン補充が不眠に対する治療となり得る可能性がある.

脳震盪受傷前に，すでに睡眠障害をもっている場合もあり得る．睡眠障害を放置しておけば，脳震盪やほかの外傷のリスクも高くなる．脳震盪予防において，睡眠障害の症状をスクリーニングしておくことが重要であることも示されている.

■ 文献

1) Chennaoui M, Arnal PJ, Sauvet F, et al.: Sleep and exercise: a reciprocal issue? Sleep Med Rev 2015; 20: 59-72
2) Kovacevic A, Mavros Y, Heisz JJ, et al.: The effect of resistance exercise on sleep: A systematic review of randomized controlled trials. Sleep Med Rev 2018; 39: 52-68
3) Passos GS, Poyares D, Santana MG, et al.: Effects of moderate aerobic exercise training on chronic primary insomnia. Sleep Med 2011; 12: 1018-1027
4) Kline CE, Crowley EP, Ewing GB, et al.: The effect of exercise training on obstructive sleep apnea and sleep quality: a randomized controlled trial. Sleep 2011; 34: 1631-1640
5) Juliff LE, Halson SL, Peiffer JJ: Understanding sleep disturbance in athletes prior to important competitions. J Sci Med Sport 2015; 18: 13-18

第3章　精神医学におけるスポーツの役割

7 てんかんとスポーツ

［嬉野が丘サマリヤ人病院精神科］　**髙木俊輔**

P O I N T S

- てんかんは多様性のある疾患であるため，一律な制限を行わずてんかんのある人それぞれの状況にあわせてスポーツを推奨していくべきである．
- スポーツはてんかん発作およびてんかんの併存症によい効果をもたらす．
- スポーツでてんかん発作が誘発されることは非常にまれである．
- 水泳などの水中スポーツでは特別な注意が必要になる．
- てんかんのある児童の学校行事やスポーツは参加が原則だが，指針を参考にする．

てんかんのある人（people with epilepsy：PWEs）の身体運動やスポーツ活動は，発作での外傷のリスクや過保護，スティグマ，無知などによりこれまで不必要に制限されてきた[1]．しかし，近年では運動やスポーツはてんかんに有益な効果があると考えられるようになっており，スポーツでの外傷等のリスクは過大に評価されてきた可能性がある．ここでは，てんかんとスポーツの関係，および PWEs のスポーツ参加などについて解説する．

A てんかんとは

てんかんは頻度の高い疾患で，人口の約 1% にみられる．突発的な脳の過剰な電気活動によるてんかん発作を症状として生じる．全年齢層で発症するが，小児期と老年期で二峰性に発症率が高い．てんかんは多様な疾患でてんかん発作も様々なものがあるが，一部は意識障害や動作停止を突然引き起こすため，水泳などの運動中に生じると事故につながる可能性がある．しかし，薬物療法で PWEs の約 70% が発作コントロールが良好になる．これまで運動でのてんかん発作の誘発や周囲への迷惑を心配して PWEs の運動を制限することが多かったが，それは過剰だった可能性がある．てんかんの発症の多い小児期では体育授業への参加の制限が学校生活における苦難や身体発達の問題につながりやすく，老年期では運動不足が転倒による骨折や身体的な衰弱につながって PWEs に対する運動制限が QOL の低下に影響してきた．

B PWEs へのスポーツの効果

PWEs は一般人口に比べて運動する頻度が低く，肥満傾向で心身の健康度が低いとされており，PWEs が不活発的で不健康な傾向にあると考えられる[1]．逆に，てんかん発作のコント

ロール，QOL，抑うつ，不安，抗てんかん薬の副作用などは活発に運動する群でよい成績であったという研究があり，運動がPWEsに全般的によい効果があることが示唆されている．

1 ▶ てんかん発作への効果

動物モデルでは運動の直接的な抗てんかん作用は繰り返し示されており，運動がてんかん発作を抑制する可能性は高い．また，PWEsにおいても，自己申告で36%のPWEsが日常的な運動で発作が減少したと返答しており[2]，若年ミオクロニーてんかんでは運動によるてんかん性放電の減少が指摘されている．さらに，てんかんの多くは睡眠と関係しており睡眠中に発作が出現するてんかんが多いが，睡眠不足はほとんどのてんかんにとって強い誘発因子である．運動による睡眠の改善は抗てんかん的に作用すると考えられる．

2 ▶ てんかんの併存症への効果

てんかんの併存症に対しても運動がよい作用をもたらす可能性がある．うつおよび不安は多くみられる併存症だが，PWEsで運動を頻繁に行う群ではうつや不安が低いことが示されている．頻用される抗てんかん薬であるバルプロ酸の副作用に肥満があり，さらに未治療のPWEsでも肥満傾向だとされるが，肥満対策として運動は当然ながら重要である．カルバマゼピンも頻用される抗てんかん薬であるが，これを含む一部の抗てんかん薬には骨粗鬆症が副作用としてみられる．運動による骨への刺激が骨形成に働き，さらに運動のために外出することで日光によるビタミンD生成が促されるため運動は重要な骨粗鬆症予防となる．これらの抑うつ／不安，肥満，骨粗鬆症は外出や運動の妨げになるため，発症すると外出しなくなってさらに運動する機会が減少し，さらなる併存症の悪化につながる悪循環となりやすい．そのため積極的な運動の推奨が望まれる．

C てんかん発作の誘発とスポーツ

1 ▶ スポーツの直接的な誘発

特異なてんかんでは運動で特異的に発作が誘発される可能性はあるが，前述のように一般的には運動で発作が抑制される可能性が示唆されている．Nakkenらの204例のPWEsの調査では10%が頻繁に運動に関係して発作を経験すると返答したが，純粋な運動誘発性の発作は2%のみだった[2]．ほかの類似の調査でも同様で，運動が発作を直接誘発することは少ないと考えられる．また，てんかん発作はぼんやりとした状態で出現しやすいため，集中してスポーツを行っている間は出現しにくいと予想される．

2 ▶ スポーツの間接的な誘発

過呼吸，疲労，身体的ストレス，抗てんかん薬の代謝の変動，電解質変動，頭部への衝撃などがてんかん発作の誘発因として検討される．

欠神てんかんでは過呼吸が発作を誘発するが，これは過呼吸での二酸化炭素の過排出によるアルカローシスが原因と考えられている．運動による過呼吸は二酸化炭素貯留やアシドーシスを生理的に代償するもので誘発因子とはならないと考えられる．運動後の疲労と発作頻度の関連は証明されていない．身体ストレスで分泌されるホルモンには発作促進的なものがあるため発作が誘発される可能性があるが，逆に抑制的なものもあり，総合して発作が誘発されるかは不明である．しかし，これまでの研究では運動の前後で抗てんかん薬の血中濃度は大きく変化しないことが確かめられている．過度の運動によって起こる可能性がある脱水，高体温，電解質異常(特に低ナトリウム血症)は発作を誘発することが知られている．運動中の水分・電解質の十分な補充に気を使うべきである．

D PWEs のスポーツ参加

1 ▶ スポーツ全般

　スポーツ中に発作が偶発的に出現してけがなどにつながるリスクはあるが，一律に制限されるべきではない．発作出現の可能性，発作のタイプなどとスポーツの内容，さらには周囲との関係をそれぞれの PWEs において比較検討して参加の可否を考えるべきである．てんかん発作のタイプでは，前兆があって発作の前に対処できたり意識が保たれて体の一部のみに発作が生じるタイプの発作はリスクが低いと考えられる．

　世界抗てんかん連盟（ILAE）のタスクフォースはスポーツ参加についてのガイドラインの試案を発表しており参考になる[1]．これによるとスポーツはリスクのないもの，運動をする人にリスクになり得るもの，周囲の人にもリスクになり得るものの三つの群に分けられ（**表1**），それぞれの群で発作の状況によりどのように指導するかの指針が示されている（**表2**）．この試案では 12 か月以上発作のない場合はすべてのスポーツが許可されるとされたが，これには疑問もある．他の試案では，ボクシングやサーフィンなどは「原則禁止」としているものがある[3]．

2 ▶ 水中スポーツ

　溺水の危険がある水中スポーツは一度の発作が死亡など重大な結果につながる場合があるので注意すべきである．水泳を行うときは前述の試案に従って発作のタイプや頻度を考慮して指導することに加え，海や川での遊泳を避けプールでの水泳を勧める，プールでは監視員を複数配置するなど目を離さないようにする，水深が浅く水が透明な場所にする，飛び込みや潜水を禁止する，てんかんのない人と区別できるような色やマークのついた帽子などを装着する，などの工夫を考慮する．スキューバダイビングは深く潜水するため危険性が高く避けるべきである．

3 ▶ コンタクトスポーツ

　コンタクトスポーツでは，コンタクトの直前にタイミング悪く発作が起こることはあり得ないことではない．てんかん発作で無防備な状態で頭部への衝撃が加わると危険性が高いため，ボクシングや空手など打撃系の格闘技ではより注意が必要である．ラグビーやアメリカンフットボール，レスリングなどはタックルを受けたりプレーヤーが折り重なって倒れたりする状況が頻発し，その際に発作によって無防備であると大けがにつながる可能性があるかもしれない．鉄棒や登り棒，登山など高所からの転倒・転落の可能性があるスポーツにも注意が必要である．

E てんかんのある児童の学校行事や体育授業への参加

1 ▶ てんかんのある児童の学校生活の基本

　てんかんのない児童と一緒に区別なく活動させることを目標とする．学校行事や体育授業等は社会性獲得の重要な機会で，制限を受けると心理的疎外感につながり心身の発達に悪影響がある．てんかんおよび併存症が重度だと保護者も過保護となり制限につながりやすい．また，てんかんに対する知識が不十分だと消極的な態度となりやすい．てんかん専門医のほとんどは集団プール，長距離走，スキーなどではてんかんのある児童の参加を許可すると返答するが，一般医では同様の肯定的な返答は比較して低い割合であり，教師ではさらに低い割合となっている．そのため，リスク評価を含めた正しい知識の指導が重要であり，学校側からの参加の可否の問い合わせや診断書の求めには丁寧に対応したい．

2 ▶ ガイドラインの活用

　成人でのスポーツ参加と同様にてんかん発作

表1 ILAE タスクフォースによるスポーツ危険度の分類試案

Group I	Group II	Group III
リスクなし	中等度のリスク／周囲の人にはリスクなし	高度のリスク／周囲の人にもリスク
ほとんどの陸上競技 ボーリング ほとんどのコンタクトスポーツ 　柔道，レスリング ほとんどの球技 　野球，バスケットボール，ホッケー，クリケット，サッカー，ラグビーなど クロスカントリースキー カーリング ダンス ゴルフ ラケットスポーツ 　テニス，卓球，スカッシュ	水泳 自転車 重大なけがをする可能性のあるコンタクトスポーツ 　ボクシング，空手など アーチェリー スケートボード スケート スノーボード 棒高跳び アルペンスキー バイアスロン，トライアスロン 近代五種（馬術，フェンシング，ピストル射撃，自由型水泳，クロスカントリー） フェンシング，器械体操 乗馬，アイスホッケー 射撃，水上スキー ウェイトリフティング	航空 クライミング 競馬 モータースポーツ パラシュート等 ロデオ スキューバダイビング スキージャンプ 単独での航海 サーフィン ウィンドサーフィン

（Capovilla G, Kaufman KR, Perucca E, et al.: Epilepsy, seizures, physical exercise, and sports: A report from the ILAE Task Force on Sports and Epilepsy. Epilepsia 2016; 57: 6-12 より和訳して作成）

表2 グループごとのスポーツ参加の指導指針

	1回以上の症候性発作	1回の非誘発発作	12か月異常発作なし	睡眠関連発作のみ	意識障害のない発作	意識障害のある発作	10年以上発作なく5年以上服薬なし	断薬
Group I	○	○	○	○	○	△	○	◇
Group II	◇	☆	○	◇	◇	◇	○	★
Group III	◇	☆	○	×	×	×	○	★

○：許可
△：スポーツで発作が誘発される場合には主治医の裁量で判断する
◇：主治医の裁量のもとで制限付きで許可
☆：12か月の無発作期間の後に許可
★：断薬後適当な期間の後に許可
×：基本的に禁止．ただし，周囲の人にリスクがない場合には制限付きで許可が考慮されることもある

（Capovilla G, Kaufman KR, Perucca E, et al.: Epilepsy, seizures, physical exercise, and sports: A report from the ILAE Task Force on Sports and Epilepsy. Epilepsia 2016; 57: 6-12 より和訳して作成）

の頻度やタイプなどを考慮して指導するが，スポーツ活動を含めた学校行事への参加には複数の指針が発表されており参考にできる．ここでは，厚生労働省心身障害研究「小児慢性疾患のトータルケアに関する研究」によるガイドラインを示しておく（図1）[4]．普通学級用のガイドラインAと特殊学校・養護学校用のガイドラインBがあり，発作頻度や強度，生活・行事の内容によって指導の指針が示されている．ここでの「厳重注意」とは参加不可を意味せず厳重な見守り下での参加を意味しており，行事等には原則参加が基本である．

◆ おわりに

　PWEs ではこれまでスポーツの参加を無用に制限されていたが，スポーツはてんかんに対し

ガイドラインA案（普通学級用）

てんかん患児管理指導表

所見名（診断名）＿＿＿＿＿＿＿＿　　平成　　年　　月　　日
学校名＿＿＿＿＿＿＿＿　　医療機関＿＿＿＿＿＿＿＿
氏名＿＿＿＿＿＿＿＿　　医師＿＿＿＿＿＿＿＿

管理区分決定の目安（発作の頻度・強度からの分類）	発作強度	
	弱	強
	短時間の意識消失，程度の軽いけいれん発作など	外傷の危険が大きい，転倒を伴う，けいれん後の意識消失が長引く発作など
発作頻度		
1回/日程度以上	B	A
1回/週程度以上	C	B
1回/月程度以上	C	B
1〜2回/年程度	C	C
1年以上発作なし	D	C
3年以上発作なし	E	E

学校生活の区分	教室学習	体育実技（水泳を除く）	水泳	部活動
A	要注意	1対1などの厳重注意		
B	注意して可	要注意（監視が必要）		
C	可	注意して可	要注意	注意して可
D	可		注意して可	可
E	可			

ガイドラインB案（特殊学校・養護学校用）

頻度・強度の区別	教室内学習	体育実技（除く水泳）	水泳	部活動	児童活動	給食清掃当番	朝会・集会	球技大会・運動会	移動教室・遠足	林間学校・修学旅行	臨海学校
	1対1などの厳重注意が必要										
	監視下であれば可（厳重に監視）										
	監視下であれば可（注意して監視）										
	可	可*	可								可*
	可										

＊必要により何らかの対策をとる必要がある

図1　各種学校行事への参加のためのガイドライン

（前澤眞理子，関　亨，木実谷哲史，ほか：日常生活のアドバイス，小児内科 2002; 34: 822-826 より改変）

てよい効果をもたらす．学校やスポーツ中の死亡事故はほとんどが心臓疾患による突然死であり，てんかんによるものは少ない．また，スポーツでてんかん発作が誘発されることは非常にまれである．注意は必要であるが，ガイドラインなどを参考にして運動をPWEsへさらに広げていくべきである．

文献

1) Capovilla G, Kaufman KR, Perucca E, et al.: Epilepsy, seizures, physical exercise, and sports: A report from the ILAE Task Force on Sports and Epilepsy. Epilepsia 2016; 57: 6–12
2) Nakken KO: Physical exercise in outpatients with epilepsy. Epilepsia 1999; 40: 643–645
3) Gumnit RJ: The Epilepsy Handbook. Lippincott, 1995（清水弘之，小穴康功（訳）：包括的てんかん治療．朝倉書店，1996）
4) 前澤眞理子，関　亨，木実谷哲史，ほか：日常生活のアドバイス．小児内科 2002; 34: 822-826

第3章　精神医学におけるスポーツの役割

8　小児にみられる精神障害とスポーツ

[岩手医科大学医学部神経精神科学講座] 　八木淳子

P O I N T S

● 発達や適応に困難を抱える子どもにとってスポーツ活動は，ボディイメージや自己モニタリング，集団での役割と協働を体験的に学ぶことにより，メタ認知や精神の発達に寄与する重要な機会となり得る.

● 発達障害をもつ子どもがスポーツとかかわる場合，その特性を理解した指導や支援がなされることが望ましい.

● 「不登校」や「学校不適応」は児童思春期青年期に特有の精神医学的問題を内包するものであり，その支援・介入の一環としてスポーツ活動が取り入れられている.

　子ども時代は心身が飛躍的に発達する時期であり，スポーツ活動を通して多くの学びと成長が得られると期待される. それゆえに，児童思春期青年期特有の精神医学的問題のうち，現代社会とのかかわりの深い主要な問題である「不登校・学校不適応」と「発達障害」について理解し，スポーツ活動の指導・取り組みを工夫することが求められる.

A 児童精神医学領域とスポーツの関係

1 ▶ 心と身体のつながり

　一般に身体を動かすこと(運動やスポーツ)は気分転換や気晴らしに効果があるとされ，子どもの場合も同様である. スポーツ活動をすることが身体の健康増進のみならず，メンタルヘルスの維持向上にもよいとされているのは自明のことであり，様々な精神疾患に対する運動療法の効果も数多く報告されている. スポーツが本来もつ「遊戯」としての性質は，「遊び」を通して心身のめざましい発達を遂げる児童思春期に不可欠なものでもある. 特に，運動やスポーツ活動において得られる達成感は，子どもの意欲や勤勉性を引き出し，身体の成長発達と相まって，自己認知や社会性の涵養に大いに役立

つものである.

　脳が可塑性をもって著しく変化していくこの時期は，精神発達において適応性と脆弱性をあわせもち，何事にも柔軟に適応できると同時に，様々な影響を受けやすく安定性を欠き，傷つきやすいという特徴をもつ. 不登校・ひきこもりなどの不適応や，精神疾患の発症がこの時期に多くみられるのはそのためである. 子どもにとってのスポーツ活動が「遊戯性」をはるかに越えて，過大なストレス要因となるような場合には，心身の適応が破綻を招き，様々な身体症状として現れることがある. 特に，認知や言語の発達途上にある子どもにとっては，「心の問題」を適切にとらえて言語化することは難し

く，身体化症状として呈することも少なくない.

2 ▶ 発達課題とスポーツ

子どもは発達する過程を生きており，認知・精神・心理社会的発達において，一定の順序と方向性・連続性をもち，その年齢・年代によってクリアすべき課題があるとされる．乳幼児は，身体的成長に伴い運動機能が著しく発達すると，自律的に自己の行動をコントロールできるようになり，他者への働きかけと応答という双方向のコミュニケーションが可能になる．この時期に自己の身体を存分に使って運動をすることは，ボディイメージの獲得，自己モニタリング，自己コントロール感の体得につながる．「遊び」を通した探索と没頭は，意欲の醸成や普遍性の発見の基礎となる．さらに学童期には，仲間関係や集団のルールを学び，勤勉に物事に打ち込み達成する喜びや失敗する悔しさを味わい，自己の優越性や劣等感といった感情にも目覚めていく．この時期にスポーツ活動において，「努力して（勤勉性）できた」という達成感を味わ

い，生産的であることの喜びを体得することは，青年期以降の意欲やセルフイメージの基礎を築く．また，仲間との協力と試行錯誤，指導者との関係性を通して，集団でのルールや社会的な規律を，家庭の外で体得していく機会を得る.

3 ▶ 不登校・学校不適応とスポーツ

「不登校」は児童精神科医療や小児心身医療に特有の事象であり，精神医学的診断名ではないが，その背景には，発達障害やうつ病，不安症，虐待や機能不全家族など様々な精神医学的・心理社会的問題がある．精神疾患への運動療法の効用は知られてきているが，「不登校」，「学校不適応」の子どもの場合，程度の差はあれ「抑うつ状態」に陥ることが少なくない．近年，運動により，セロトニン神経系を活性化させ，抗うつ・抗不安効果が得られるという研究報告は数多くなされている．このことからも，不登校・学校不適応の子どもの支援の場において，運動やスポーツ活動を取り入れることは妥当かつ有用なことと考えられる.

B 発達障害とスポーツ

1 ▶ 自閉スペクトラム症（ASD）の子どもとスポーツ

1） ASD 特性とスポーツ活動の意義

自閉スペクトラム症（autism spectrum disorder：ASD）は「対人コミュニケーション」と「想像力」に困難を呈する神経発達症である．その不器用さやボディイメージの障害，強いこだわりや感覚特異性などのために，球技などの競技スポーツとは縁遠いと目されることも少なくない．しかし，全身を動かすことは，筋力を鍛え，柔軟性やバランス感覚を身につけ，不意の（新規の）状況に対応する力を養うだけでなく，自己モニタリングや自己コントロールの感覚を発達させる機会ともなる．さらに，好意的で適切な特性への配慮のもと，グループでのスポーツ活動に参加することは，メタ認知（自分自身の立場や言動を他者の視点から客観的に認

識すること）の発達や社会性の涵養にもつながることが大いに期待される.

2） 特性を生かした自己実現の場としてのスポーツ活動

ASD の子どもにとって，「競技スポーツ」は，わかりやすさ，明解なルールに従う公平性といった点で馴染みやすい要素を含む．一方，実際に体験する練習や試合（ことさら集団競技において）は，彼らの最も苦手な「臨機応変」や「以心伝心」を要求される，高度な社会活動の場と化す．そのような性質と不器用さ（後述する発達性協調運動障害を含む）ゆえ，一般的には「ASD 児は集団の球技は苦手」と考えられてきた．しかし，想像性に欠け「こだわり」が強いことは，新しい物事を取り入れるまでに時間はかかるが，一度体得したスキルを次回に生かす再現性と忠実性という点ではすぐれた力を発

揮する．こだわりは「努力できる才能」にもつながる可能性をもつ．読み書き障害の子どもの語彙（親和性のある言葉）を増やす支援プロセス同様に，スポーツにおいては「やったことのある動き」，「知っている身のこなし」のパターンを増やすことで，応用的な試合の場でも，体得した動きのパターンの組み合わせで対応できるようになる．一つの動きを徹底的に細分化し，体得させるための指導の工夫は必要だが，彼らの字義通り性や型通りの融通の利かなさは，定型発達児が時としておろそかにしがちな基礎トレーニングへの熱心な取り組みをも後押しする力となる．切り替えの苦手さは，「はまれば際限なく執着する」能力と表裏一体であり，一つの技術を習得するために努力を惜しまない姿勢につながり得る．競技スポーツはこうしたASD特性を生かした自己実現の場として，大いに活用すべきものである．ただし，スポーツがASD児の成功体験に結びつくためには，指導者が子どもの発達特性をよく理解して，適切な指導とサポートをすることが不可欠である．

2 ▶ ADHDの子どものスポーツ参加

1) ADHD特性とスポーツの関連

　注意欠如・多動症（attention deficit/hyperactivity disorder：ADHD）は発達年齢に不相応な多動性／衝動性／不注意の問題が存在し，それらが日常生活に支障をきたすほど顕著であることを特徴とする．活動エネルギーが高く，時に好戦的で負けず嫌いなため，スポーツで大いに力を発揮する可能性があるが，衝動性や不注意によってミスを連発したり，チームの和を乱したりといった問題を生じやすい．心理社会的なサポートやソーシャルスキルの向上，適切な服薬によって症状が緩和されると，スポーツでのパフォーマンスが格段に上がり，他者評価や達成感の高まりとともに，自信を得ることにつながる．

2) 服薬に関する諸問題

　ADHDの症状緩和にすぐれた効果を発揮する治療薬（メチルフェニデート，アトモキセチン，グアンファシン等）が知られており，ス

ポーツ少年団や部活動での遠征試合など，集団活動の時間が長ければ長いほど，その薬効はADHD児の社会適応やパフォーマンス向上を大いに後押しする．しかし，親元を離れた場所での試合や宿泊を伴う場合の服薬管理には，指導者や引率者の理解とサポートが必要である．また，競技力が向上し全国レベルの公式大会や国際試合などに出場する際に，ADHD治療薬の服薬を問題なく継続するためには，アンチドーピングプログラムによる治療使用特例（therapeutic use exemption：TUE）申請を念頭において準備することを考慮されたい．

3 ▶ 指導者の特性理解の重要性

　ASDの子どもは表情認知や社会的文脈の理解を苦手とすることが多いため，集団スポーツのなかで期待される行動を即座にかつ臨機応変に繰り出すことは難しい．独特の記憶形式によって「強い叱責」や「罵声」は，外傷記憶として長くとどまりやすい傾向がある．指導者の強い叱責の言葉が「トラウマ」となって，そのスポーツを避けるばかりか，体育館などのスポーツ施設に近づけない，といった不利益を被ることもある．また，ADHDの子どもは，その多動衝動性ゆえ，集団のなかで「自分勝手」と受け取られる行動をとりがちなため，チームの仲間から「ひんしゅくを買う」経験が少なくなく，不注意による失敗体験の蓄積は，指導者から叱られることによる自尊心の低下を招きやすい．子どものスポーツの指導者は，個々の子どもの性質を理解して指導することはもちろんだが，ASDやADHDのような発達特性をもつ子どもの認知や思考，身体機能の特徴などを理解し，特性に配慮した指導のコツや対応方法を身につけ，時機を得た適切な指導を展開することが望まれる．

　また，ASDやADHDのみならず，知的障害や学習障害（learning disorder：LD）などの発達障害全般に，発達性協調運動障害（developmental coordination disorder：DCD）を併存するか，DCD診断閾下であっても「不器用さ」を呈す

る子どもが少なくない．このような子どもたちに対する運動指導では，「できないことをできるようにするのではなく，できる運動を楽しんでやる」ことから開始して，できることを増やし，それらを足がかりに動機づけ支援を展開することが肝要である．

C 学校不適応を呈する子どもの支援—スポーツ活動の効用

1 ▶ 学校不適応の子どもの居場所

不登校や引きこもりが社会問題となって久しいが，学校に適応できずに苦悩する子どもたちも心身の成長発達の場を必要としている．児童精神科の臨床においては，不適応の背景に発達障害がある場合や，子ども虐待やネグレクト，いじめなど様々な問題が複雑に絡んだ症例が少なくないが，このような子どもたちに「安心・安全」な居場所を確保し提供することは，社会的急務である．適応指導教室やフリースクール，放課後デイサービスなど教育・福祉的な枠組みに加え，児童精神科デイケアは，児童精神科医療の側面から子どもの育ちを支える場として機能し得る．

2 ▶ 児童精神科デイケアでのスポーツ活動

児童精神科デイケアにおけるスポーツ活動は，競技性よりもその娯楽性・遊戯性と適度な全身運動による気分の高揚効果等を期待して取り入れられるものである．

以下に，岩手医科大学いわてこどもケアセンター（児童精神科クリニック）の「子どもデイケア」における運動・スポーツ活動の取り組みを紹介する．

1) いわてこどもケアセンター「子どもデイケア」での取り組み

当センターの「子どもデイケア」は，週3日の午前・午後の6枠をショート・デイケアとして設定している．利用目的は「居場所づくり」，「対人交流」などが大半を占める．それぞれの利用枠は特性，性別，年齢などを考慮し2〜4名の利用者で構成されている．プログラムとして「学習」や「制作」，「ゲーム」，「運動・スポーツ活動」などのアクティビティを実施している（図1）．特に「運動・スポーツ活動」はで

きる限り，導入を提案し，多くの子どもたちの参加を得ている．運動のメニューは単純な身体運動から卓球・バドミントン・ホッケーなどの競技スポーツまで様々であり，子どもの年齢や特性，グループの人数などにより，それぞれの特徴に配慮したメニュー選択を行っている．

2013年度（デイケア開設）〜2017年度末のデイケア利用登録者は61名で，何らかの運動プログラムを実施したのは34名であった．そのうち半年以上デイケアを利用した32名（男性17名，女性15名），年齢（平均±標準偏差：13.7±2.6）について，デイケア・プログラムで運動・スポーツ活動を実施した17名（スポーツ

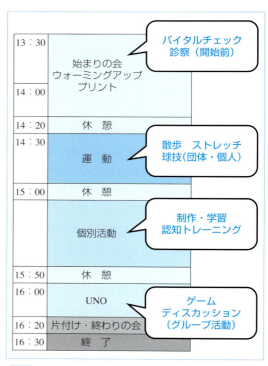

図1 いわてこどもケアセンター 子どもデイケアスケジュールの一例

群）と，実施しなかった 15 名（非スポーツ群）の社会適応について，CGAS（Children's Global Assessment Scale，児童用総合評価尺度）を用いて評価し，デイケア開始時と半年後で比較したところ，スポーツ群において，半年後の社会適応度は有意に改善（$p < 0.001$）していた．実施した運動・スポーツ活動の内容はバドミントンが最も多く，卓球，野球（キャッチボール含む），サッカーなどの順であった．

2) 発達障害の子どもへの運動・スポーツ活動指導の工夫

ASD に伴う不器用さや ADHD のような多動衝動性を特性にもつ子どもは，道具を使うことを苦手とすることが多い．キャッチするボールの軌道や球技のフォーメーションなどに対する認知，卓球のラケットにボールがあたる角度（位置覚），バドミントンでサーブする際のシャトルの高さの加減，ラケットを振るタイミング，ボールを投げるときに手からボールを離すタイミングなど，物（道具）をコントロールする多くの要素に対応する能力を必要とされる．そもそも自己の身体の大きさがどの範囲までで，どのように動いているかというボディイメージがあいまいなことが多く，身体の動きに対する自己モニタリングに困難を抱える．このような子どもたちへの技術指導において，重要なことは，動きの習得の過程をスモールステップに細分化して手本を示し，その一つ一つのステップに簡潔でわかりやすい説明を加えることである．そのうえで，できたことを褒め，動機づけを高めて意欲を引き出す．ひとたび「苦手」意識が刷り込まれると，こだわりの強さから，その運動には一切取り組まない（回避）という結果を招き，その子どもの発達の機会を奪ってしまうことになりかねない．一方，ASD の子どもはその特性ゆえ，技術の獲得には時間がかかるが，ひとたびコツをつかめば，忠実に再現し続ける能力にすぐれることが多い．それまでの学校生活では，失敗と恥をかくことの連続であった彼らにとって，遊戯性やゲーム性を伴ったスポーツ技術の獲得は，「こだわり」を強みに変え，自己肯定感

や意欲を高める絶好の機会ともなり得る．

3) グループ活動におけるスポーツの効用

デイケアの集団活動において，スポーツを通して交流することは重要である．自己モニタリングと他者評価を繰り返しつつメタ認知が発達し，競争と協力関係の共存のなかで，社会的スキルの基盤を獲得していく．ある男子グループでは，新たにバドミントン経験者（高 1）が参加することになった際，それまでのメンバーは彼に敬意を払いつつ，「負けられない」と打ち方を真似したり，頑張って食らいついたりしていた．「負ける」ことの経験も「悔しさ」を自己コントロールすることにつながった．やがて徐々にバドミントン経験者のレベルに皆の技術が追いつくにつれ，集団の凝集性が高まり，個人の達成感や自己効力感が高まる様子が観察された．

また，部活動でのいじめによるトラウマを抱えて不登校だった中学生男子（ASD）は，小学校から打ち込んできた剣道の技術を，スタッフを相手にデイケア活動のなかで披露して褒められたことが好機となり，高校で再び剣道に向き合うこととなった．その後の活躍が自信となり，トラウマを乗り越えるきっかけになったと考えられた．

このように，同年代の集団の中で傷つき，不適応となった子どもたちが，デイケアという心理的安全感をある程度保障された居場所において，同世代とのスポーツグループ活動に熱心に取り組み，自信を回復し，再び前を向いて歩き出す姿は，スポーツのもつ治療的効果を体現しているものでもある．

● 参考文献

- ・永島正紀：青少年スポーツ精神医学．日本臨床スポーツ医学会誌 2004; 12: 427-432
- ・宮原資英：発達性協調運動障害―親と専門家のためのガイド．スペクトラム出版社，2017
- ・日本アンチ・ドーピング機構：医師のための TUE 申請ガイドブック 2018．2018
  〔https://www.realchampion.jp/assets/uploads/2018/04/tueguidebook2018.pdf〕〔2018 年 6 月閲覧〕
- ・北 一郎，大塚友実，西島 壮：うつ・不安にかかわる脳内神経活動と運動による抗うつ・抗不安効果．スポーツ心理学研究 2010; 37: 133-140

第3章 精神医学におけるスポーツの役割

9 女性アスリート特有の障害

［東京大学医学部附属病院女性診療科・産科］ **能瀬さやか**

P O I N T S

- スポーツにおける相対的なエネルギー不足の状態にあるアスリートでは，パフォーマンス低下につながることを念頭におき対応する．
- 15歳で初経が発来していない場合や3か月以上月経が停止している場合は，産婦人科受診を勧める．
- 無月経の原因が利用可能エネルギー不足の場合，運動量と食事量の見直しを行う．

A 女性アスリートの三主徴／スポーツにおける相対的なエネルギー不足

アメリカスポーツ医学会（American College of Sports Medicine：ACSM）では，摂食障害の有無によらない low energy availability（LEA，利用可能エネルギー不足），視床下部性無月経，骨粗鬆症を女性アスリートの三主徴（female athlete triad：FAT）と定義し，1990年代から警鐘を鳴らしている（**図1**）[1]．また，2014年に国際オリンピック委員会（International Olympic Committee：IOC）では relative energy deficiency in sport（RED-S）の概念を提唱した．この概念は，スポーツにおける相対的な利用可能エネルギー不足は，発育・発達や代謝，精神面，心血管系，骨等，全身へ悪影響を与えパフォーマンス低下をもたらすとし「運動によるエネルギー消費量に見合ったエネルギー摂取量」の重要性について示したものである（**図1**）[2]．

B 女性アスリートの摂食障害

一見健全にみえるアスリートであるが，摂食障害の頻度は一般女性で5～9%に対し，アスリートでは18～20%と高いことが明らかになっている[3]．特に10代後半～20代の若いアスリートに多いことや，陸上長距離等の持久系の競技や新体操等の審美系競技，レスリング等の体重-階級制競技の選手で頻度が高いことが報告されている[3]．

当大学産科婦人科学教室では，2017年4月に女性アスリート外来を開設した．1年間で延べ467名が受診し，最も多い主訴は無月経34%，月経不順28%と，全体の62%が月経周期異常を抱えていた．月経周期異常の原因は様々あるが，月経周期異常で受診したアスリートのうち96%がLEAによる月経周期異常であった．また，LEAによる無月経と診断されたアスリートの12%が精神科医により摂食障害と診断された．摂食障害は，女性アスリート

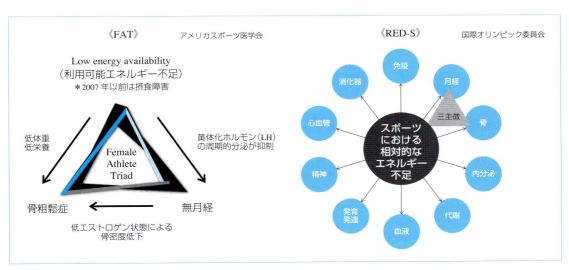

図1 FATとRED-S

(FAT：De Souza MJ, Nattiv A, Joy E, at al.: 2014 female athlete triad coalition consensus statement on treatment and return to play of the female athlete triad: 1st international conference held in San Francisco, California, May 2012 and 2nd international conference held in Indianapolis, Indiana, May 2013. Br J Sports Med 2014; 48: 289 を和訳して作成)(RED-S：Mountjoy M, Sundgot-Borgen J, Burke L, et al.: The IOC consensus statement: beyond the Female Athlete Triad Relative Energy Deficiency in Sport (RED-S). Br J Sports Med 2014; 48: 491-497 を和訳して作成).

にとってまれな疾患ではなく，どの競技レベルの選手でも起こり得る疾患である．

摂食障害のアスリートでは，過食や自己嘔吐，下剤の乱用等をコーチやチームメイト，家族に知られないように隠す傾向にある．摂食障害になるきっかけとして，周囲からの減量の指示やけがによる体重増加が多く，減量を考えるあまり体重のことが頭から離れず1日体重を10回近くも測定する選手もいる．このような選手では，体重が減っていないと「食事を摂りすぎているから食事量を減らさなければいけない」，「練習量がまだ足りていない」という解釈につながり，さらに食事制限や練習量を増やし，LEAの悪循環に陥っていく傾向にある．摂食障害のリスクが高いと判断した選手では，チームスタッフと相談し，体重測定の中止のみで摂食障害への進展を予防できる選手も多く経験する．重要なことは，アスリートにかかわるスタッフがリスクを評価し摂食障害に陥らないようにサポートすることである．

C 女性アスリートの三主徴と疲労骨折

FATのうち一つの疾患を有するアスリートでは，疲労性骨障害のリスクは2.4〜4.9倍，FATすべてを有するアスリートでは6.8倍，疲労骨折のリスクが高くなることが報告されており，女性アスリートにおいてFATに対する医学的介入は障害予防の点でも重要となる[4]．ただし，疲労骨折に最も影響を与える因子はトレーニング量であり，FATの改善のみで疲労骨折を予防できるわけではなく多方面からの取り組みが必要である．

D 日本人アスリートの無月経の現状

1 ▶ 競技レベル別にみた無月経の頻度

アスリート 2,259 名，コントロール 490 名（92 名未記入）に対し，競技レベル別に無月経と月経不順をあわせた月経周期異常の頻度について調査を実施した[5]．

この結果月経周期異常の頻度は，日本代表レベル 38.0％，全国大会レベル 40.7％，地方大会レベル 43.3％，その他のレベル 39.6％，コントロール 42.2％であり，月経周期異常の割合は各群間で差は認められなかった．この結果より，月経周期異常の頻度は競技レベルに関係ないことが明らかになり，競技レベルを問わず対策に向けた啓発が必要である．

2 ▶ 競技特性別にみた無月経の頻度

競技特性別に無月経の頻度をみると，陸上長距離やトライアスロン等の持久系競技の 11.6％，新体操や体操等の審美系競技の 16.7％で無月経が認められた（図 2）[5]．これらの競技は慢性的に低体重を求められる競技であり，エ

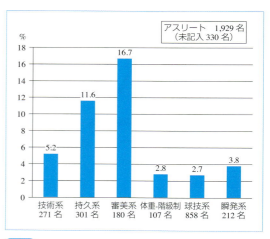

図2 競技特性別にみた無月経の頻度
（大須賀穣，能瀬さやか：アスリートの月経周期異常の現状と無月経に影響を与える因子の検討．若年女性のスポーツ障害の解析とその予防と治療（編），若年女性のスポーツ障害の解析．平成 27 年度日本医療研究開発機構 女性の健康の包括的支援実用化研究事業 2016; 68: 4-15 より改変）

ネルギーバランスと月経周期異常の関連が推測できる．

E 低骨量／骨粗鬆症の関連因子

女性の最大骨量獲得時期は 20 歳頃であり，50 歳頃に閉経を迎えるとエストロゲンの低下により骨密度は急激に低下する．今回，最大骨量獲得後の 20 歳以上のアスリート 210 名を対象に低骨量／骨粗鬆症の関連因子について検討した．この結果，低骨量／骨粗鬆症と最も関連がある因子として「10 代で 1 年以上無月経を経験していること」と「BMI が低いこと」があげられ，適切な骨量獲得には 10 代からの低エストロゲンの予防と適切な体重が重要な因子であることが明らかになった[6]．実際にこれらの選手の骨密度をみると，10 代で 1 年以上無月経を経験しているアスリートでは，10 代で月経周期が正常なアスリートと比較し骨密度が低い結果となった[7]．この結果より，特に 10 代で LEA を早期にスクリーニングし医学的介入につなげることが，引退後も含め生涯の女性の健康を守るうえで重要となる．

F 女性アスリートの三主徴の診断

1 ▶ LEA による無月経

15 歳になっても初経が発来しない場合や 3 か月以上月経が停止した続発性無月経の状態では婦人科受診の対象となる．FAT の起点である LEA は，（食事から摂るエネルギー摂取量）－（運動によるエネルギー消費量）が 1 日除脂肪

量1kgあたり30kcal未満と定義され，この LEA の状態が長期間続くことにより，おもに排卵に関連する下垂体からの黄体化ホルモン（luteinizing hormone：LH）の周期的分泌が抑制され無月経となることが想定されている[8]．このため，女性アスリートでは男性アスリートと比較し，月経周期異常を通じて LEA に気づきやすい．もともと月経周期や排卵が規則的だったアスリートが LEA の状態になると，黄体機能不全，無排卵，希発月経を経て無月経となる．普段から基礎体温を測定し低温期と高温期を認める二相性の正常な基礎体温であるかを確認する．基礎体温が正常なアスリートが LEA の状態になると，高温期が短縮し，この時点で LEA が改善されなければ無排卵により高温期がみられず低温期のみを示すため，基礎体温の測定は LEA の早期発見につながるケースがある．ACSM では下記の状態にあるアスリートは LEA の状態であるとし，BMI や標準体重を用いて LEA のスクリーニングを行っている[1)2)]．

　①成人：BMI 17.5 以下
　②思春期：標準体重の 85% 以下
　③1か月以内の体重減少が 10% 以上

2 ▶ 骨密度の測定と診断基準

　下記にあてはまるアスリートは，骨密度を測定する．

　① LEA の女性アスリート
　　・成人　…BMI 17.5 以下
　　・思春期…標準体重の 85% 以下
　　・1か月の体重減少が 10% 以上
　② 1 年以上無月経のアスリート

G 女性アスリートの三主徴の治療

1 ▶ LEA による無月経の治療

　無月経で婦人科を受診すると，ホルモン製剤を投与され「太る」イメージをもつアスリートや指導者は多い．無月経のアスリートへホルモン製剤を投与するか否かについては，無月経の原因によって異なる．

1) 非薬物療法

　LEA の治療の大原則は，運動によるエネルギー消費量を減らす，または／かつ食事からのエネルギー摂取量を増やすことである[1)2)]．LEA による無月経のアスリートでは，月経周期正常群と比較し，またほかの栄養素と比較し炭水化物の摂取量が少ないことが明らかになっている[7)]．以下に，ACSM と IOC の LEA 改善のための指針を**表1**に示す[1)2)]．

　また，低骨量／骨粗鬆症のアスリートにおいて LEA の改善は骨代謝の不均衡が改善されるため重要な治療となる．しかし，骨密度の点からは，LEA が改善しても体重増加がみられなければ骨密度の増加につながるケースは少な

い．骨密度の増加を期待できる方法の一つとして，体重や筋量の増加があげられる．しかし，陸上長距離選手に代表されるように体重増加がパフォーマンス低下につながると考えられている競技では，競技生活中の著明な体重増加は難しく後述の薬物療法を考慮する．

2) 薬物療法

　前述の非薬物療法による LEA の改善を行っても LH 値の改善や月経が再開しない場合，また，低骨量／骨粗鬆症のアスリートでは競技特性を考慮し，エストロゲン製剤によるホルモン療法を併用するケースがあるが，この場合も LEA の改善を継続して行うことを忘れてはならない．実際にホルモン療法を行う際の薬剤の選択であるが，更年期障害に対し使用される経皮エストラジオール製剤を用いている．これらの薬剤は，エストラジオール値を数値化でき，連日投与を行いながら，試合や練習日程を考慮しプロゲスチン製剤の経口投与により約3か月に1回を目安に周期的な消退出血を起こしている．

> **利用可能エネルギー不足の改善法**
> **《アメリカスポーツ医学会の指針》**
> ①最近減少した体重をもとに戻す
> ②正常月経が保てる体重に戻す
> ③成人は BMI 18.5 以上，思春期は標準体重の 90%
> 　以上にする
> ④エネルギー摂取量や体重は下記を目指す
> 　・エネルギー摂取量は最低 2,000 kcal/ 日とする．
> 　・エネルギー必要量よりもエネルギー摂取量を 20
> 　　～ 30% 増やす．
> 　・7～10 日ごとに 0.5 kg 以上体重を増加させる．
> 　　ただし，トレーニングによるエネルギー消費量
> 　　によってはさらに増やす．
> ⑤利用可能エネルギーを 45 kcal/kg 除脂肪量 / 日以
> 　上にする
> **《国際オリンピック委員会の指針》**
> ①最近のエネルギー摂取量に 300～600 kcal/ 日を加
> 　える
> ②トレーニング量を適正にする
> ③トレーニングや食事に関するストレスへの対処を
> 　考える

表1 利用可能エネルギー不足の改善法

（De Souza MJ, Nattiv A, Joy E, at al.: 2014 female athlete triad coalition consensus statement on treatment and return to play of the female athlete triad: 1st international conference held in San Francisco, California, May 2012 and 2nd international conference held in Indianapolis, Indiana, May 2013. Br J Sports Med 2014; 48: 289/Mountjoy M, Sundgot-Borgen J, Burke L, et al.: The IOC consensus statement: beyond the Female Athlete Triad Relative Energy Deficiency in Sport（RED-S）. Br J Sports Med 2014; 48: 491-497 より作成）

文献

1) De Souza MJ, Nattiv A, Joy E, at al.: 2014 female athlete triad coalition consensus statement on treatment and return to play of the female athlete triad: 1st international conference held in San Francisco, California, May 2012 and 2nd international conference held in Indianapolis, Indiana, May 2013. Br J Sports Med 2014; 48: 289

2) Mountjoy M, Sundgot-Borgen J, Burke L, et al.: The IOC consensus statement: beyond the Female Athlete Triad Relative Energy Deficiency in Sport（RED-S）. Br J Sports Med 2014; 48: 491-497

3) Joy E, Kussman A, Nattiv A. 2016 update on eating disorders in athletes: A comprehensive narrative review with a focus on clinical assessment and management. BJSM 2016; 50: 154-162

4) Mallinson RJ, De Souza MJ: Current perspectives on the etiology and manifestation of the "silent" component of the Female Athlete Triad. Int J Womens Health 2014; 6: 451-467

5) 大須賀穣，能瀬さやか：アスリートの月経周期異常の現状と無月経に影響を与える因子の検討．若年女性のスポーツ障害の解析とその予防と治療（編），若年女性のスポーツ障害の解析．平成 27 年度日本医療研究開発機構，女性の健康の包括的支援実用化研究事業 2016; 68: 4-15

6) Nose-Ogura S, Yoshino O, Dohi M, et al.: Low bone mineral density in elite female athletes with a history of secondary amenorrhea in their teens. Clin J Sport Med 2018; 10: 1-6

7) 小清水孝子：産婦人科医による「エネルギー不足」改善にむけての栄養指導法の提案．若年女性のスポーツ障害の解析とその予防と治療，平成 27 年度 日本医療研究開発機構 女性の健康の包括的支援実用化研究事業 2016; 68: 16-24

8) Loucks AB, Thuma JR: Luteinizing hormone pulsatility is disrupted at a threshold of energy availability in regularly menstruating women. J Clin Endocrinol Metab. 2003; 88: 297-311

第3章　精神医学におけるスポーツの役割

10　サイコオンコロジーとスポーツ

［保坂サイコオンコロジー・クリニック］　保坂　隆

POINTS

● サイコオンコロジーとは，がん患者や家族の心理面への臨床的なかかわりや研究領域のことをいう.
● サイコオンコロジーは，がんと心の間の双方向性の関係性を扱う新しい学問・臨床の領域である.
● がん患者のうつ病は運動療法によって治療が可能である.

A　サイコオンコロジーとは？

1 ▶ サイコオンコロジーの歴史

　サイコオンコロジーとは，サイコ＝心理・精神，オンコロジー＝腫瘍学，から成る造語であり，大まかにいえば，がん患者や家族の心理面への臨床的なかかわりや研究領域のことをいう. 1977 年にニューヨークにあるスローン・ケタリング記念がんセンター(Memorial Sloan-Kettering Cancer Center)に常勤の精神科医(Jimmie Holland)が勤務するようになった際に作られた，新しい領域を表す言葉である.

　しかし，この領域ではすでに 1960 年代に精神科医キュブラー・ロスによる「死の受容」の研究が有名だった. ではなぜ 1970 年代に改めてサイコオンコロジーが誕生したかというと，がんが患者や家族の心に影響を与えるだけでなく，逆に，がんへの心の構え方や心理的な援助が，がんの予後に影響を与えることがわかってきたからである.

　わが国には，1990 年代に輸入された概念であり，「日本サイコオンコロジー学会」という

学術団体もあり，認定医制度も始まっている.

2 ▶ サイコオンコロジーの定義

　サイコオンコロジーは，①がん患者や家族の情緒状態やそれに対する精神的ケア，②がんの発生・進展に影響を与える心理社会的因子，などを扱う新しい学問・臨床の領域であると定義されている[1]. つまり，サイコオンコロジーとは，がんと心の間の「双方向性の関係性」を扱う新しい領域ということになる.

　例えば，前者では，がん患者の 30 ～ 40% に適応障害やうつ病がみられることが明らかにされてきた一方で，後者では，がん患者が集団精神療法に参加することによって余命期間が延長したり，再発率や死亡率が減少したことなどが報告されてきた[1](ただし，現在では，必ずしも平均余命を延長させるわけではないが，少なくとも患者の QOL を高めることが確認されている).

　そのため，サイコオンコロジーの目標とは，

がん患者の心理の見方から精神症状の評価や，それに対する対応をすることによって，患者や家族の QOL を高めることを意味している．

B がん患者の抑うつ

1 ► がん患者に合併する精神疾患

がん患者は通常の場合でも，不安やうつがみられる．いわば「正常範囲の不安」や「正常範囲のうつ」であるが，がん患者だけでなく，通常，人は無意識的に，否認・抑圧などの心理的防衛規制を無意識的に用いて，これらの正常範囲であっても不快な症状を感じないようにしている．それでも防衛できなくなった場合に，何らかの精神疾患を呈することになる．

最も多いのは「適応障害」であり，これは，ある状況に反応して（通常は 3 か月以内に生ずる），想定を超える不安・焦燥感・うつなどがみられ，日常生活が損なわれたり，機能障害を起こすものである．次に多いのが，うつ病である．うつ病とは，脳内の神経伝達物質であるセロトニンやノルアドレナリンなどが減少したり，神経伝達における機能障害を起こし，意欲・感情・行動などの面で障害が起こるものである．うつ病は通常は，抗うつ薬でなければ治らない病態レベルと理解すべきである．

この適応障害とうつ病をあわせた頻度は，がん患者の 30〜40％ といわれている（図 1）．

2 ► がん患者のうつは見逃される

がん患者に接する医療者のなかには，がんのような重篤な疾患にかかると「きっと気持ちが滅入るだろうなあ」とか「この程度の落ち込みはやむを得ないだろうなあ」と，患者の気持ちを「わかりすぎてしまう」傾向がある．このような理解は，一見すると医療者のあたたかい態度のように思われがちであるが，患者が抑うつ状態に陥っている場合には日常生活が障害され，QOL は極端に損なわれているのでこれは大きな誤解である．これはもはや正常反応とはいえず，抑うつ状態であり，これは正しく診断され，適切に治療されなければならない．

適応障害との違いは，症状でいえば，重篤であることと，長く（目安としては 2 週間以上）続くことである点であり，対応としては抗うつ薬という薬物療法が主体となる点である．

主治医はなぜ，がん患者のうつを見落としてしまうのだろうか？ これには大きく分けて，二つの要因がある．

まず第一に，主治医は，「まさか自分の患者が，うつ病のように精神科的な病気にかかって

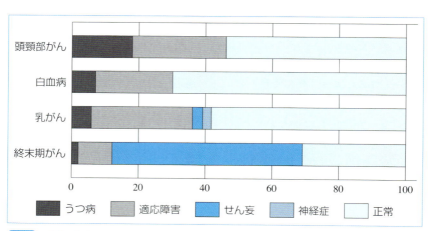

図1　がん患者の精神症状

いるわけがない」と思うようで，その背景には「かかっていてほしくない」という願望がある．これは「**主治医としての思い**」とまとめることができる．

話は逸れるが，同じようなメカニズムは家族にもある．有病率調査と総人口からは，全国には400万〜800万人くらいのうつ病患者が計算上では考えられているが，実は1/10程度しか医療機関を受診していない．なぜか？　まず，自分自身が，今の不調をうつ病のせいだとは思っていない（気づかない）可能性がある．そして，家族も，食欲がなくてもふさぎ込んでいても，一時的なことであり，外でイヤなことでもあったんだろうくらいの意識なのであろう．そのように，家族も「まさか自分の家族メンバー

から，うつ病のような精神科的な病気が生ずるわけがない」と思っているのである．もちろん，その背景には，「かかっていてほしくない」という願望があることは，上記の主治医の場合と全く同じである．

さて，主治医が，うつを見落とす第二のメカニズムは，「がんという重篤な病気にかかっているのだから，泣いていても，食欲がなくても，眠れなくても，それは当然のことだ」と思っている場合である．いわば，「**正常反応の拡大解釈**」ともいうべきメカニズムである．しかし，意識障害がないかぎり，2週間以上，泣いていたり，食欲がなかったり，眠れなかったとしたら，それはうつ病のためだと思って問診をすべきである．

C　うつ病に対する運動療法

がん患者の不安やうつへの運動の効果については，2010年代になってから報告されるようになった．効果があるという研究もあれば，効果がなかったという論文もあるようだ．運動の種類も不統一であったが，例えば，肺がん患者にとっては，2006年に米国スポーツ医学会からは，「ウォーキング」が最も推奨されている運動だと報告された．そこで，例えば，肺がん患者の最近の無作為比較対照試験（RCT）研究では，家で週3回，40分間のウォーキングを12週間した結果，HADS（hospital anxiety and depression scale）とMD Anderson症状評価票により対照群と比較検討した．それによると，介入直後に不安やうつ得点が有意に改善しただけでなく，6か月後にも対照群と比較して有意差が継続していた[2]．これらの結果から，日常的にできる運動を勧めることが，臨床的には大切なことがわかる．

また乳がん患者を対象とした研究は多く，432件の研究論文のうち，質の高い14件のRCTデザインの研究をまとめて，運動の効果を検討している．このうち，運動の介入期間は11件では6〜12週であり，3件は16〜52週で

あった．運動の頻度は週2〜3回で，それぞれの回は30〜90分だったので，毎週の運動介入は90〜270分ということになる．運動の種類は，有酸素・無酸素・ヨガ，あるいはそれらの組み合わせであった．その結果，週135分以上で12週間以内の，中等度の有酸素運動の場合のみ抑うつと不安の得点が有意に軽減されることがわかった[3]．

実際には，サイコオンコロジーの臨床のなかで，がん患者のうつ病を見つけ，うつ病の説明と薬物療法によって3か月くらいで治ることを説明した際に，「私の体は抗がん剤でボロボロです．そのうえ，抗うつ薬まで飲まなければいけないんですか？」と泣かれたときに，うつ病の非薬物療法について考え，すぐに運動療法を思いついた．その後は，がん患者のうつ病の場合で，抗うつ薬を拒否する場合には，運動療法を勧める．というよりも，具体的な運動内容を指示する，いわば「運動処方箋」を提案することにしている．運動の種類に関しては，有酸素運動でもいいし，無酸素運動でもいい，ということも朗報だ．筋トレでもよいということだ．実際，うつ病を合併したがん患者の治療では，

ただでさえクスリを使用しているので，あまり抗うつ薬を使いたくない，というケースでは必ず「運動処方」をする．得意なスポーツや，苦手でないスポーツを質問し，体力にあわせて，例えば，毎日3回はスクワットをする，というような処方箋だ．これが意外に効果的であることは日々経験しているし，患者からも喜ばれている．

しかし，これには問題がないわけではない．それは，「日本うつ病学会のガイドライン」によれば，運動療法については簡単にふれているが，結論としては，うつ病への運動療法は「まだ確立された治療法とはいえない」といわれているからである(http://www.secretariat.ne.jp/jsmd/mood_disorder/img/160731.pdf)．

実際，日本でのうつ病患者の治療に関して，「運動処方箋」だけでは必ずしも満足しないという事情もある．どういうことかというと，アメリカでは国民皆保険ではないし，抗うつ薬は意外に高価であるため，医療機関を受診しないで「自分で何とかしよう」というセルフケアの考えが浸透しているのである．それに対して，日本では，国民皆保険であるためか医療機関をすぐに受診するし，その場合には，抗うつ薬を処方されることが圧倒的に多い．効果が2〜3週間後くらいに出始め，ほぼ3か月で治ることがわかっているからだ．

上記肺がん患者・乳がん患者を対象にした研究をはじめとして，運動が，この抗うつ薬と同じくらいの抗うつ効果を示したことは重要であるが，医師にはまだあまり知られていないようだ．

文献

1) 保坂　隆：サイコオンコロジー．宮川　清，中川恵一（編），がん治療・ケア実践ガイド．照林社，2009；114-136)
2) Chen HM, Tsai CM, Wu YC , et al.: Randomised controlled trial on the effectiveness of home-based walking exercise on anxiety, depression and cancer-related symptoms in patients with lung cancer. Br J Cancer 2015; 112: 438-445
3) Patsou ED, Alexias GD, Anagnostopoulos FG, et al.: Effects of physical activity on depressive symptoms during breast cancer survivorship: a meta-analysis of randomised control trials. ESMO Open 2017; 2:e000271. doi:10.1136/esmoopen-2017-000271

用語解説　RCT

RCT(Randomized Controlled Trial)は，「無作為比較対照試験」あるいは「ランダム化比較試験」ともいわれる．

例えば，ある薬物や治療的介入などの効果をみるために，できるだけ公平性を保つために，特定の疾患の患者などの対象の集団を，まず無作為に複数の群(例：介入群と対照群に二分したり，二種類の介入群と対照群に三分するなど)に「群分け」をする．次に，介入群と対照群の集団の属性(年齢・性差その他)と，ある尺度(血液データや心理テストのデータなど)を用いて，介入前のデータを測定しておく．その後，一定の介入を行い，終了後に再び，介入群と対照群の集団に対して，同じ尺度で測定をする．そして，終了後の測定値を統計的な検定により比較して，その介入の効果を明らかにする比較研究のことである．

このRCTを複数集め解析した「メタ解析」に次ぐ，エビデンス・レベルの最も高い研究手法である．

第3章　精神医学におけるスポーツの役割

11 薬物療法中の患者の運動療法における注意点

[東京医科歯科大学統合国際機構・国際医療部]　上里彰仁

POINTS

- 心電図異常・血圧変動や鎮静・眠気，注意・集中力低下，運動機能障害により，転倒・骨折・けがを生じる．
- メタボリック症候群・肥満により，動脈硬化性病変や転倒のリスクが高まる．
- 骨密度の低下により骨折リスクが高まる．
- 運動に伴う脱水や体温の上昇は薬剤の副作用を誘発する可能性がある．
- リスクを把握して十分に事前評価を行い，適切な薬剤を選択することが重要である．

A 精神疾患の治療に使用される薬剤

　精神疾患には統合失調症，気分障害（うつ病性障害・双極性障害），不安障害，発達障害，認知症，およびてんかんや睡眠障害などが含まれる．一般に身体疾患の治療においては，高血圧症には降圧薬を使用し，糖尿病には血糖降下薬を使用するというように，疾患と薬物作用が対をなしているが，精神疾患の薬物療法においては一つの疾患に対して異なる作用機序をもつ複数の薬物が使用されることが特徴である．例えば，幻覚や妄想を主症状とする統合失調症の治療薬の主剤は抗精神病薬であるが，付随する不安や不眠症状に対してベンゾジアゼピン系抗不安・睡眠薬，興奮に対して気分安定薬・抗てんかん薬が使用され，明らかな抑うつ症状がある場合に抗うつ薬が用いられることもある．またうつ病の治療には抗うつ薬が用いられるが，難治性うつ病には抗精神病薬や気分安定薬の追加が奏功することが知られており，これらの薬物が併用されることも多い．さらに，パニック障害，社交不安障害などの不安障害に対しては抗うつ薬が第一選択であり，ベンゾジアゼピン系抗不安薬，また補助的に抗精神病薬，気分安定薬が使用される．表1に，各疾患に対して使用される薬物の概要を示す．こうしてみると，精神刺激薬や抗認知症薬といった疾患特異性が高い薬剤は別として，ほとんどの薬剤が広い疾患に用いられていることがわかる．

　これらの薬剤を含めて精神活動に影響を与える薬剤を総称して向精神薬というが，どの向精神薬にも共通する副作用と，それぞれの薬理作用の違いに基づく副作用がみられる（図1）．本稿では運動療法を行う患者が向精神薬を服用している場合に注意すべき点を，まず共通する副作用の観点から，次に薬剤の種類ごとに解説する．

表1 各疾患に対して使用されている薬物の概要

	抗精神病薬	抗うつ薬	気分安定薬・抗てんかん薬	ベンゾジアゼピン系	精神刺激薬	抗認知症薬
統合失調症	◎	△	○	○		
うつ病	○	◎	△	○		
双極性障害	◎	△	◎	○		
不安障害・強迫性障害・心的外傷後ストレス障害	○	○	△	○		
発達障害	△	△	△	△	△	
認知症	△	△	△	△		○
てんかん	△	△	◎	○		
睡眠障害	△	△	△	○	△※	

◎：非常によく使用される，○：よく使用される，△：使用されることがある，※：ナルコレプシー

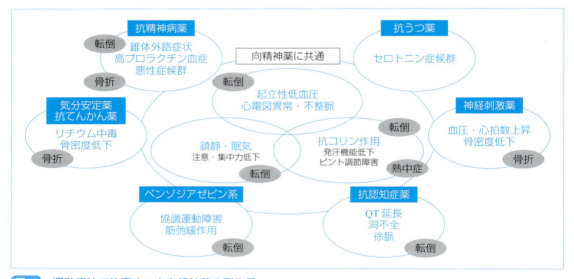

図1 運動療法で注意すべき向精神薬の副作用

B 向精神薬に共通する副作用と運動療法における注意点

ここで解説する副作用の程度や組み合わせは薬剤ごとに違うが，ほとんどの向精神薬に共通してみられると考えられるため，向精神薬を服用するすべての患者に対して留意すべきものである．

1 ▶ 起立性低血圧，心電図異常・不整脈

起立性低血圧は，向精神薬のα遮断作用によって交感神経の機能が低下し，末梢血管が弛緩して低血圧を生じることによって生じる．運動療法において臥位・座位から立位をとるなど，急激な体位変換をしたときに立ち眩みによる転倒や失神を引き起こす可能性があるため注意を要する．

抗精神病薬や抗うつ薬のなかには心電図異常をきたすものがあり，特に注意すべきものはQT時間延長である．QTとは心電図におけるQ波～T波までの時間であるが，一般には心

拍数で補正された QTc で判定される．QTc が 400 msec 以上に延長している場合，torsades de pointes という不整脈が起こり心室細動に至る可能性があるため，潜在的に突然死のリスクが高まる．このため，向精神薬を服用している患者は定期的に心電図検査を実施しておくことが推奨される．

2 ▶ 鎮静・眠気

睡眠薬や抗不安薬は，GABAₐ 受容体を介した抑制系を賦活する．一方，抗精神病薬や抗うつ薬はヒスタミン，ドパミン，セロトニン，ノルアドレナリンなどのモノアミン受容体を介した覚醒系を遮断する．

特にヒスタミン神経は中枢神経系において覚醒に関する役割が大きく，多くの向精神薬がヒスタミン受容体を遮断することにより鎮静・眠気のほか，注意・集中力低下の副作用を生じさせる．また抗ヒスタミン作用の長期の副作用として体重増加がある．

鎮静・眠気は転倒のリスクとなり，また高速の硬球や道具を用いるような運動は高度な注意・集中力を必要とするため，その低下はけがの原因となり得る．

3 ▶ 抗コリン作用

副交感神経の神経伝達物質であるアセチルコリンの受容体を遮断することにより生じる副作用で，典型的なものは便秘・口渇・排尿障害等であるが，運動療法で注意すべきものがある．例えば発汗機能の低下は，運動時の体温調節を障害して熱中症のリスクを高める．循環器系への影響として頻脈や血圧変動，不整脈を生じることがある．また瞳孔括約筋を弛緩させることにより散瞳するためピント調節に影響を与え，運動中の視覚的反応を低下させる可能性がある．

C 各向精神薬に特徴的な副作用と運動療法における注意点

1 ▶ 抗精神病薬

抗精神病薬の主要な薬理作用は，ドパミン D_2 受容体遮断作用であるが，本作用により錐体外路症状，高プロラクチン血症，悪性症候群といった副作用を呈することがある．これらの副作用は特に第一世代の抗精神病薬である定型抗精神病薬に多い．一方，ドパミン D_2 受容体遮断作用に加え，セロトニン 5-HT$_{2A}$ 受容体遮断作用をもつ第二世代の抗精神病薬である非定型抗精神病薬は，これらの副作用が比較的少ないのが特徴である．しかし非定型抗精神病薬は定型抗精神病薬と比べ，副作用として肥満，高血糖などのメタボリック症候群を引き起こすことがある．

1) 錐体外路症状

錐体外路症状の代表的なものは，ドパミン神経の変性を病因とするパーキンソン病の症状とほぼ同等の症状を呈する，薬剤性パーキンソン症候群である．手が震える（振戦），筋肉がこわばる（筋固縮），動きが少なくなる（無動・寡動），体のバランスがとれなくなる（姿勢反射障害）を主徴とする．

ジストニアは，首や体幹，四肢の筋肉が持続的に収縮している状態であり，患者はこれにより多くは左右非対称で異常な姿勢をとる．

ジスキネジアは，筋肉が目的なく，意志とは無関係に運動を続けている状態であり，多くは口をもぐもぐしたりつぼめたりなど口腔周囲に生じるが，四肢の筋肉に生じることもある．

このように錐体外路症状は直接的に運動機能を障害する要因であり，転倒のリスクを高める．

2) 高プロラクチン血症

視床下部から下垂体前葉へのドパミン投射が抗精神病薬により遮断されると，下垂体前葉からのプロラクチン分泌が亢進する．プロラクチンは本来，妊娠後期から授乳時に分泌量が高くなるものであるが，薬剤性の高プロラクチン血症では女性では無月経，乳汁分泌を引き起こし，男性でも乳汁分泌や性欲低下を引き起こす．特に運動との関連で重要なことは，長期間

の高プロラクチン血症により骨密度が低下する可能性である．骨密度が低い場合，骨折のリスクが高まる．

3)　悪性症候群

悪性症候群およびその一症状である横紋筋融解症は頻度の高いものではないが，放置した場合，筋強剛・振戦，発熱・頻脈・発汗・血圧変動などの自律神経症状，意識障害，腎障害を呈し，致死性のものとなる[1]．悪性症候群の最大のリスクファクターは抗精神病薬の急激な増量であるが，脱水や熱中症，運動負荷もリスクファクターもしくは増悪要因と考えられているため，運動時にはその兆候に注意を払う必要がある．

4)　メタボリック症候群

非定型抗精神病薬は薬剤ごとに程度の差はあるが，肥満，耐糖能障害，脂質異常症等のメタボリック症候群を引き起こす可能性がある．精神疾患患者に対する運動療法は，この副作用に対処するための役割も大きい．しかし患者がすでにメタボリック症候群となっている場合，肥満による運動能力の低下は転倒・骨折のリスクを高める．耐糖能障害(糖尿病)に対して薬剤が使用されている場合には，運動誘発性の低血糖にも留意する必要がある．脂質異常症治療薬であるスタチンはまれに横紋筋融解症を引き起こすため注意が必要である．さらに，メタボリック症候群では心筋梗塞や脳梗塞等の動脈硬化性疾患を併発するリスクが高まっており，運動療法の前にそのリスクを評価する必要がある．

2 ▶ 錐体外路症状の副作用に対する薬剤

抗精神病薬により錐体外路症状が生じている患者には，その副作用に対処するための薬剤を併用していることがある．ビペリデン等はアセチルコリン受容体を遮断することにより錐体外路症状に奏功する抗コリン薬である．そのため今度はその副作用として前述の抗コリン作用に留意する必要がある．

3 ▶ 抗うつ薬

わが国で使用されている抗うつ薬には三環系・四環系抗うつ薬，SSRI，SNRI 等の種類があり，向精神薬に共通の副作用〔本稿 B(p.134)参照〕を呈する．特に旧世代の薬剤である三環系・四環系抗うつ薬で出現頻度が高いといえる．また抗うつ薬の主要な薬理作用は神経終末におけるセロトニンおよびノルアドレナリンを増加させることであるが，錐体外路症状や悪性症候群といった，ドパミン D_2 受容体遮断薬である抗精神病薬にみられる副作用も生じることがある．

頻度は高くないが，抗うつ薬に比較的特異的な副作用はセロトニン症候群である．臨床症状は多彩であるが，大きくは神経・筋症状(腱反射亢進，ミオクローヌス，筋強剛など)，自律神経症状(発熱，頻脈，発汗，振戦，下痢，皮膚の紅潮)，精神症状の変化(不安，焦燥，錯乱，軽躁)に分類される．高体温が継続すると，横紋筋融解症，腎不全，播種性血管内凝固症候群を生じ死に至ることがある[1]．リスクファクターは脱水や高温多湿環境であるため，運動療法を実施する際には十分な補水や環境整備が重要となる．

4 ▶ 気分安定薬・抗てんかん薬

双極性障害の治療に用いられる気分安定薬には炭酸リチウムのほかに，バルプロ酸，カルバマゼピンをはじめとする抗てんかん薬が含まれる．これらの薬剤に特徴的なのは，治療域血中濃度が狭いために，過量となって中毒に至らないようモニターする必要があることである．

特にリチウム中毒では，軽症であれば悪心，嘔吐，めまい，脱力などがその症状であるが，重症になると運動障害，意識障害に加え，心電図異常，不整脈，徐脈，低血圧を生じ，さらに腎不全，昏睡，呼吸不全に陥り死に至ることがある．リチウムの血中濃度が治療域内であっても，運動等を契機とした脱水により血中濃度が上昇し，脱水がリチウム排泄を遅延させることでさらに中毒が悪化することがあり得るため，運動療法中の十分な水分摂取が推奨される．そのほか，炭酸リチウムの治療では，治療域内の血中濃度でも徐脈や心拍出量の低下により運動

能力を障害する可能性が報告されている[2].

バルプロ酸や，カルバマゼピン・フェニトイン・フェノバルビタールのような肝酵素誘導作用をもつ抗てんかん薬は骨代謝に影響し骨密度を低下させることが知られている[3]. したがって骨折のリスクを高めるため注意する必要がある.

5 ▶ベンゾジアゼピン系睡眠薬・抗不安薬

本薬剤により生じる鎮静・眠気，注意・集中力低下に加え，協調運動障害，筋弛緩作用は運動中の転倒，けがの原因となる．これらに対処するため，非ベンゾジアゼピン睡眠薬や（第5章−2「睡眠薬の運動能力に対する影響」p.196参照），スボレキサント等の新規作用機序をもつ睡眠薬への置換が推奨される.

6 ▶精神刺激薬

注意欠如・多動症（ADHD）や睡眠障害の一つであるナルコレプシーの治療に使用するメチルフェニデート等の精神刺激薬は，シナプス前ドパミン再取り込み阻害を主作用とし，シナプス間隙のドパミンやノルアドレナリンを増加させる．したがって起こり得る副作用は交感神経刺激による循環器系への影響である．以前より突然死のリスクが議論されてきたが，最近のレビューでは血圧や心拍数を上昇させるものの，通常の治療において突然死の発生率を増加させるわけではないと考えられている[4]. 精神刺激薬を服用中の患者に対する運動療法のリスクは明らかでないが，心血管機能の評価は必須であると考えられる.

また精神刺激薬の服用は骨密度の減少と関連があることがわかってきており，骨折のリスクに注意する必要がある.

7 ▶抗認知症薬

アセチルコリン作動性神経の減少を主要な病態とするアルツハイマー型認知症には，アセチルコリンの分解を阻害するドネペジルなどのコリンエステラーゼ阻害薬が治療に用いられる．運動療法に関連して留意すべきことは循環器系の副作用であり，QT延長，心室頻拍，心室細動，洞不全症候群，洞停止，高度徐脈，が含まれる．向精神薬に共通する症状としてα遮断作用による起立性低血圧に注意しなければならないが，本薬剤はアセチルコリンを増加させるため抗コリン作用は生じにくい．また，近年の研究では，ドネペジルは副交感神経系の作用を介して骨密度を増加させ，骨折のリスクを減少させることがわかってきた[5].

◆ おわりに

薬物療法中の患者の運動療法に対する注意点を，薬剤の副作用を基準として解説した．すなわち，心電図異常・血圧変動や鎮静・眠気，注意・集中力低下，運動機能障害は，転倒・骨折・けがの要因となる．メタボリック症候群・肥満は，動脈硬化性病変や，転倒のリスクを高める．骨密度の低下は骨折リスクを高める．運動による脱水や体温の上昇が薬剤の副作用を誘発する可能性がある．これらのリスクを把握し十分に事前評価を行い，適切な薬剤を選択することに加え，安全な運動療法の環境を整えることが重要である.

■ 文献

1) 厚生労働省：重篤副作用疾患別対応マニュアル（悪性症候群・セロトニン症候群）.
（http://www.mhlw.go.jp/topics/2006/11/tp1122-1j.html）
2) Yu C, Wong MY, Heber G, et al.: Bradycardia and reduced exercise capacity associated with chronic normotherpaeutic lithium therapy. Aust N Z J Psychiatry 2015; 49: 666-667
3) Pack AM: Treatment of epilepsy to optimize bone health. Current treatment options in neurology 2011; 13: 346-354
4) Hennissen L, Bakker MJ, Banaschewski T, et al.: Cardiovascular Effects of Stimulant and Non-Stimulant Medication for Children and Adolescents with ADHD: A Systematic Review and Meta-Analysis of Trials of Methylphenidate, Amphetamines and Atomoxetine. CNS Drugs 2017; 31: 199-215
5) Tamimi I, Ojea T, Sanchez-Siles JM, et al.: Acetylcholinesterase inhibitors and the risk of hip fracture in Alzheimer's disease patients: a case-control study. Journal of bone and mineral research: the official journal of the American Society for Bone and Mineral Research 2012; 27: 1518-1527.

12 産業精神医学におけるスポーツ

[吉野聡産業医事務所] 吉野　聡

POINTS
- 職域においては，精神障害を原因とした長期休業者の増加が著しく，メンタルヘルス対策の推進が社会的課題となっている．
- 運動のメンタルヘルスに対する効能は，様々な角度から研究が進んでおり，エビデンスが蓄積されつつある．
- 労働者に対する産業精神医学的見地からの運動処方は，競技スポーツと異なる観点からの注意が必要である．

　社会環境・雇用情勢の変化とともに，うつ病を中心とした精神障害で休職する労働者の割合や，全国の精神障害等の労災請求件数，労災認定件数などが増加傾向にあり（図1），職場におけるメンタルヘルス問題は顕著となっている．

　精神医学の治療現場では，様々な場面でス

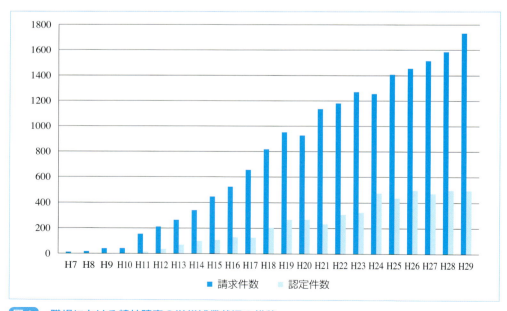

図1　職場における精神障害の労災補償状況の推移
（厚生労働省：報道発表資料）

ポーツが活用されるようになってきている．さらに近年では，スポーツがもつ精神医学における疾病発症予防効果にも注目が集まっている．

そこで，予防医学を中心に取り扱う，産業精神医学の立場より，スポーツ活用を概括する．

A 予防医学的見地から考えるスポーツ

1 ▶ 労働者の運動習慣とストレス

日本国内を中心とした調査では，週1回以上の定期的な運動習慣を有する労働者の割合は約半数であることがわかっており，定期的運動習慣のある労働者のほうが，身体的ストレス反応，精神的ストレス反応が低い傾向にあることもほぼ共通した結果が得られている．

われわれの研究では，定期的な運動習慣を有する労働者のほうが，ストレス対処能力を示すとされるSOC（sense of coherence）が高いことが示されており，スポーツが有するストレス発散といったメカニズムに加え，定期的な運動習慣がストレスを前向きに認知する心理学的プロセスにも関与している可能性も示唆される．

上記研究は横断研究であったが，Boehmらは，50歳以上の英国人9,986人を対象に，11年間追跡調査を行った．この間，参加者に職場と余剰時間での身体活動の頻度と強度について6回に分けて質問し，運動や身体活動の量に応じて4群に分けた．その結果，精神面の健康を維持し，人生をポジティブに生きている人は，そうでない人に比べ，運動や身体活動が多く活発に身体を動かしている割合が1.28倍に増えることがわかった．このことからも，定期的な運動習慣は，人の認知に大きな影響を及ぼしていることがわかる．

2 ▶ 定期的な運動習慣とメンタルヘルス問題

定期的な運動習慣と心身の健康に関しては，Breslowらの「7つの健康習慣」（表1）が有名である．このBreslowらが健康習慣と抑うつ状態の関係を調べた研究で，喫煙と並んで身体活動の影響が最も大きく，白人女性において，定期的に活発な身体活動を行わない者では行う者に比べて1年後に抑うつ状態の者が1.8倍多い

と報告されている．このように，定期的に活発な身体活動を行うことはうつ病・抑うつ状態の予防に特に重要な生活習慣の一つとして，古くから指摘されていた．

最近の大規模な調査においても，同様の指摘がなされている．国際的な大規模調査「HUNT研究」の一環として実施された研究ではノルウェー在住33,098人の成人を対象とし，運動習慣について精査し，11年間にわたり，追跡調査を行った．その結果，運動をする習慣が全くない人は週1～2時間の運動をしている人に比べ，うつ病発症のリスクが44％増加していること，毎週1時間の運動により，うつ病の発症を12％抑制できることも明らかになった．

治療効果は統一した結論には至っていないが，このような結果からも，定期的な運動習慣が職場で問題となっているうつ病等のメンタルヘルス問題の予防効果においては，有効であると考えられる．

3 ▶ デスクワーク中心の仕事とメンタルヘルス

近年ではIT技術の進歩により，ほとんどの職場でVDT（visual display terminal）作業が中心となっているが，このような変化により職場に

表1　7つの健康習慣

1. 喫煙しない＊
2. 適度の飲酒
3. 朝食をきちんととる
4. 間食をしない
5. 7～8時間の睡眠
6. 定期的に活発な身体活動＊
7. 適性体重の維持

＊：うつ病・抑うつ状態の予防に特に重要な生活習慣

(Breslow L, Enstrom JE: Persistence of health habits and their relationship to mortality. Prev Med 1980; 9: 469-483)

おける身体活動が減少していることも，メンタルヘルス問題増加の一因になっている可能性が示唆されている．

Teychenne らは，1990～2014 年までに発表された研究から，座位行動と不安について検討した先行研究を分析し，最終的に 9 件の研究をレビュー分析した．これらの研究では，座位行動は，テレビ視聴やパソコン使用，職場で座っている時間，通勤の座位時間などを含め解析していた．その結果，5 件の研究では座位行動の増加が不安のリスクに関係することが，4 件の研究では座位行動の時間の増加が不安のリスクに関係することが示された．

座位行動が不安を引き起こす原因として，睡眠パターンの混乱，引きこもりがちな生活，代謝的な健康状態の悪化，社会的な関係からの離脱が起こり，それが不安を高めている可能性があることが指摘されている．

4 ▶ 運動と生産性の関連

Byun らの研究グループは，10 分間の低強度のペダリング運動が，注意・集中，計画・判断などの認知機能に効果的であることを証明した．これは，ヨガや太極拳などの軽運動をベースとした東洋的身体技法が脳に有益であることを示唆している．

また，征矢らは，別の研究において，中強度のペダリング運動後に記憶テストを行ったところ，難しい問題で高い正答率となることがわかり，運動は記憶力向上にも有用であることも示した．

これらの研究は，運動が職域で必要とされる認知機能を向上させるために有効に機能し，生産性の向上に寄与することを示している．

B 定期的な運動習慣がメンタルヘルスに与える影響

産業精神医学分野においても，スポーツの有する予防医学的見地からの可能性が多くあることは前述の通りであるが，その理由についてはスポーツの有する様々な効果が複合的に好影響をもたらしているものと推測される．

そこで，定期的な運動習慣が，どのような効果をもたらすのかについて，説明する．

1 ▶ 抗うつ効果

Luttenberger らの研究では，1 週間に 3 時間のボルダリングを行うと，抑うつの程度が「重度レベル」から「軽度レベル」への改善を示したことが示されている．本研究のなかでは，ボルダリングは高度な集中力を必要としており，自分の生活に起きていることを考える余地がなくなり，一つの問題を反芻して考えてしまうことをやめさせる手段となっている可能性について考察されている．

しかしながら，抗うつ効果については，まだ確立されておらず，今後の課題となっている．

2 ▶ 抗不安効果

定期的な運動習慣を有することにより，心肺機能が向上するとともに，自律神経機能が強化される．そのため，普段の脈拍数が遅くなり，不安や恐怖を感じたときの脈拍数の増加や血圧の上昇を軽度に抑え，早期に回復するようになる．そのため，未知の出来事やストレスイベントに遭遇した際にも，動悸などの身体的変化が早期におさまり，いつも通りの自分を早く取り戻せるようになる．

また，日常生活に運動習慣が組み込まれていることにより，日常生活上のルーティンが確立されやすくなり，緊張する場面においても，過度に不安になることがなく，いつもの自分のパフォーマンスが発揮されやすくなると考えられる．

3 ▶ 抗ストレス効果

人は身体的・精神的ストレスを感じたときに，ストレスホルモンの一種であるコルチゾール（副腎皮質ホルモンである糖質コルチコイドの一種）の分泌量が増加することが知られてい

る．身体によいとされる運動も，その種類によらず一定程度のコルチゾールを分泌し，運動強度が強いほど，より多くのコルチゾールを分泌する．また，運動量が同じなら，運動能力が高いほうがコルチゾールは抑えられることも知られている．つまり，日頃から定期的な運動習慣をもち，身体能力が向上している者のほうが，同じストレスに暴露された際のコルチゾールの分泌が抑制されると推測される．

また，運動によるストレスも日常生活におけるストレスも，体内では同じホルモンの変化が起こるため，日常生活の些細なストレスに対する感受性を抑え，心身が過度に反応しなくなる抗ストレス効果があるとも考えられている．

4 ▶ 抗過労効果

これは身体生理学的な機能とは側面が異なるが，「毎週火曜日と金曜日は定時で仕事を終え，スポーツジムに寄ってから帰宅しよう」とか，「毎週土曜日の午前中はテニス教室に通おう」と，定期的な運動習慣を意識することで，漫然と時間外労働や休日出勤を繰り返すことを防ぐことができる．退社時間や休日の確保などを意識することによって，職場における計画性や集中力が高まり，生産性の向上に寄与するとも考えられている．

5 ▶ その他の効果

前述した以外にも，定期的な運動習慣がもたらす効果として，以下のような効果も期待される．
・体力増進効果：体力が向上することで疲労感を感じにくくなり，以前より集中力が向上し，長時間仕事をした際の疲労感が軽減される．
・誘眠効果：運動により適度な疲労感を得ることで，寝付きをよくしたり，夜間の睡眠の質を良好なものにする．
・自己効力感向上効果：自分自身が健康で体力があるというに自信をもつことで，日常生活のストレスフルな出来事に対しても，そのストレスを積極的にとらえ，前向きに生かせるようになる．

C 産業精神医学から考える運動処方

これまで説明をしてきたように，定期的な運動習慣をもつことにより，一定のストレスが当然に存在する職場においてもメンタルヘルスを良好に保つことができると考えられている．そこで，一般的な労働者を対象に運動処方を行う際の注意点を概説する．

1 ▶ 運動処方の基本

メンタルヘルスに効果があるとされる運動であっても，運動時間が長すぎたり，運動の内容が激しすぎたりすると，かえって身体的疲労から精神的不調につながってしまう可能性もあり，ただでさえ忙しい労働者の生活習慣に運動を取り入れることには一定の注意を要する．産業精神医学におけるスポーツは，競技スポーツのように記録の向上や競技技術の向上などを一義的な目的としたものではないため，ワークアウトに伴う疲労困憊な状況まで自らを追い込まないことが重要である．特に，メンタルヘルス問題を抱える労働者のなかには，真面目で柔軟性を欠いた認知がその主因と考えられる者が少なくないが，このような者に，「メンタルヘルス向上には運動がいいですよ」と勧めると，「毎日1時間のジョギングをする」などの目標を立て，きちんとその目標を達成しようとして，かえって慢性的な疲労を抱えやすくなってしまう．

そのため，それまで全く運動習慣がなかったような労働者に運動を勧める場合には，自覚的な疲労感として，「あー，気持ちよかった．もう少し運動したいな」と感じる心地よさが一つのバロメーターとなることを筆者は指導している．また，「今週は仕事が忙しくて少し疲れ気味だから，運動時間はいつもの半分にしよう」

とか,「今日は雨だからたまにはサボってしまおう」など,自らの体調や周囲の状況にあわせて計画を柔軟に考えていくことも同時に助言するようにしている.

それに加え,当然のことながら,脳・心疾患の既往のある者や糖尿病や高血圧など身体疾患がある者では,その程度によって運動が推奨される場合と禁止される場合があり,運動の可否について身体疾患の主治医とよく相談することを忘れてはならない.

2 ▶ 運動処方の内容

うつ病予防に適する運動の種類や時間については,様々な研究がなされているが,ウォーキング,ジョギング,サイクリング,水泳などの有酸素運動を20分から30分以上のある程度まとまった運動を週に複数回継続することが適切だと一般的に考えられている.このことから,それまでに全く運動習慣のなかった者はまずは自分のペースでのウォーキングを1週間に2〜3回,1回40〜60分程度,日常生活のなかに取り入れていくことを勧めることがよいように思われる.この際に,同じウォーキングでも運動強度を確保するため,「大股でしっかり速く歩く」,「会話はできるが歌は歌えない程度」などの具体的な助言も有効である.

しかしながら,それでも時間の確保が困難,運動する自信がないと話す労働者も一定割合存在しており,その場合には,より簡単な身体活動から助言していく必要がある.例えば,1時間のうち数分,水を飲みに行く,プリンターまで歩く,立ったままデスクワークを行う,公共の交通機関では座らない,立ち上がって体を動かす,ウォーキングデスク・スタンディングデスクを使う等がそれに該当する.

● 参考文献

・Byun K, Hyodo K, Suwabe K, et al.: Positive effect of acute mild exercise on executive function via arousal-related prefrontal activations: an fNIRS study. Neuroimage 2014; 98: 336-345
・Suwabe K, Hyodo K, Byun K, et al.: Acute moderate exercise improves mnemonic discrimination in young adults. Hippocampus 2017; 27: 229-234
・Belloc NB, Breslow L: Relationship of physical health status and health practices. Prev Med 1972; 1: 409-421
・Breslow L, Enstrom JE: Persistence of health habits and their relationship to mortality. Prev Med 1980; 9: 469-483
・the HUNT Research Centre, Norwegian University of Science and Technology: One hour of exercise a week can prevent depression. American Journal of Psychiatry 2017; 175: 28-36
・Kim ES, Kubzansky LD, Soo J, et al.: Maintaining healthy behavior: a prospective study of psychological well-being and physical activity. Ann Behav Med 2017; 51: 337-347
・Teychenne M, Costigan SA, Parker K: The association between sedentary behaviour and risk of anxiety: a systematic review. BMC Public Health 2015; 15: 513
・Luttenberger K, Stelzer EM, Först S, et al.: Indoor rock climbing (bouldering) as a new treatment for depression: study design of a waitlist-controlled randomized group pilot study and the first results. BMC Psychiatry 2015; 15: 201
・青柳幸利:中六条研究.東京都健康長寿医療センター研究所.老化制御研究チーム
・吉野 聡・宇佐見和哉:精神科産業医が教える「うつ」からの職場復帰のポイント.第2版,秀和システム,2016
・吉野 聡,羽岡健史:運動に対する価値観が,ストレス対処能力及びストレス反応に与える影響―民間企業におけるストレス実態調査より―.スポーツ精神医学 2006; 3: 37-43

第4章

精神障害者スポーツ

第4章　精神障害者スポーツ

1 精神障害者スポーツの歴史と今後の課題

［日本精神保健福祉連盟］　大西　守

POINTS

- 日本における精神障害者スポーツは，入院施設から地域主体のスポーツへ移行した．
- 他障害に比べて遅れている，精神障害者スポーツに関して，組織基盤拡充やキーパーソン育成が急務である．
- 2008年に全国障害者スポーツ大会で精神障害者の正式競技が実現した．
- 2013年に東京で第1回精神障がい者国際シンポジウム・会議が開催され，2016年には世界初の精神障害者スポーツの国際大会が日本で開催されるなど，国際化への歩みも進んでいる．
- 参加選手の参加要件や性別・性違和（LGBTなど）に関しては，今度の検討課題となる．

A 精神障害・精神障害者とスポーツ

精神障害・精神障害者とスポーツのかかわりの歴史は古い．精神障害に対する電気けいれん療法や薬物療法が確立される以前には，安静や運動，さらにはショック療法などが数少ない治療方法であった．1950年代になって精神科薬物療法が主流になると，スポーツは精神科入院患者へのリハビリテーションや余暇充実という位置づけが強くなる．さらに，入院患者の高齢化と在院期間の短縮化に伴い入院施設内でのスポーツ活動は下火となり，通院患者やリハビリテーション施設通所者がスポーツに接する機会が急速に増加した．精神科領域におけるスポーツ活動は，入院施設主体から地域主体へと移行したのである．

一方，精神障害者スポーツが身体・知的障害といった他障害のスポーツ振興と歴史的背景が異なることにも留意したい．日本における身体

障害者スポーツに関しては，1964年の東京オリンピック開催と並行して開催されたパラリンピック東京大会，その翌年の第1回全国身体障害者スポーツ大会開催が大きな飛躍となった．1992年には第1回全国知的障害者スポーツ大会が開催され，2001年から身体障害者・知的障害者合同での全国障害者スポーツ大会が実現されるなど，精神障害者スポーツの振興が遅れをとったといわざるを得ない．その背景として，国レベルでの精神障害者スポーツに関する明確な施策や目標がなかったこと，精神障害者スポーツが各地域・施設で実施されていたものの，県レベル・国レベルでの組織育成や人材養成が不十分だったのが大きな要因である．また，精神障害者スポーツに参加する人々のほとんどが治療中（患者）で，継続的な通院・服薬を続けているなど医療とのつながりが強く，福祉

的側面が強い他障害者スポーツと振興基盤が異なることにも留意する必要がある．

B 日本における精神障害者スポーツ振興の歴史

1 ▶ 精神障害者スポーツの全国大会・公式大会の実現

　日本で本格的な精神障害者スポーツ大会開催や組織育成が始まったのは1999年のことである．厚生省（当時）の意向を受けて，公益社団法人日本精神保健福祉連盟内にスポーツ好きだった筆者が委員長を務める障害者スポーツ推進委員会が設置され，公的な精神障害者スポーツ大会開催と組織基盤育成が進められることとなる．

　2001年9月20日に宮城県仙台市において，競技性を重視した第1回全国精神障害者バレーボール大会が開催された[1]（図1）．バレーボールがモデル競技として選ばれたのは，一般的になじみのある競技であることに加え，室内競技のため天候に左右されないこと，団体競技で多くの参加者が見込める，ネットをはさんでの対峙で直接接触が少ないなどの理由からである．男女混合としたため，6人制バレーボールのルールを原則とし，使用球はソフトバレーボールで，常時女子が1名以上プレイするものとした．日本における全国レベルでの精神障害者スポーツ大会としては初と考えられ，画期的な出来事である．

　翌2002年には第2回全国障害者スポーツ大会オープン競技としての位置づけとなり，第2回全国精神障害者スポーツ大会（バレーボール）と名称変更して高知県で開催された．同年から全国8ブロック（後に6ブロック）に分けての予選会を兼ねたバレーボール大会の開催も始まり，県レベルでの組織基盤となる精神障害者スポーツ推進協議会の設立など組織整備・人材育成が進められることとなる．

　こうした活動の積み重ねにより，2008年10月に大分県で開催された第8回全国障害者スポーツ大会において精神障害者バレーボールが正式競技となり，関係者の長年の悲願であった全国大会への精神障害者の正式参加が実現する[2]．

2 ▶ 精神障害者スポーツの国際化

　三障害による全国障害者スポーツ大会が実現できたことで，次に精神障害者スポーツ関係者の大きな目標の一つとなったのが，精神障害者スポーツの国際化である．2011年3月に日本の精神障害者フットサルチームがイタリアに遠征し，地元チームと親善試合を行った．精神障害者のスポーツチームが海外遠征したという歴史的な第一歩でもあった．

　こうした動きを受けて，特定非営利活動法人日本ソーシャルフットボール協会（岡村武彦理事長）の設立など，従来の枠組みとは異なる組織育成・活動も始まる．

　そして，2013年10月5日に東京・明治学院大学において，第1回精神障がい者国際シンポジウムが開催された．精神障害者スポーツに関する国際間での情報交換とネットワークの確立を目的とした世界初の試みである．海外からはイタリア，イングランド，デンマーク，ドイツ，アルゼンチン，ペルー，韓国の7か国からの参加があり，受け入れ側の国際化実行委員会（大西守委員長など）が中心となってその対応にあたった．

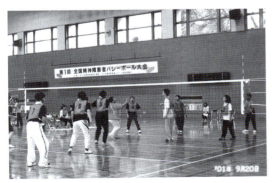

図1　第1回全国精神障害者バレーボール大会（2001年9月20日 仙台市）

各国関係者の障害やスポーツに対する歴史的背景や考え方は多様であった．誰でも気軽に行えるスポーツ（sport for all）から競技性の高いスポーツ（elite sport）まで多様で，まさにスポーツが文化であることを痛感した．シンポジウムの最後に，「精神障がい者スポーツ東京宣言2013」が採択され，精神障害者スポーツに関する国際間の交流促進と国際組織の構築が確認された．

この国際シンポジウムの結果を受けて，10月7日に第1回精神障がい者スポーツ国際会議が開催された．シンポジウム同様，日本を含め8か国の関係者で協議された．その結果，各国で最も盛んなサッカー・フットサルをモデル競技として国際大会開催を目指すこと，対象疾患としてはF2（統合失調症），F3（気分障害）を主要疾患と想定するものの，ほかの競技や他精神疾患も排除するものではないことが確認された[3]．

3 ▶ 精神障害者スポーツのさらなる発展に向けて

2015年に文部科学省管轄のスポーツ庁が創設され，障害者スポーツが，障害の種類や年齢などによって別々に管轄されていたのが一元化できた意義は大きい．一方で，厚生労働省と縁が深く，医療面での関与が不可欠な精神障害者スポーツにとって，関係者の戸惑いが多いのも事実である．

こうしたなか，2016年2月25〜28日にかけて大阪府のJ-GREEN堺を主会場に第1回ソーシャルフットボール国際大会および関連行事が行われた．参加チームは，海外からイタリア代表，ペルー代表の2チームで，それに日本代表，大阪選抜を加えた4チームで熱戦が繰り広げられた．ヨーロッパ，南米，アジアのチームが参集しての日本での開催は，精神障害者スポーツの国際化において輝かしい出来事である．地元の新聞やテレビでも大きく取り上げられ，啓発普及効果も多大なものがあった[4]．

この国際大会にあわせて，同じJ-GREEN堺において第2回精神障がい者スポーツ国際会議が開催された（図2）．参加者は，アルゼンチン，デンマーク，イタリア，ペルー，韓国関係者に加え，日本側関係者の6か国で構成され，2013年の第1回国際会議以降の各国の動きが報告されたが，南米やヨーロッパ内での国際化も着実に進んでいるようである．

なお，第2回国際大会は2018年5月にイタリア・ローマで開催された．

C 日本での精神障害者スポーツの課題[5]

1 ▶ スポーツの目的・意義づけとその広がり

精神障害者スポーツの振興が当事者・家族のQOLを向上させるとともに，精神障害・精神障害者への偏見・誤解を除去する啓発効果がある．娯楽性重視の立場から，障害に見合ったルールの簡略化を求める声がある一方で，競技性重視立場から競技の厳格運用こそが真のノーマライゼーションにつながるという意見など多様である．どちらも重要なのは間違いないが，競技性や専門性を重視する視点が導入された意義は大きい．

2011年にはスポーツ基本法が施行され，障害者の基本的な権利として，精神障害者が気軽にスポーツ活動を享受できる環境整備が一層求

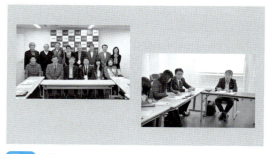

図2　第2回精神障がい者スポーツ国際会議
（2016年2月28日 堺市 J-GREEN堺）

められている.

さらに，ほかの精神害者スポーツ競技・種目についても振興させていく必要がある．卓球競技やバスケットボール競技関係者から，全国障害者スポーツ大会参加への要望が強いが，全国大会には参加者数の上限が定められており，バレーボール以外の団体競技参入は当分難しい状況である．一方，まだ馴染みの薄い個人種目（陸上，水泳など）の参加を広く呼びかけていく必要がある．

2 ▶ 参加者のプライバシー保護や啓発普及に関して

精神障害者のプライバシー確保や権利擁護に関しても意識改革が求められている．プライバシー確保に細心の配慮が求められるが，何でも隠すという発想は通用しなくなった．全国障害者スポーツ大会の参加には参加者名簿の提出が原則で，氏名・性別などが明示される．啓発普及効果をあげるため，積極的にマスコミなどに取り上げてもらう必要があり，映像が流れる事態も増加する．他障害者との同時参加となれば，精神障害者だけ撮影しないことは不可能に近く，そうした対応をマスコミ関係者に要望すること自体が，逆差別につながるという意見も少なくない．徐々にではあるが，以前は社会面で取り上げられることが多かった精神障害者のスポーツイベントがスポーツ面に掲載されるようになった．当事者・家族はもちろん，関係者の意識改革が求められている．

3 ▶ 精神障害者の公式大会参加資格をめぐって

現時点での全国障害者スポーツ大会への参加資格は，13歳以上の障害者手帳所持者となっており，精神障害者に関しても精神障害者保健福祉手帳（以下，手帳）所持者もしくは同等のものとなる．手帳所持率が増加してきたことから，手帳所持者のみという厳格な参加要件を普及させていく必要がある．

また，他障害に関しては障害が重くなるにつ

れて運動能力も低下すると考えられるが，精神障害に関しては，興奮状態や躁状態などでは本来以上の運動能力が発揮される可能性があり，障害の程度と運動能力は必ずしも比例しない．さらに，統合失調症や気分障害に代表されるように，症状が不安定だったり再発再燃を繰り返す事例も多く，いわゆる症状固定の概念があてはまらないことが少なくない．また，競技性を追求することは，治療中の選手により強いストレスを招く可能性が指摘されるなど，慎重な対応が求められる．

国際間交流が一層進むことが予想されるなか，精神障害や精神疾患の国際間の定義も含め，公式参加資格の明確化を視野に入れていく必要がある．

さらに，全国障害者スポーツ・ブロック大会の参加チームはあくまでも，都道府県，政令市の代表であって作業所や病院といった一施設の代表ではない．残念ながら，代表参加チームの構成や参加選手・関係者にそうした意識が薄いこともあり，一層の啓発・教育が求められる．また，政令市はブロック大会の参加資格と開催義務を負うが，複数の政令市を抱える府県においては，その対応に苦慮していることもある．

4 ▶ 運動効果の検証と倫理観の育成

スポーツ活動が様々な形で障害者にメリットをもたらすことは論を待たないが，その効果の科学的検証は不十分である．2003年に，日本スポーツ精神医学会が設立され，わが国においても精神障害者スポーツに関する本格的な精神医学的研究が始まった．まだ，多くの成果は出ていないが，精神障害者スポーツの公式大会参加選手においては，パーキンソン症状の出現が少ない非定型抗精神病薬の単独処方が多く，服薬自己管理の意識が高く，就労率が高いなど，アドヒアランス向上や社会参加促進をうかがわせる知見が得られている．

また，公益財団法人日本障がい者スポーツ協会を中心として，ドーピングに関する周知・検査体制の整備，パワーハラスメント・セクシュ

アルハラスメントの防止，暴力の根絶など倫理面での関係者の意識を継続的に高めていく必要がある．

5 ▶ 性別，性違和をめぐって

近年，スポーツ活動領域においても，LGBT（レズビアン，ゲイ，バイセクシュアル，トランスジェンダー）と表現されることの多い性違和の話題をよく耳にするようになった．トイレや更衣室の利用，ユニホーム着用などの問題がその典型であろう．もちろん，こうした性違和は障害・疾患というレベルから個人的な悩みまで病態・適応レベルも多様である．

オリンピックやパラリンピックをみるまでもなく，競技性を重視した公式大会への男性・女性競技・種目への参加資格は厳格である．性別（sex）に関しては時には遺伝子レベルでの判断が求められる．この流れが将来的にも継承されるのか多くの意見が存在する．

そのうえ，こうした性志向や性別違和はスポーツ活動が本格化する若い頃から出現することが多く，第二次性徴期に前後する時期が一つのターニングポイントとなる．しかしながら，医学的・社会的な対応に関しては未成年者の理解力・判断力などインフォームドコンセント（説明，理解，同意）の問題がある．当然，保護者の判断も求められるわけだが，親にも打ち明けられずに悩んでいることも少なくない．また，成人期以降になって性志向が変化したり，性違和感が減少する事例も少なくないことから，早期の介入には難しい判断が求められる．結局は，その人の生き方ということにもなる．

このように，性の多様性についてはスポーツ領域においても公平性・平等性を担保するための重要な課題になると考えられる．一方で，新型うつや発達障害の例をみるまでもなく，一つの用語や概念に注目されると，それが乱用され

て現場に混乱を招いている現実も忘れてはならない．LGBTという言葉が安易に独り歩きしないように，しっかりと見守っていく必要があろう．

◆ おわりに

精神障害者スポーツの歴史と課題について，概要を述べた．2001年には競技性を重視した第1回精神障害者バレーボール大会が開催され，2008年より全国障害者スポーツ大会に精神障害者の正式参加が認められた．他障害と同一レベルでのプライバシー確保が原則となり，大会参加資格も精神障害者保健福祉手帳所持者に限定するなど一層の明確化が求められる．2013年に東京で第1回精神障がい者スポーツ国際シンポジウム・会議が開催され，2016年には堺市において第1回ソーシャルフットボール国際大会・第2回精神障がい者スポーツ国際会議が開催されるなど，日本主導の国際化への歩みも着実に進んでいる．

2020年の東京オリンピック・パラリンピック開催は，精神障害者スポーツにとっても大きな起爆剤にしていかなければならず，その後を見据えた中長期的な計画も重要である．三障害合同の活動はスポーツ領域に限らず増加が予想され，障害者の権利擁護と真のノーマライゼーションを目指していく必要がある．

文献

1) 大西 守：精神障碍者スポーツの歴史と今後の課題．日精協誌 2015; 34: 450-453
2) 大西 守：全国大会参入，飛躍へ一歩．論点，読売新聞 2009; 1月14日
3) 大西 守：第1回精神障害者スポーツ国際シンポジウムを開催して．心と社会 2013; 154: 96-99
4) 大西 守：第1回ソーシャルフットボール国際大会・第2回精神障がい者スポーツ国際会議の報告．社会精神医学 2016; 25: 178-179
5) 大西 守，湯浅 紋：日本における精神障がい者スポーツの歴史と課題．精神経誌 2017; 119: 200-205

2 精神障害者スポーツと身体障害者・知的障害者とのスポーツ等での協働

[日本精神保健福祉連盟] 髙畑　隆

POINTS

- 精神障害者スポーツ競技組織づくりによるスポーツ大会を開催している.
- 先行する身体障害者・知的障害者スポーツ団体の活動の理解により協働する.
- 障害者スポーツ協会に精神障害者スポーツ団体を組織して協働する.

　身体障害者・知的障害者スポーツとの協働では, 一般スポーツ競技と長い歴史のある身体障害者や知的障害者スポーツ競技とその組織, 「障害者」の制度や行政での位置づけに関する知識や理解をふまえて協働することが, 今後の精神障害者のスポーツ競技・種目の推進と普及に重要である.

A 協働の基本—障害者スポーツの理解

　障害者スポーツでの協働は, 精神科領域の治療や医学的リハビリテーションではなく, スポーツ競技としての協働である. ここでは, 日常のスポーツや単にスポーツ大会にイベント的に参加し, 受け身的なスポーツへの参加ではなく, スポーツ競技としての協働を述べる. そこでは, ①スポーツ競技(競技規則・ルール等, 競技力・審判)とスポーツ競技団体・組織(毎年の登録, 選手資格, 手帳所持), また②歴史的に先行している障害者スポーツ競技(身体障害者や知的障害者, 競技種目・ルール・規則)と障害者スポーツ競技団体・組織(障害者スポーツ協会, 障害者スポーツ競技団体, 障害者スポーツ指導者等)に関する知識と理解が協働の前提である. すなわち, スポーツ競技は, 細かく決められたルール(要綱・規則等)に基づく活動である.

　スポーツ競技は, クラブ型チーム(競技別スポーツ団体・組織)と行政主体のスポーツ(行政・税金・住民票等, 教育行政等)がある. 精神障害者スポーツ活動は, 精神症状などの病状が安定し, 通院していて手帳を取得して, 地域生活での自立と社会参加へのスポーツ競技活動である.

　スポーツ競技では, スポーツ組織への登録と加盟, 競技ルール・規則・審判等に関する理解と審判員資格の取得が基本である. わが国は, 法治国家(法律・規則・要綱・規約等)で, 「障害者」は行政の社会福祉制度(市町村・住民票)の「障害者手帳所持者」(公平性・公共性・透明性)で, 行政計画・税制・予算・サービス・支援制度と連動する. そして, スポーツ競技では, 競技力に影響する年齢や性別は戸籍による.

　さて, わが国の障害者スポーツは, 身体障害者では, 1964 年(昭和 39 年)東京オリンピック・パラリンピックの翌年, 1965 年に全国身

体障害者スポーツ大会が開催され，身体障害者スポーツ協会（昭和40年に認可，第1回～第36回身体障害者スポーツ大会開催），知的障害者スポーツ協会（第1回～第9回全国知的障害者スポーツ大会開催）が設立される．この二つの障害者スポーツ協会は，1965年に日本障害者スポーツ協会が設立される．そして，国民体育大会とともに「全国障害者スポーツ大会」が宮城県で第1回大会が開催された（2001年）．しかし，当時は精神障害者の競技別スポーツ団体や精神障害者スポーツ協会は設立されてはいない状況である．

B 全国規模の障害者スポーツ団体との協働

1 ▶ 競技別スポーツ団体との協働

スポーツ競技では，競技性をより高める「競技別スポーツ団体」とその競技団体が主催する「競技別スポーツ大会」がある．

競技別団体はチーム登録・選手登録・会費納入を毎年，年度当初に行って活動の運営を行っている．そして，競技団体は競技種目の審判員育成・スポーツ普及，各種競技会，全国大会を開催する．

精神障害の全国規模の競技別スポーツ団体は，フットサル種目で特定非営利活動法人日本ソーシャルフットボール協会（以下JSFA）が2013年に設立され，競技性の高いフットサル大会を実施している．JSFAは，都道府県大会や9ブロック大会，全国大会，そして国際大会を開催している．

公益財団法人日本サッカー協会（以下JFA）は，2005年宣言で「サッカーを通じて豊かなスポーツ文化を創造し，人々の心身の健全な発達と社会の発展に貢献する」とのサッカー普及と強化，国際親善への貢献ビジョンを示している．そして，JFAのサッカーファミリーには，一般社団法人日本障がい者サッカー連盟があり，JFAと協働してビジョンの実現と7つの障害者団体の強化と普及を促進している．一般社団法人日本障がい者サッカー連盟は7つの障がい者サッカー団体で構成されている．

社員構成団体は，特定非営利活動法人日本アンプティサッカー協会，一般社団法人日本CPサッカー協会，JSFA，特定非営利活動法人日本知的障がい者サッカー連盟，一般社団法人日本電動車椅子サッカー協会，特定非営利活動法人日本ブラインドサッカー協会，一般社団法人日本ろう者サッカー協会である．構成団体は，身体障害者5団体，知的障害者1団体，精神障害1団体である．この連盟の理念は，「広くサッカーを通じて，障がいの有無に関わらず，誰もがスポーツの価値を享受し，一人ひとりの個性が尊重される活力ある共生社会の創造に貢献する」である．この連盟に参加することで，精神障害も障害者サッカーの一翼を担い，様々な情報や活動の協働ができる．

精神障害のスポーツ競技団体は，2013年にわが国で初めて，フットサル競技組織（JSFA）が全国規模で活動を開始している．その後，バスケットボール競技は，千葉県を中心にドリームバスケットボールが2014年から活動を開始する．今後は，精神障害バスケットボール競技の全国組織ができ，競技性の高い全国大会の開催が望まれる．

障害者のバスケットボール競技団体は，一般社団法人日本車いすバスケットボール連盟，日本車椅子ツインバスケットボール連盟，特定非営利活動法人日本デフバスケットボール協会，一般社団法人日本FIDバスケットボール連盟がある．今後は，これらの団体とのバスケットボール競技での協働が望まれる．

現在，各地で精神障害バレーボール競技が普及している．今後，地域型クラブチームづくり等が推進されて，精神障害バレーボール競技の全国組織が作られ，より競技性の高い「精神障害バレーボール競技全国大会」の開催が望まれる．

障害者バレーボール競技団体は，一般社団法人日本パラバレーボール協会，一般社団法人日

本デフバレーボール協会で，そことの協働が望まれる．また，卓球等の多様な競技スポーツ種目でも，より競技性の高い，競技別スポーツの全国組織づくりと全国大会の開催が望まれる．

障害者スポーツは，多様なスポーツ競技団体と競技大会がある．地域で生活する精神障害は，今後多様なスポーツ種目を選べる環境とより競技性の高い全国大会や国際大会の開催が望まれる．そして，身体障害者や知的障害者の競技別スポーツ組織，競技別の審判員組織と協働し，スポーツの競技性を高める組織づくりと大会の開催，国際交流や国際大会開催に向けた協働が望まれる．また，精神障害(mentally disordered，手帳不所持者含む)の全国規模の競技スポーツ組織は，競技性を高めるとともに，スポーツの裾野を広げる活動を身体障害者・知的障害者の競技スポーツ組織と協働し，精神障害が地域生活のなかで，いつでもどこでも楽しく笑顔で生涯スポーツができる環境整備，普及・啓発・振興活動が望まれる．この活動の推進には，精神保健福祉関係者のスポーツ競技・障害者スポーツの理解とスポーツ組織づくりへの支援が望まれる．

2 ▶ 日本の障害「者」スポーツの推進とその協働

1) 日本障がい者スポーツ協会の活動

障害者のスポーツ推進では，公益財団法人日本障がい者スポーツ協会(以下，日障協，Japanese Para-Sports Association)が核となって，障害者スポーツ(身体障害者・知的障害者・精神障害者)振興を統括する．そして，日障協は，2002年の障害者基本計画での障害者スポーツ振興，2011年8月のスポーツ振興法の全面改定でのスポーツ基本法の公布でその位置づけが明確となっている．日障協には，専門委員会，技術委員会，医学委員会，科学委員会がある．また，全国障害者スポーツ大会，ジャパンパラリンピック競技大会，内閣総理大臣杯争奪日本車椅子バスケットボール選手権大会，全国身体障害者スキー大会，大分国際車いすマラソン大会，全国車いす駅伝競技大会，国際盲人マラソンかすみがうら大会を行っている．そして，IPC・国際障害別競技団体への事業参画(国際オリンピック委員会，アジアパラリンピック委員会・フェスピック連盟，国際障害別競技団体等との連携)，選手強化，広報活動，指導者育成，スポーツ相談・指導，国際大会派遣，調査研究・情報収集，パラリンピック競技等で優秀な成績をおさめた者に対する表彰等を行っている．

障害者スポーツの推進では，協議会として①都道府県・指定都市障がい者スポーツ協会協議会(各都道府県の障害者スポーツ協会の全国規模の協議会：57団体)，②障がい者スポーツ競技団体協議会(障害者のスポーツ競技団体の全国規模の組織：統括競技団体5団体，競技別競技団体62団体)，③都道府県・指定都市障がい者スポーツ指導者協議会(各都道府県の障害者スポーツ指導者の全国規模の協議会：北海道1，東北7，関東10，北信越5，中部東海5，近畿6，中国四国9，九州8)の組織がある．

日障協は，年度末(2月末頃)に上記3協議会と加盟団体で全国会議を開催し，障害者スポーツに関する情報を共有している．各地の障害者スポーツ推進は，各都道府県・指定都市の障害者スポーツ協会が軸となり，各障害者スポーツ競技団体，障害者スポーツ指導者協議会とともに推進している．

②の障がい者スポーツ競技団体協議会の競技別競技団体には，精神障害フットサル競技団体のJSFAが加盟し，身体障害者・知的障害者スポーツ競技団体と協働している．また，②の統括競技団体には，日本精神保健福祉連盟精神障害者スポーツ推進委員会が加盟している．今後は，精神障害者(mentally disabled，手帳所持者)も多様なスポーツ競技団体と精神障害者を統括するスポーツ団体づくりが望まれる．

日障協は，公認障がい者スポーツ指導員資格取得認定研修会等で初級・中級・上級の「公認障がい者スポーツ指導員」資格が取得できる．また，障がい者スポーツコーチ資格認定制度，

障がい者スポーツ医資格認定，障がい者スポーツトレーナー資格認定の制度を行っている．（日本障がい者スポーツ協会関係の組織名，活動は，平仮名で「がい」を使用している．）

スポーツ競技は，ルールに基づいた活動で，指導者や審判員の役割が非常に重要になる．精神障害者のスポーツ指導でも指導するスポーツ競技(バレーボール，フットサル，バスケットボール，卓球等)の審判員資格，障がい者スポーツ指導者の資格取得が必須といえる．特に全国障害者スポーツ大会への参加に向けての指導では，①「全国障害者スポーツ大会競技規則集(毎年4月1日発行)」(図1a)，②「新版障がい者スポーツ指導教本 初級・中級」は，指導者の必読書である(図1b)．

2) 全国障害者スポーツ大会

全国障害者スポーツ大会開催基準要綱で2の目的には，「障害のある選手が，障害者スポーツの全国的な祭典であるこの大会に参加し，競技等を通じ，スポーツの楽しさを体験するとともに，国民の障害に対する理解を深め，障害者の社会参加の推進に寄与することを目的とする」とある．すなわち，競技性の追求よりは，障害者スポーツの祭典として，スポーツの楽しさと障害の理解，障害者の社会参加の活動である．

大会の主催者は要綱4に記されている，日障協，文部科学省，大会開催地の都道府県・指定都市及び市町村(指定都市を除く)並びにその他の関係団体である．なお，日障協および文部科学省を総称して「中央主催者」，開催地の主催者を総称して「開催地主催者」とし，その開催地主催者の代表者は，都道府県とする．全国障害者スポーツ大会は，都道府県・指定都市で年1回の持ち回り大会で，行政による障害者のスポーツ祭典である．大会は10年前には内々定で，5年前には行政計画に位置づけられ，3年前には実施計画がなされて詳細が決定する．そして，準備・予算(税金)・実施が都道府県・政令指定都市と市町村でも準備し，1年前には詳細な計画のもとにリハーサル大会が行われ，開催年を迎える．

開催会期は，要綱5(2)に「大会は，毎年実施される国民体育大会本大会の直後を原則として，当該都道府県において3日間で開催する」と記され，5(5)には，「大会における競技施設は，原則として，国民体育大会本大会の会場を使用する」と記されている．

団体競技は都道府県・指定都市対抗である．参加は，参加する都道府県・指定都市に現住所(住民票)がある者が原則である．年齢区分や障害区分は競技性に影響するので詳細に決まっている．参加資格は13歳以上で，身体障害者手帳所持者，療育手帳の交付を受けた者，精神障害者保健福祉手帳の交付を受けた者等である(「障害者」)．参加する役員数や出場選手の選考，参加申し込み，選手団の派遣費なども詳細に決まっている．

各都道府県選手団人数は，各都道府県・政令指定都市の手帳所持者数で上限人数のなかで按分されて決定されている．選手の派遣では，精神障害者も所属する都道府県・指定都市の選手団として参加する．選手団は，住民票のある都道府県・指定都市の選手団として，派遣する都道府県・指定都市から派遣費(税金)が支払われる．選手団の選手の番号布の色は障害者ごとに指定され，精神障害者は薄茶である．出場選手の選考では，大会出場未経験者の出場にも配慮

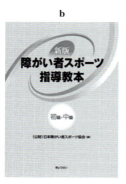

図1　指導者の必読書
a：全国障害者スポーツ大会競技規則集
　　(解説付)—平成30年度版—
b：新版 障がい者スポーツ指導教本
　　初級・中級

する（個人参加の少なくとも3分の1以上未経験者）.

本大会役員⑥の顧問には日本精神保健福祉連盟会長が，⑦の参与には日本精神保健福祉連盟精神障害者スポーツ推進委員会委員長が位置づけられている.

本大会の団体競技にはバレーボール競技精神障害者があり，ブロック大会を通過した都道府県・政令市の代表選手が参加する. また，2019年からは個人競技，卓球に精神障害者男女各1名が都道府県・指定都市の代表として参加する.

全国障害者スポーツ大会を目指す各チームの指導者と選手は，参加する競技種目ルールの理解とともに，「全国障害者スポーツ大会競技規則集」の①全国障害者スポーツ大会開催基準要綱，②全国障害者スポーツ大会開催基準要綱細則，③全国障害者スポーツ大会競技規則の解説を熟読することが望まれる.

大会会場では，同じ都道府県・指定都市の身体障害者・知的障害者が参加する競技種目での応援で協働することが基本である.

C 埼玉県での障害者スポーツの協働

埼玉県障害者スポーツ協会活動には，精神障害者バレーボールと埼玉県精神保健福祉協会が参加している.

精神障害者バレーボールは，一般社団法人埼玉県障害者スポーツ協会傘下の埼玉県障害者バレーボール協会精神障害者部門として，知的障害者とともに組織構成員である. キャッチフレーズは，みんなが主役「きっと仲間や居場所がある〜バレーボールをやってみよう〜」である. 運営は，県内各チームの選手・スタッフとともに障害者スポーツに理解のある有志で行っている. 事業は，彩の国ふれあいピックバレーボール大会（埼玉県障害者スポーツ大会）の運営，地域におけるソフトバレーボール教室，交流会，障害者スポーツに関する調査研究などを行っている. 競技性とともに地域でのバレーボールの普及の両輪で，コミュニティーワーク，県全体を意識した活動である.

県内の精神障害者のバレーボールチームは19チームあり，県内4ブロックでの地区大会・楽しむ交流試合等を行い裾野を広げ，競技性だけでなく地域スポーツの普及啓発に寄与している. また，県代表バレーボールチームは選抜チームを作り，関東ブロック大会に参加し，全国障害者スポーツ大会を目指している.

埼玉県精神保健福祉協会は，卓球大会，グラウンドゴルフ大会，音楽祭（声を出す合唱等）等を開催する. そして，埼玉県障害者スポーツ協会の正会員で，障害者スポーツ大会の秋の彩の国ふれあいピック（グラウンドゴルフ担当他）で協働している. また，全国障害者スポーツ大会埼玉県予選会である障害者卓球大会では障害者卓球協会と協働し，身体障害者，知的障害者とともに精神障害者も参加して開催している.

埼玉カンピオーネ（精神障害フットサル）は，任意団体名称と県選抜チームもカンピオーネの名称を使い，県内4ブロックの地区交流会，県域で3〜4回のリーグ戦を開催している. 5月の連休では，レッズランドと埼玉県障害者スポーツ協会が開催する身体障害者・知的障害者・精神障害のサッカー大会で協働している. その他，知的障害者も参加する大会やクリニックなどを開催する.

● 参考文献

・高畑 隆：障害者スポーツ大会と精神障がい者. 日精協誌 2015; 34: 465-471
・高畑 隆：精神障害者スポーツ競技の動向. 臨床精神医学 2011; 40: 1159-1167
・公益財団法人日本障がい者スポーツ協会・編：新版障がい者スポーツ指導教本初級・中級. ぎょうせい，2016
・公益財団法人日本障がい者スポーツ協会・編：全国障害者スポーツ大会競技規則集―平成30年版. 公益財団法人日本障がい者スポーツ協会，2018

第4章　精神障害者スポーツ

3 精神障害者スポーツ指導者の育成

[日本精神保健福祉連盟]　田所淳子

> ## P O I N T S
> - 昨今，精神障害者スポーツの指導は専門的・競技力向上志向になっている．
> - 精神障害者スポーツを指導するうえで，三障害の理解は大前提である．
> - 公認障がい者スポーツ指導者資格は必須である．

A 精神障害者スポーツにおける望ましい指導者像

　精神障害者のスポーツが，リハビリテーションやレクリエーションの域を超え，競技性を追及するようになってきた昨今，その指導者やコーチは，次のような人材であることが望まれる．
①スポーツや競技に関する正確な知識や技術をもち，適切にかつ全人間的指導ができる能力をもっていること．

②精神障害および精神疾患の特性を理解し，個別あるいは集団に対して適切な対処ができること．
③障害者スポーツの理念や実態，および関連領域について知識と情報をもち，自分の指導役割においてもそれらをふまえたうえで適切な対応と行動ができること．

B 障害者スポーツ指導者

　公益財団法人日本障がい者スポーツ協会(以下「日障協」という)は，公認障がい者スポーツ指導者制度を制定し，指導者の資質と向上を図り，指導活動の促進と指導体制の確立を図っている．その資格は「障がい者スポーツ指導員(初級・中級・上級)」，「障がい者スポーツコーチ」，「スポーツ医」，「スポーツトレーナー」と6種類あり，その資格定義と目的を**表1**に記す[1)2)]．
　表1の6種類の資格を得るには，前提所持資格や活動実績の要件が付されているものもある．各種団体〔日障協，都道府県障害者スポー

ツ協会や指導者協議会，公益財団法人日本スポーツ協会(旧日本体育協会)および加盟都道府県体育(スポーツ)協会，公益社団法人日本理学療法士協会および都道府県理学療法士協会〕が実施する養成講習会を受講する必要があり，資格によっては，試験も行われる．
　2017年12月31日現在，初級指導員20,493名，中級指導員3,369名，上級指導員812名，スポーツコーチ165名，スポーツ医455名，スポーツトレーナー154名が登録されている[2)]．
　また，各都道府県・指定都市(一部，県の協議会に内包)に障がい者スポーツ指導者(員)協

表1 公認障がい者スポーツ指導者制度

障がい者スポーツ指導員	初級障がい者スポーツ指導員	地域で活動する18歳以上で，主に初めてスポーツに参加する障がい者に対し，スポーツの喜びや楽しさを重視したスポーツの導入を支援する者．（中略）地域の大会や行事に参加すると共に，指導員組織の事業にも積極的に参加するなど地域の障害者スポーツの振興を支える者
	中級障がい者スポーツ指導員	地域における障がい者スポーツのリーダーとしての役割を持ち，指導現場では充分な知識，技術と経験に基づいた指導ができ，指導員の模範となる者．（中略）全国障害者スポーツ大会に参加する選手団のコーチとして，選手選考やその強化・育成の役割を担う者．さらに，指導員の組織化や運営にも関わり，地域の障がい者スポーツ振興を進める者
	上級障がい者スポーツ指導員	県レベルのリーダーとして，指導現場では障がい者スポーツの高度な専門的知識を有し，指導技術と豊富な経験に基づいた指導と指導員をとりまとめる指導的立場になる者．（中略）全国障害者スポーツ大会に参加する選手団の監督として，選手選考やその強化・育成の責任を負う者．さらに，指導員の組織運営に積極的に関わり，地域のスポーツ振興のキーパーソンとなる者
障がい者スポーツコーチ		各種競技別の障がいのある競技者の強化・育成などを行う者．またパラリンピックなどに国際大会に参加する選手団の監督，コーチとして活動する者
障がい者スポーツ医		障がい者のスポーツ・レクリエーション活動に必要な医学的管理および指導などの医学的支援をするとともに，（中略）広く障がい者スポーツに対し医学的見地からの障がい者の健康の維持，増進および競技力の向上などに寄与する者
障がい者スポーツトレーナー		障がい者のスポーツ活動に必要な安全管理および競技力の維持・向上の支援をするとともに，（中略）障がい者の健康の維持，増進および競技力の向上などに寄与する者

（公益財団法人日本障がい者スポーツ協会：日本障がい者スポーツ協会公認障がい者スポーツ指導者要綱．公益財団法人日本障がい者スポーツ協会，2018／公益財団法人日本障がい者スポーツ協会：平成29年度三者協議会資料．公益財団法人日本障がい者スポーツ協会，2018）

議会があり，都道府県市内での活動や実践の推進，指導者の資質向上，指導者同士の連携，情報発信等を目的として活動している．

C 精神障害者スポーツ指導者の資質向上

1 ▶ 指導者養成のあり方

全国障害者スポーツ大会において正式参加となった現在，代表チームは都道府県・指定都市の公的代表としての意味合いをもつ．よって，都道府県・指定都市も責任性を自覚したうえで指導者養成・指導にあたる必要がある．

前述の障がい者スポーツ指導員（初級）については各都道府県において，障がい者スポーツ指導員（中級）については全国数か所において，毎年養成講習が実施されているが，2009年度からは養成講習のカリキュラムが改変された．初級においては，身体・知的障害がメインであった座学「障害の理解」に精神障害領域も加えられ，障害のある当事者との実技も必須とすることに改変された．また，中級でも座学「障害各論」において，精神障害領域が加えられた．今さら遅きに失した感もないではないが，今後，精神障害者スポーツの理解と浸透が大いに望まれる．ちなみに筆者の活動している高知県では，2001年度の初級養成講習から座学「精神障害の理解」は毎年講義カリキュラムとして必須単位とされており，中級養成講習の際にも座学「精神障害各論」に加え，精神障害者チームとの演習講義も組まれている．

2 ▶ 指導者育成と資質向上

障害者スポーツ指導者の資格取得後は，現場指導の質向上とさらなる研鑽のため，指導者関係団体により「ブロック別研修会」，「全国研修会」，「地域別特別研修会」などが実施されてい

る．また，「障害者スポーツ指導書～精神障害者バレーボール～技術Ⅵ」[3] や，「障害者スポーツ指導者のための障害者スポーツ情報誌JSAD」（現在冊子名改名し「NO Limit ＋（プラス）」）[4]など，各種書籍も参考にし，さらなる向上を目標とされたい．

3 ▶ 指導者の今後について

　全国障害者スポーツ大会ではバレーボール種目に加え，2019年からは個人競技で卓球種目が加わる．また，フットサルやバスケットボール等，多彩な種目も普及してきており，指導者はより専門種目の指導ができるプロフェッショナルを求められるだろう．また，社会との交流や一般スポーツ大会への参加の機会も増加しており，「精神障害者が競技性を追求するために適格な指導ができる」，「精神障害者のスポーツを通じた社会活動を効果的に支援できる」指導者が求められる[5]．一人の指導者がすべての能力・指導力をもちあわせることが困難な場合は，様々な能力をもちあわせた指導者が複数かかわり，役割分担のもと，選手の指導に関与すればよいだろう．

■ 文献

1) 公益財団法人日本障がい者スポーツ協会：日本障がい者スポーツ協会公認障がい者スポーツ指導者要綱．公益財団法人日本障がい者スポーツ協会，2018
2) 公益財団法人日本障がい者スポーツ協会：平成29年度三者協議会資料．公益財団法人日本障がい者スポーツ協会，2018
3) 田所淳子，一柳信幸，山﨑正雄，ほか：障害者スポーツ指導書—精神障害者バレーボール—技術Ⅵ．財団法人日本障害者スポーツ協会，2003
4) 一柳信幸，田所淳子：精神障害者バレーボール指導上の留意点．障害者のための障害者スポーツ情報誌JSAD，JSAD日本障害者スポーツ指導者協議会，2007，2008，2009
5) 大西　守・高畑　隆・田所淳子：精神障害者スポーツの早わかりガイドブック（2011年度版）．公益財団法人日本障がい者スポーツ協会，公益社団法人日本精神保健福祉連盟，2011

4 精神障害者バレーボールの動向

［日本精神保健福祉連盟］ 田所淳子

P O I N T S
- 全国障害者スポーツ大会団体競技として確立，確固たるものになった．
- 競技性の高まりに伴い，チーム編成など進化してきた半面，格差もみられる．
- 競技規則（ルール）の改変を経て，今後当面は現状で推移する予定．

A 精神障害者バレーボール競技の発展

　過去，精神医療のなかでリハビリテーションやレクリエーションとして始まった精神障害者バレーボールだが，2008年，全国障害者スポーツ大会(以下「全スポ大会」という)への正式参入を契機として，名実ともに社会復帰・社会参加の一大スポーツ事業となった．全スポ大会における精神障害者選手の参加手続きや大会運営に関して，各都道府県・指定都市の行政的関与も確立され，あわせて競技レベルの向上も目覚ましい発展を見せている[1]．

1 ▶ 全スポ大会・ブロック大会の近年の経緯
　全スポ大会とブロック大会の近年の経緯を表1，表2に示す．
　ブロック大会への参加都道府県・指定都市も，年々増加しており，その前段である都道府県・指定都市大会もほとんどの地域で開催されている．

2 ▶ 競技規則の変遷
　2012年，全スポ大会オープン競技に初採用されたときの競技規則は，6人制バレーボール競技規則に準拠していたものの，それまで全国各地

で行われていたローカルルールを参考に，暫定的に定められた競技規則が採用された．そのため，6人制競技規則とは6点ほどの相違点があった．その後，ネットの高さは順次見直されていった．ほかの規則についても大会でのプレー状況を鑑みて，正式な6人制競技規則との相違は順次改定されていった．その変遷を表3に示す．
　今後の競技規則の改変に関しては，「ネットの高さを上げる」，「男女別のチーム編成にする」，「皮革仕様ボールの使用」になってこよう．しかし，都道府県市によってはまだ精神障害者バレーボールの普及も不十分な地域が若干あることから，今後の競技規則の改変は慎重に検討する，というのが関係機関の見方である．

3 ▶ 選手の参加資格
　平成20年度全国障害者スポーツ大会開催基準要綱細則では，①「精神障害者保健福祉手帳所持」，②精神保健福祉手帳の取得の対象に準ずる障害を認める書類「『精神保健福祉センター所長の精神障害者保健福祉手帳交付済証明書の原本又は判定書等の写しを提出』あるいは

158　第 4 章　精神障害者スポーツ

表 1　近年の全国障害者スポーツ大会

年度	平成 24 年度 第 12 回大会	平成 25 年度 第 13 回大会	平成 26 年度 第 14 回大会	平成 27 年度 第 15 回大会	平成 28 年度 第 16 回大会	平成 29 年度 第 17 回大会	平成 30 年度 第 18 回大会
開催日	2012.10.13 ～ 15	2013.10.12 ～ 14	2014.11.1 ～ 3	2015.10.24 ～ 26	2016.10.22 ～ 24	2017.10.28 ～ 30	2018.10.13 ～ 14
全国大会 開催地	岐阜県	東京都	長崎県	和歌山県	岩手県	愛媛県	福井県
優勝	横浜市	横浜市	横浜市	横浜市	埼玉県	福岡県	埼玉県
準優勝	京都市	東京都	大阪府	大阪府	名古屋市	大阪府	福岡県
3 位	浜松市	大阪府	名古屋市	青森県	福岡県	青森県	青森県

表 2　近年のブロック大会

	平成 24 年度 全国大会 出場選考	平成 25 年度 全国大会 出場選考	平成 26 年度 全国大会 出場選考	平成 27 年度 全国大会 出場選考	平成 28 年度 全国大会 出場選考	平成 29 年度 全国大会 出場選考	平成 30 年度 全国大会 出場選考
北海道・東北ブロック大会開催地	山形県	福島県	宮城県	秋田県	岩手県	青森県	山形県
優勝	青森県	青森県	秋田県	青森県	青森県	青森県	青森県
関東ブロック大会開催地	茨城県	東京都	山梨県	神奈川県	群馬県	千葉県	埼玉県
優勝	横浜市	横浜市	横浜市	横浜市	埼玉県	埼玉県	埼玉県
東海北信越ブロック大会開催地	岐阜県	名古屋市	岐阜県	岐阜県	三重県	岐阜県	福井県
優勝	浜松市	浜松市	名古屋市	名古屋市	名古屋市	三重県	名古屋市
近畿ブロック大会開催地	神戸市	堺市	滋賀県	和歌山県	京都府	大阪府	京都市
優勝	京都市	大阪府	大阪府	大阪府	京都市	大阪府	大阪府
中国・四国ブロック大会開催地	島根県	香川県	高知県	鳥取県	徳島県	愛媛県	広島県
優勝	高知県	岡山県	愛媛県	山口県	高知県	岡山県	岡山県
九州ブロック大会開催地	沖縄県	鹿児島県	長崎県	佐賀県	北九州市	福岡市	大分県
優勝	佐賀県	福岡市	福岡市	福岡県	福岡県	福岡県	福岡県

表 3　全国障害者スポーツ大会バレーボール（精神障害）競技規則の変遷

	2002 年 （全国障害者スポーツ大会 オープン競技初年）	2001 年	2008 年 （全国障害者スポーツ 大会正式競技初年）	2011 年	2014 年 （以後現在まで）
ネットの高さ	2 m	2 m 15 cm	2 m 24 cm	同左	同左
ソフトバレー球使用に関すること	糸巻仕様の記載なし，メーカー指定なし	同左	糸巻仕様記載，メーカー指定なし	同左	糸巻仕様記載，メーカー指定（モルテン社）
男女混合	男女混合	同左	同左	同左	同左
手のひらを上にしたアンダーパス可	採用	同左	同左	6 人制競技規則に準拠	同左
フリーポジション制	採用	同左	同左	6 人制競技規則に準拠	同左
リベロ制	採用しない	同左	同左	6 人制競技規則に準拠	同左

『精神疾患のため精神科等で医療を受ける旨の通院証明書又は自立支援医療受給者証の写しを提出』」としている.

近年,全スポ大会の在り方を見直す過程で,選手の参加資格,特に障害規定を厳格化する方向で現在,検討がなされており,「精神保健福祉手帳の所持をもって,参加資格とすることが望ましい」とする傾向にある[2].

B 指導者の資質

かつては病院チームの医療従事者が指導をするチームが多かったが,近年は病院チームよりも,地域クラブや選抜チームが増加し,幅広い選手層をもつチームがブロック大会・全スポ大会に出場する傾向にある.またそのようなチームのほとんどは,バレーボール専門の一般指導者を擁している.

1▶チーム編成,地域クラブ,地域との交流

前述の通り,競技レベルが向上してくると,一病院の選手では競技力層にも限界がある.より高い競技レベルをもつ選手を集めるために,地域クラブが発展し,当事者や医療機関を横断した従事者の支援によって様々なクラブチームが構成されてきた.単独の機関の利用者のみの選手より,幅広い選手層を擁したチームに集まる選手同士では,意識の向上や視点の拡がりや生活の豊かさに好影響をもたらす.それが競技力や選手の人間的成長につながり,結果,ブロック大会・全国大会への出場につながる.

また,社会とのつながりを求め,社会組織との交流や練習の機会を設けるクラブチームが増えてきており,スポーツを通じた社会参加が日頃の場面でみられることが増えている.

C 精神障害者バレーボール競技の今後の発展

バレーボール競技の公的大会については確立された.ただし,全国大会に出場できる都道府県・指定都市はブロック代表の6チームと地元自治体チームだけであるがゆえ,近年は各地域で各種交流大会が開催されている.また地域の一般チームと交流をしたり練習をしているチームも増加している.今後,精神障害者バレーボール競技はまだ発展していくであろう.

■文献

1) 高畑 隆・田所淳子:精神障害者スポーツ競技実施マニュアル作成事業―障害者スポーツへの統合と社会参加に関する調査研究:精神障害者バレーボール競技を通じて―.社団法人日本精神保健福祉連盟,(財団法人三菱財団調査研究補助金事業).2007
2) 大西 守,高畑 隆,田所淳子:精神障害者スポーツの早わかりガイドブック(2011年度版).公益財団法人日本障がい者スポーツ協会,公益社団法人日本精神保健福祉連盟,2011

第4章　精神障害者スポーツ

5 ソーシャルフットボールの動向

［石金病院］　井上誠士郎

P O I N T S

● ソーシャルフットボールは，イタリア発祥のCalciosociale（カルチョソチャーレ）に由来する．
● あらゆる違いを越えて，フットボールを通じて地域連帯を図ることがソーシャルフットボールの原点である．
● 日本のソーシャルフットボールは，精神障害者を中心に据え，共生社会の実現を目指すものである．
● 治療という医療の枠組みではなく，スポーツとして，社会に開かれた取り組みとして推進することで，個人にも社会にも大きな変化がもたらされている．

　精神障害者を取り巻くスポーツ環境は大きく変わりつつある．2001年からバレーボールの全国大会が行われるようになり，続いて各地でフットサルが行われるようになった．そして2018年9月現在，日本の精神障害者フットサルの歴史は，10年を越えたところである．

　精神障害者のスポーツは，身体障害者や知的障害者のそれと比べると発展が大きく遅れている．精神障害者がスポーツを行う場は，長きにわたり病院だった．院内運動会や野球大会，デイルームで行われる卓球などは，精神科病院でみられるお馴染みの光景であった．しかし病院内でのこうした活動は，閉鎖的環境における長期入院を前提としているといっても過言ではな

い．スポーツというよりむしろ気分転換やレクリエーションとよぶにふさわしく，身体障害者や知的障害者がパラリンピックなどの大舞台で，勝敗を競っているシーンとは程遠い．しかしながら「入院から地域へ」という近年の精神保健医療福祉改革のもと，精神科におけるスポーツの価値は急速に高まっている．社会性を回復するためのリハビリテーションの一環として，生きるうえでの目標や希望として，スポーツは極めて重要な意味をもつ．さらに地域社会でのオープンなスポーツ活動は，精神障害者に対する誤解や先入観をやわらげ，広く心の不調に対するネガティブなイメージを変え得るものである．

A ソーシャルフットボールとは

　ソーシャルフットボールは，イタリアのcalciosociale（カルチョソチャーレ，英訳がソー

シャルフットボール）に由来する．イタリアは地域精神医療の先進国として知られる一方で，

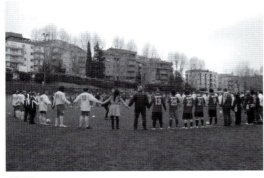

図1　2011年イタリア遠征

様々な社会問題を抱えた国でもある．そのなかで，年齢，人種，ジェンダー，障害，社会的階層などを超え，フットボールを通じて社会連帯を図ろうとする取り組みがソーシャルフットボールである．それを知らされたのが2011年3月のイタリア遠征（後述）である．その後，日本で精神障害者フットボールの統括団体を設立するにあたり，イタリアに敬意を表して「日本ソーシャルフットボール協会（JSFA）」と命名した．したがって，イタリアと日本とではソーシャルフットボールの意味が異なる．イタリアのソーシャルフットボールは，精神障害者も含めたあらゆるマイノリティを包含するものであり，日本のソーシャルフットボールは精神障害者が中心である．ただし，社会に存在する壁を取り払い，ともに生きる社会をつくろうとする理念は共通している．社会連帯を目的とするイタリアのソーシャルフットボールにおいては，試合前に会場にいるすべての人が手をつないで一つの輪を作るシーンが象徴的である（図1）．

B 競技について

1 ▶ フットサルが盛んな理由

ソーシャルフットボールは特定の競技をさすものではない．日本では5人制のフットサルが主流であるが，形態は8人制でも11人制でもよい．精神障害者のスポーツとしてフットサルが推奨される理由はいくつかある．フットサルのコートはサッカーに比べると縦横ともに約3分の1と狭く，ボールは弾みにくい．試合中の交代が何回でも認められているため，初心者や体力に自信がない者でも参加しやすい．狭いスペースで少人数で試合が行われるため，1人当たりがボールにふれる回数は必然的に多くなり，コミュニケーションも図りやすい．屋内でも屋外でもできるため，年間を通じてプレーできる．精神障害の特性として，体調やモチベーションが安定しない場合があるので，やりたいときにやれることは大きなメリットである．一方で，フットサルはサッカーに比べると競技としての認知度が低く，ルールがやや難しい面がある．このため，競技大会ではルールの理解度が大会の質や勝敗に影響する場合がある．

2 ▶ 競技規則

基本的には通常のフットサルの競技規則に準ずる．日本では男女混合の6人制ルールが主流である．これは女子が含まれる場合に限って最大6名までがコートに立つことができるというもので，全国大会をはじめとする国内の主要な大会で採用されている．近年は競技の認知度やレベルの向上に伴い，より正確な競技規則の運用や試合時間の工夫（正規の20分ハーフに近づける，プレイングタイムを採用するなど）もなされている．男女間での体力差や競技中のけがのリスクにもいっそうの配慮を要するようになってきている．女子の競技人口が多い地域では，男女別に試合を行う試みもみられる．競技人口の増加，競技力の向上，普及度の地域差，大会の趣旨などの要因に鑑み，競技規則の運用の仕方は，今後も随時検討が加えられていくものと思われる．

3 ▶ 対象

理念上は，精神障害者を中心とするすべての人々がソーシャルフットボールの対象である．

| 表1 | ソーシャルフットボール全国大会参加資格 |

特定非営利活動法人日本ソーシャルフットボール協会に登録された精神障がい者のチーム．所属選手の参加資格は以下の①〜④の項目を満たす者とする．

①以下の用件すべてを満たし，スポーツマンシップに則って大会に参加できる者．
②精神疾患／精神障がいのため医療機関で継続的に治療を受けている者．
③WHOの国際診断基準「ICD-10 精神および行動の障害」のうち，F2またはF3に該当する者を中心とするが，他の精神疾患／精神障がいも妨げない．
④13歳以上の精神障がい者で，以下Ⅰ〜Ⅲのいずれかを提示できる者．
　Ⅰ.精神保健及び精神障害者福祉に関する法律(昭和25年法律第123号)第45条の規定により，精神障害者保健福祉手帳の交付を受けた者．
　Ⅱ.障害者総合支援法の自立支援医療(精神通院)制度を利用している者．
　Ⅲ.精神科を継続的に受診しており，大会日もしくは証明書の提出期限から1か月以内の期間で主治医より通院治療を証明する書類の発行が得られる者．

(第2回ソーシャルフットボール全国大会開催要項)

ただし障害がある選手を対象とした競技スポーツとして成立させるためには，参加資格を明確にする必要がある．このため，国内大会ではJSFAが定める参加資格(表1)が適用されることが多いものの，診断分類や障害の程度を問うものではない．国際大会に関しては国際診断分類ICD10に基づき，「F2，F3を中心とするが，他の疾患を妨げない」としている．ただし，今のところは国内外ともに厳密なチェック体制はない．参加資格の明確化とその証明は，精神障害者スポーツにおける大きな課題であり，今後も議論を重ねていく必要がある．

C 国内の動向

2018年9月現在，ソーシャルフットボールへの取り組みは，47都道府県のうち8割以上の自治体で確認されている．チーム数はおよそ160，プレーヤーは2,000人を超える．活動母体は，病院やクリニックのデイケア，作業所や就労継続支援事業所など，精神科医療福祉の関連施設が大半を占める．地域スポーツクラブや選抜チームといった，スポーツそのものを目的としたものは少数派である．

地域単位での大会やイベントが，盛んに行われるようになった．全国大会は2017年までに2種類の大会が計3回行われている．一つは全国障害者スポーツ大会のオープン競技としての位置づけで，もう一つはJSFAが主催する全国大会である．今後はJSFAの全国大会がメインになっていくものと思われる．全国大会への出場チームの選出法は各地域にゆだねられている．国内のあゆみは大きく3期に分けられる(表2)．

1 ▶ 第1期，黎明期(2006 〜 2012年)

精神障害者フットサルの取り組みが始まった時期である．この頃はまだソーシャルフットボールという名称は使われていない．2007年に国内最初の大会が大阪で開催された(第1回大阪スカンビオカップ)．翌2008年から「ガンバ大阪スカンビオカップ」としてガンバ大阪が主催するようになった．この大会は毎年全国の選手や関係者が集う交流(スカンビオ)の場として重要な役割を果たしており，Jクラブチームによる精神障害者支援の先駆けともなった．2008年以降，九州スカンビオカップ(福岡)，ヨコハマぽるとカップ(神奈川)，埼玉Sリーグ(埼玉)，伏見龍馬カップ(京都)，北海道チャンピオンズカップ(北海道)など，現在も各地域の中核となる大会が誕生した．

2 ▶ 第2期，創成期(2013〜2016年)

数々の新たな枠組みが形成された時期であ

表2 日本のソーシャルフットボールのあゆみ

第1期	2006年 10月	大阪でフットサルチーム誕生	
	2007年 11月	第1回大阪スカンビオカップ	
	2008年	各地で大会が開かれるようになる	
	2009年	田中氏によるイタリア訪問	
	2011年 3月	精神障害者フットサルチームのイタリア遠征	
	2012年	国際シンポジウム・会議に向けた各国との調整	
第2期	2013年 8月	特定非営利活動法人日本ソーシャルフットボール協会(JSFA)設立	
	10月	第13回全国障害者スポーツ大会オープン競技 精神障害者フットサル 第1回精神障がい者スポーツ国際シンポジウム・会議	
	2015年 10月	第1回ソーシャルフットボール全国大会(愛知)	
	2016年 2月	第1回ソーシャルフットボール国際大会(大阪),日本代表優勝 国際メンタルヘルス・フットボール委員会設立準備委員会 第2回精神障がい者スポーツ国際会議	
	4月	一般社団法人日本障がい者サッカー連盟(JIFF)設立	
第3期	2017年 10月	第17回全国障害者スポーツ大会オープン競技精神障害者フットサル兼第2回ソーシャルフットボール全国大会(愛媛)	
	2018年 5月	Dream World Cup 2018(第2回ソーシャルフットボール国際大会)	

る.2013年8月,岡村武彦氏(新阿武山病院院長)を理事長とする「特定非営利活動法人日本ソーシャルフットボール協会(JSFA)」が設立された.精神障害者スポーツとして初の統括競技団体である.設立時の役員の多くは,前述の第1期に各地で中心となっていた精神医療関係者である.これ以降JSFAを軸とした活動が展開されていくことになる.同10月には初の全国大会が行われた.この大会は第13回全国障害者スポーツ大会のオープン競技として,明治学院大学(東京)で開催された.記念すべき最初の全国大会には12チームが出場し,東北と北海道との合同チームNorthern Unitedが優勝した.

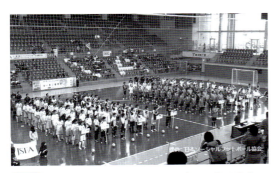

図2 第1回ソーシャルフットボール全国大会

JSFAが主催する最初の全国大会は,2015年10月,愛知県名古屋市で開催された(第1回ソーシャルフットボール全国大会,図2).この大会は,国内唯一のフットサル専用スタジアムであり,かつFリーグの名古屋オーシャンズのホームスタジアムであるテバオーシャンアリーナ(現在は武田テバオーシャンアリーナ)で開催された.優勝は関東代表のダルクで,この大会から初代の日本代表メンバーが選ばれた.

2016年2月には第1回ソーシャルフットボール国際大会が開催された(後述).同4月には,障害者サッカー7団体から成る「一般社団法人日本障がい者サッカー連盟(JIFF)」が設立され,JSFAはこれに加盟した.統括団体の設立,初の全国大会,初の国際大会,障害者サッカーへの仲間入りと,一通りの枠組みが形づくられたのがこの時期である.

3 ▶ 第3期,端境期(2017年以降)

2017年10月,通算3度目の全国大会が愛媛県西条市で開催された(第17回全国障害者スポーツ大会オープン競技兼第2回ソーシャルフットボール全国大会).初出場の地域がある一方で,チームはあっても遠征費負担などの理

由で出場を辞退する地域もあった．この大会は，2回目の国際大会（Dream World Cup 2018）に向けた日本代表の選考会に位置づけられていたこともあって，機会の公平性などが今後の課題としてあげられた．

D 国際化の動向

1 ▶ 初のイタリア遠征

2011年3月，国際化の幕が開けられた．高槻精神障害者スポーツクラブWEAREのフットサルチームがイタリアに渡り，現地の3チームとで大会を行った．この遠征と2013年以降の国際化の流れは，当時英国留学中だった田中暢子氏（桐蔭横浜大学）が欧州各国の関係者を訪問し，直接かけあったことで実現したものである．精神障害者のスポーツチームが海外遠征を行った初の事例であり，ソーシャルフットボールの国際的な発展につながる歴史的な出来事となった．この当時はワールドカップどころか，各国の精神障害者のスポーツがどのように行われているかさえ知られていなかった．

2 ▶ 国際ネットワークの構築

2013年10月，初の全国大会開催にあわせ，世界8か国（イタリア，イングランド，デンマーク，ドイツ，韓国，日本，アルゼンチン，ペルー）によるシンポジウムが東京で開催された．各国の精神障害者スポーツの推進状況を共有した後に，日本の全国大会を各国代表者が視察．翌日の会議では，精神障害者スポーツの国際的発展について議論され，国際的なネットワークを構築し情報共有・連携していくことで合意が得られた．また，精神障害者スポーツのうち，まずは8か国すべてで行われているフットボールを推進して行くことや，2015年に大阪で国際大会を開催することも決まった（第1回精神障がい者スポーツシンポジウム／国際会議）．

3 ▶ 国際大会のはじまり

2016年2月，世界初の国際大会は大阪のJ-GREEN堺で開催された（第1回ソーシャルフットボール国際大会，図3）．2013年の国際会議の決議をふまえ，JSFAと開催地大阪の大会実行委員会が中心となって急ピッチで準備が進められた．当初は2013年に東京に集った8か国が出場する予定だったが，精神障害者スポーツに対する各国の事情から，イタリア，日本，ペルーの3か国と大阪選抜の4チームでの開催となった．地元開催のプレッシャーをはねのけ，奥田亘監督率いる日本代表が，見事初優勝を成し遂げた．会期中に国際メンタルヘルス・フットボール委員会設立準備委員会と第2回精神障がい者スポーツ国際会議が開かれた．

2回目の国際大会は2018年5月にローマで開催された（図4）．1978年5月13日，世界で初めて精神科病院の廃絶を定めた通称バザーリア法（「任意及び強制入院と治療」に関する法180号）の40周年の年に，精神障害者のワールドカップがイタリアで開催されたことは意義深い．大会名はDream World Cup 2018となり，9か国（アルゼンチン，チリ，フランス，ハンガリー，イタリア，日本，ペルー，スペイン，ウクライナ）が出場した．連覇を狙う日本は，圧

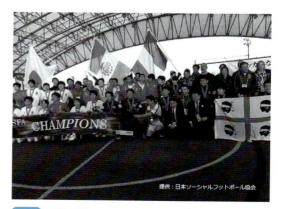

図3　第1回ソーシャルフットボール国際大会

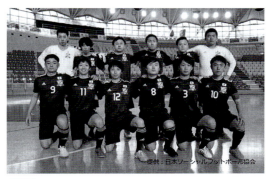

図4　Dream World Cup 2018 日本代表

倒的な強さで予選グループを1位で通過したものの，決勝トーナメント1回戦でハンガリーに敗れ，最終日を残して大会を去ることとなった．優勝はイタリア．第3回大会は2020年にペルーで開催される予定である．

E　ソーシャルフットボールのこれから

　日本のソーシャルフットボールはわずか10年の間に急成長を遂げた．閉鎖病棟から地域へ，地域から全国へ，全国から世界へと，一筋の道を切り開いたことは大きな成果である．今後もソーシャルフットボールの活動そのものは各地に広まることが予想され，大きな競技会としては2019年の秋頃には大阪で全国大会が，2020年にはペルーでワールドカップが開催される予定である．一方で，急速な発展ゆえに生じてきた課題は山積している．先を急ぐ必要はない．ソーシャルフットボールの目的と理念を確認しつつ，全国で共有しながら，確実に歩みを進めていくことが肝要である．精神障害があっても日々の生活のなかに目標があり，生きることに希望を感じられる共生社会の実現に向けて，ソーシャルフットボールがつくり出す10年後の景色が楽しみである．

参考文献

- 精神障がい者スポーツ国際化実行委員会：第1回精神障がい者スポーツ国際シンポジウム・会議報告書．2013
- 日本ソーシャルフットボール協会：第1回ソーシャルフットボール国際大会報告書．2016

第4章　精神障害者スポーツ

6 その他の精神障害者スポーツの現状

［星城大学リハビリテーション学部作業療法学専攻］　坂井一也

ＰＯＩＮＴＳ

● 精神障害者スポーツは，精神医療が入院治療中心から地域精神医療に移行していくとともに，入院患者中心から地域在住の精神障害者中心になった．
● 精神疾患の治療において，スポーツは欠かせない活動で，スポーツによる治療効果は高い．
● 精神障害者スポーツの全国大会は，バレーボールのみであったが，フットサル，バスケットボール，卓球などと広がっている．

　ここでは，バレーボール，フットサル(ソーシャルフットボール)を除く，その他の精神障害者スポーツと精神障害者のスポーツとその役割・意義について述べる．

A 精神障害者のスポーツとその役割・意義[1]

1 ▶ 精神障害者スポーツの流れ

　精神障害者スポーツは，戦後約50年くらいは，精神科病院において入院患者を対象に，卓球，ソフトボール，バレーボールなどが盛んに行われ県内の大会も活発であった．しかし，大会は，技術，競技を競うことよりもレクリエーションや作業療法としての治療的要素，親睦の意味が大きかった．現在は，精神医療が入院治療中心から地域精神医療に移行していくとともに，入院患者のスポーツ活動は縮小している．一方で，地域で生活している精神障害者の増加とともに，地域の精神障害者スポーツ活動が盛んになってきている．

2 ▶ 精神障害者とスポーツ(図1)

　平成23年に施行されたスポーツ基本法の前文には，「スポーツは，世界共通の人類の文化とし，個人又は集団で行われる身体活動であり，心身ともに健康で文化的な生活を営む上で不可欠」としている．また，障害者スポーツについては，「障害者が自主的・積極的にスポーツを行うことができるよう，障害の種類及び程度に応じ必要な配慮をしつつ推進する」としている．このように，スポーツが精神健康の維持改善に効果的であることは，よく知られていて，以前より精神科の治療，作業療法・デイケアの活動の一つとして行われてきた．身体面の効果はもちろんであるが，精神症状の改善も報告されている．スポーツの効果は，精神症状改善，認知機能の改善，体力の回復，対人関係の改善，就労などの社会参加，QOLの向上など様々な報告がある．

3 ▶ リハビリテーションの基本概念とスポーツ[2]

1) ICF

ICF(International Classification of Functioning, Disability and Health, 国際生活機能分類)は，人間の生活機能と障害の分類法として，平成13年5月に世界保健機関(WHO)において採択され，平成14年に日本語訳された．現在のリハビリテーションにおける中心的概念である．特徴は，これまでのICIDH(International Classification of Impairments Disabilities and Handicaps, 国際障害分類)はマイナス面(問題点)を分類するという考え方であったのに対し，ICFは生活機能というプラス面(健康面，ストレングス)からみるように視点を転換し，さらに環境因子等の観点を加えたことである．治療スタッフは，障害者を対象としているのではなく，障害がある方を対象にしているのであり，積極的に健康面(positive)を治療，生活に活かしていくことが重要であり，スポーツ活動は，正に健康的な面へのアプローチである．ICFは，できないこと(障害)ではなく，できていること(実行状況)，できること(能力)を評価するのであり，障害者にあわせてスポーツ(運動)を提供するのが治療スタッフの役割である．それは，ウォーキング，体操からフットサル，バレーボールのような競技までである．

2) ICFの三つの要素と二つの因子とスポーツとの関係(図2)

a. 心身機能

スポーツで効果が示されているのは，統合失調症の陰性症状，うつ病のほか，就労に影響があるといわれている認知機能にも効果が示されている．また，身体能力，体力，肥満対策，生

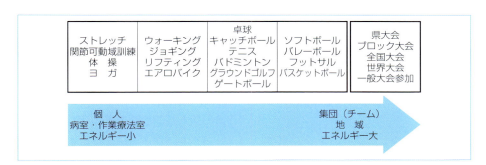

図1　精神障害者スポーツの現状

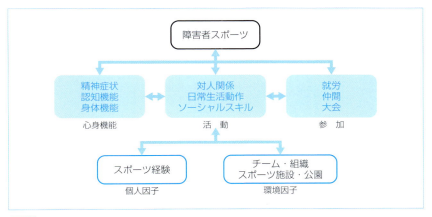

図2　精神障害者スポーツとICF

活習慣病の予防などが考えられる．

b．活動

対人関係の改善が大きく，コミュニケーション能力である．精神疾患は，対人関係の病ともいわれているので，スポーツを通して，人と人の交流が芽生え，増し，つながりができてくる．そして，情感の交流を通して精神的安定，自信を取り戻す．対人関係で悩み，苦しんでいた方が，スポーツを通して対人関係を作り，良好な対人関係経験を通して回復していくのである．

そのほか，日常生活，生活のリズムなどへの効果が考えられる．

c．参加

チームに所属することで仲間ができて，大会に参加したり，就労につながったりする．スポーツに参加する機会が多く提供されることが必要で，医療福祉施設以外での地域でのスポーツクラブなどの増加が今後期待される．

d．個人因子

筆者が行ったアンケート調査および経験から，精神障害者フットサル・バレーボールメンバーは，その競技の経験者よりも未経験者の方が多かった．ただし，過去に何らかのスポーツを行っていた方が多かった．誰でも少なくとも学校の体育等でスポーツは経験している．

e．環境因子

チームが存在することとグラウンド，体育館，公園などがあることである．チームが存在しなくて，グラウンドがなくても，ボールと中庭などがあれば，1人からでもできるスポーツもある．デイケア，就労施設などに属していればほとんどの施設でスポーツ活動が行われている．また，精神科病棟での定番スポーツが卓球である．ほとんどの病棟や作業療法室，デイケア施設に卓球台が設置されている．

3）リカバリー（図3，図4）

リカバリーとは，「疾患によりもたらされた制限が生活のなかにあったとしても，満足感のある，希望に満ちた，人の役に立つ人生を生きること」，「その人がその人らしく，自分でも納得のいく人生を送れるようになる」などといわれている．スポーツには，多くの感動体験があり，多くの希望が生まれる．また，よりリカバリーを実現するためには，精神障害者スポーツ大会の整備が必要である．現在，全国障害者スポーツ大会の正式種目であるバレーボールのみ，県，ブロック，全国大会が実施されている．最近，フットサル（ソーシャルフットボール）においても各大会が行われるようになったが，卓球，バスケットボールなどの球技のほか，個人競技においても，地域大会から全国大会までつながっていたほうが，精神障害者の「希望」につながる．なお，フットサルにおいては，2回目の世界大会がイタリアで2018年5月に行われた．

4）ストレングスモデル（図3）

ストレングスとは，本人と本人を取り巻く環境のもっている長所・強みなどのことである．問題点やできないことに着目して，問題をなくすための治療モデルではない．その人のもつ強

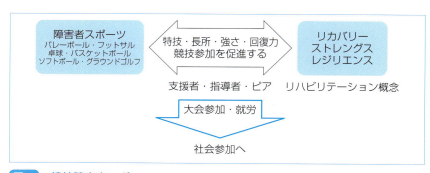

図3　精神障害者スポーツの過程

さと取り巻く環境の強さに注目し，その能力や長所を伸ばしていくアプローチである．障害者がもっている能力や強さ（望み・可能性・活力・知恵）に焦点を当てるのである．そして，支援者と対等で協働的な関係のなかで，問題を解決していくことである．重要なことは障害者の能力や強さに注目し，それを引き出し，伸ばしていくことである．支援者がスポーツ活動を行うのは，障害者（患者）の身体的に健康な面にスポーツ活動を通してかかわり，身体面とともに精神的な面の改善，維持を目標に行うのである．また，競技スポーツにかかわるときは，障害者として対応するのではなく，基本はアスリートとしてかかわることが重要である．障害者ではあるが，ストレングスを活かす，伸ばす視点が中心となる．障害があるので，薬，認知機能，対人関係能力などに考慮する必要はあるが，基本はストレングスに着目し，アスリートとしてかかわる．

5）レジリエンス（図3）

レジリエンスとは，回復能力，心のしなやかさ，抵抗力，反発力，抗病力，病気になりにくさ，発病の誘因となる出来事・環境，病気に対し，跳ね返し，克服する復元力などと訳されている．ストレスを跳ね返す力，免疫力のように病原菌を跳ね返す力など，生体に本来備わっている「防御機構」を意味するだけでなく病気から回復していく「回復能力」，「自己治癒力」などといわれている．

統合失調症の治療においても，生物学的脆弱性を補い，心理環境面のストレスへ対処するための方策として，レジリエンスを強化するような活動が必要である．身体感覚の回復，安心・安全感の提供，バランスのいいスポーツ（運動）と休息（生活のリズム），仲間の存在などが，患者のレジリエンスを強化すると考えられる．また，精神障害という困難さをすでに抱えている人たちが，競技スポーツの困難な状況を乗り越えることを通してレジリエンスつまり病を跳ね返す力を育むことができるのではないかと岡村は述べている．

B その他の精神障害者スポーツ

1 ▶ 卓球

いきいき茨城ゆめ大会（第19回全国障害者スポーツ大会，平成31年10月）から，卓球競技へ精神障害区分が導入される予定である．今まで，全国障害者スポーツ大会の正式競技に精神障害者は，団体競技のバレーボールのみであったが，個人競技の卓球が加わることになった．各都道府県および政令指定都市から男女各1名の2名になっている．精神障害者スポーツにおいて，卓球は最も行われているスポーツと思われる．精神科病院の病棟や作業療法室，デイケア施設に卓球台が置かれていることが多く，古くから県単位や市町村単位などで大会も行われていて，シングル，ダブルス，団体戦など，様々な形で競技ができることも卓球の利点である．一部の競技者が，台湾との卓球競技を行ったとの報告もされている．今後，全国障害者スポーツ大会の正式競技になることで，卓球競技がますます盛んになることが予想される．

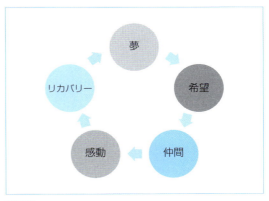

図4　精神障害者スポーツの意義

2 ► ソフトボール

卓球の次に歴史があるのは，ソフトボールである．卓球とともに古くから精神科病院の入院患者を中心にソフトボールが行われていて，大会も行われている．精神科病院のなかには，ソフトボールなどが行えるグラウンド（運動場）を設置しているところもある．日本において野球が人気であったことも影響していると考えられる．また，ソフトボールまでは行わなくても，キャッチボールはほとんどの精神科病院およびデイケア施設で行われていると思われる．大会においては，安全なスローピッチが採用されている．しかし，入院患者の退院促進，高齢化に伴い，ソフトボール競技が少なくなり，より安全で高齢者対応のゲートーボール，グラウンドゴルフに移行するところが増えている．

3 ► グラウンドゴルフ・ゲートーボール

1980 年代には，日本で生まれたゲートボールが高齢者を中心に広がるとともに，精神障害スポーツでも行われるようになり，大会も行われるようになった．ソフトボールなどと比べて狭いスペースででき，病院の中庭などでも可能なために多くの施設で行われるようになった．

1990 年代後半にゲートボールに関連する高齢者による傷害事件が起きるとゲートボール競技の安全性について議論されるようになった．団体競技にゲートボールから個人競技でより安全なグラウンドゴルフのほうが多くの施設等で行われるようになり，大会も行われるようになった．

4 ► バスケットボール

2011 年に「千葉県精神障害者バスケットボール実行委員会」が結成され精神障害者バスケットボールの大会が行われ，2013 年に第 1 回精神障害者バスケットボール大会（ちばドリームカップ 2013）が開催された．その後，2014 年 9 月に NPO 法人日本ドリームバスケットボール協会が設立され，千葉県から各地域へ精神障害者バスケットボールが広がっている．2017 年度には，精神障がい者バスケットボール交流大会（ドリームバスケットボールキャラバン 2017）が，千葉，熊本，札幌，沖縄，高知，大阪で行われた．

5 ► その他

精神障害者に対してスポーツは，治療活動の一つとして様々なものが活用されている．これまでに述べた競技以外に，筆者が行ったものとして，水泳，バトミントン，テニス，登山，ヨガ，エアロビクス，ストレッチ，エアロバイク，フライングディスク，マラソン（駅伝），ジョギング，散歩，体操，ドッチボール，ビリヤード，ダーツなどがあげられ，各年代，各疾患，各症状などに応じてスポーツは，行われている．

C 佐賀県の例

佐賀県庁では，スポーツ基本法にあわせて平成 24 年 4 月に文化・スポーツ部ができ，そのなかにスポーツ課が組織化された．それに伴い，佐賀県障害者スポーツ大会が全国大会に先駆けた 3 障害含めた大会になった．さらに，全国大会は，精神障害者競技はバレーボール（平成 30 年まで）のみであるが，佐賀県では，陸上競技，水泳，アーチェリー，卓球，フライングディスク，ボウリングにも精神障害者が参加できるような大会になっている．全国大会の多くの種目に精神障害者が参加できるようになるのは難しいが，都道府県では多くの種目への参加の可能性が高く，多くの都道府県に取り入れてほしい．

文献

1) 坂井一也：精神科作業療法とスポーツ—効果と作業療法士の役割—．臨床作業療法 2015; 12: 116–121
2) 坂井一也：精神科作業療法—最近の流れ—．石川　齊，古川　宏（編），図解作業療法技術ガイド第 3 版．文光堂，2011; 1164–1171

第4章　精神障害者スポーツ

7 精神科入院施設におけるスポーツの現状

［山形県立こころの医療センター精神科］　遠谷　肇

P O I N T S

- 精神科病院の脱施設化と，薬物治療の進歩により精神科入院患者が運動，スポーツに接する環境が整ってきている．
- 精神障害者スポーツの普及に伴い，入院中に練習に参加するケースもみられるようになってきた．
- 運動により体力の維持，向上や運動機能の回復，ストレス発散を図ってきたが，入院患者の精神症状に対する効果も明らかになりつつある．

A 精神科入院治療の変遷とスポーツ参加の現状

1 ▶ 精神科医療の変遷

　従来わが国の精神科医療では入院治療が中心であったことから，在院日数が長期にわたる傾向にあった．平成8年の厚生労働省のデータでは，精神および行動の障害による全国の平均在院日数は441日であり（図1），他疾患に比較するとその長さは群を抜いていた．年余にわたる入院を継続していた患者も珍しくなく，精神科病棟は治療の場であるのと同時に生活の場としての側面もあわせもっていた．つまり入所施設としても機能していたといえる．

　そのような状況をふまえて平成16年に厚生労働省より「精神保健福祉の改革ビジョン」が示され，入院医療中心から地域生活中心へ移行することを目指し地域移行支援事業など各種政策が推進することにより脱施設化が図られることとなった．その結果平均在院日数は減少傾向となり，平成26年の厚生労働省のデータでは281日となっている（図1）．

2 ▶ 入院治療におけるスポーツの位置づけ

　かつて精神科病棟は治療の場である一方で，生活の場でもあったため必然的に楽しみや気分転換が求められ，運動会や遠足，病院祭などといった大小様々な行事を行っていた．そのほか病棟ごとにバスを仕立てて花見に出かけたり，地域住民も参加して盆踊りを催したりすることで，長期入院に伴うストレスの緩和が図られていた．

　このようななかにあってスポーツは閉鎖的な環境で過ごすことによるストレスを発散する目的で行われていたのと同時に，入院中は運動不足になりがちなことから肥満，体力低下などへの対策として取り入れられてきた．つまり運動は精神疾患そのものへの治療法としてとらえられていたかというと必ずしもそうではなく，むしろ入院中のストレス発散や体力維持のため行われていた．

　また，わが国の精神科医療においては入院高

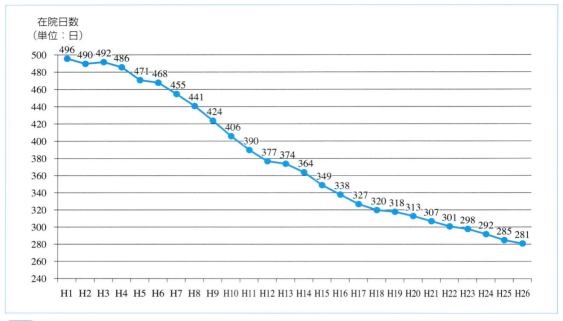

図1 精神病床における退院患者の平均在院日数の推移

平均在院日数は以下の式にて算出している．
平均在院日数＝年間在院患者延べ数÷｛1/2 ×（年間新入院患者数＋年間退院患者数）｝
（厚生労働省障害保健福祉部：厚生労働省「病院報告」）

齢化が問題となりつつある．図2は厚生労働省の患者調査の結果で，精神病床の入院患者数の推移が示されている．これによれば，65歳以上の入院患者数が年々増加していることがわかる．それに伴い，入院患者の体力および運動機能低下への対策は増々必要になってきているといえる．しかし，近年では様々な精神疾患への治療効果が報告されており，ストレス発散や体力維持だけではなく病状の改善や社会復帰支援を目的としてスポーツが実践されるようになっている．

3 ▶ 抗精神病薬の進歩

精神科の治療のなかでも特に統合失調症の治療においては1950年代にクロルプロマジンが発見されて以降，次々と抗精神病薬が開発され薬物療法が広く行われるようになりフェノチアジン系，ブチロフェノン系といった定型抗精神病薬による高容量かつ多剤併用療法が一般的であった．宮内らによれば，抗精神病薬多剤高容量群と低容量群を比較し，高容量群において1日身体活動量，特に運動量が有意に低下する[1]．

また，定型抗精神病薬を多量に投与されることで過鎮静や認知機能の低下，パーキンソン症状により運動機能が低下することが多かった．そのためサッカー，ドッジボール，バスケットボールといった判断力や瞬発力を要するような運動種目をこなすこと自体困難なだけでなく，転倒の危険性も高いことからスポーツに参加しにくい状況にあったといえる．

しかし，非定型抗精神病薬の登場により多剤併用療法から単剤低用量による治療が主流となった．さらに，認知機能，運動機能に対する副作用は多くの場合定型抗精神病薬よりも軽度ですむことからスポーツに参加しやすくなってきている．

4 ▶ スポーツ参加の現状

入院中は作業療法の一環としてスポーツに参加し，卓球，バドミントン，ソフトバレーボール，ウォーキングなどの種目が行われている．

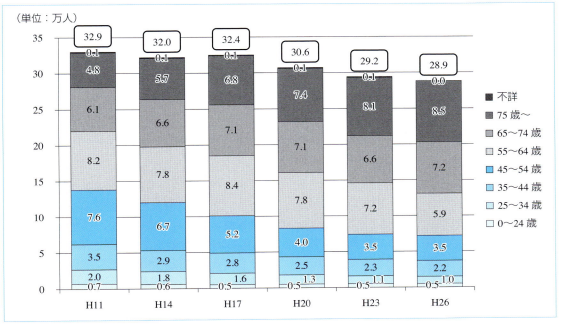

図2 精神病床における入院患者数の推移（年齢階級別内訳）
H23年の調査では宮城県の一部と福島県を除いている．
（厚生労働省障害保健福祉部：厚生労働省「患者調査」）

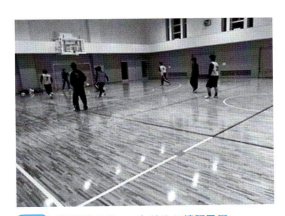

図3 精神障害者フットサルの練習風景

また，精神障害者スポーツの普及に伴い，入院中に外出してフットサルなどのクラブチームでの練習に参加するケースもみられる．

山形県立こころの医療センターでは，入院中におけるクラブチーム活動への参加を支援している．特に，健常者および精神障害者が参加するフットサルのクラブチームが同センター体育館にて定期的に練習を行っており，入院中に主治医の許可のもと練習へ参加することができる（図3）．そのまま退院後もチームの練習に引き続き参加する患者も珍しくなく，入院中に練習に参加することは退院後の生活を充実させることにつながるだけでなくチーム活動の活性化にも役立っている．

5 ▶ 入院中のスポーツ参加における注意点

入院患者が院内においてリハビリテーションや治療の一環としてスポーツに取り組む際には院内のマニュアル等に沿って事故や無断離院などに対するリスク管理が行われる．

その一方で前述のようなクラブチーム活動に参加する場合，病院の医療行為として行っているのではなく私的な活動であることから入院患者が参加する際は単独外出の形をとっているため主治医による外出の許可を要する．入院中に外部のチーム練習へ参加する際には，対象患者の入院形態や処遇をどのようにするか院内でルールをあらかじめ設定しておくことが望ましい．

また，プレー中の事故対策については，練習

第4章　精神障害者スポーツ

へ参加する際にプレー中の注意事項と事故の際の取り扱いについてチームと患者(患者が未成年の場合は保護者)との間で同意書を取り交わすようにすることも一考に値する．精神障害者のスポーツチームは社会資源ととらえることが

でき，事故における責任の所在を明確化してチームスタッフがトラブルに巻き込まれないようにすることで社会資源としてのチーム活動を守ることは重要である．

B 入院治療としての運動，スポーツ

1 ▶ 入院患者に対する効果

　運動療法については様々な研究が成されている．石井らの研究によれば，長期入院中の統合失調症患者は地域在宅の高齢者よりも1日の身体活動量が低下しており，バランス機能や下肢筋力が低下していることと，簡易な運動を継続することでそれらが改善することが示唆された[2]．また，佐々木らの研究では入院中の精神疾患患者において不安の低減，注意機能の改善などの効果がもたらされることが示唆されている[3]．

　精神科入院患者の場合，治療と安全確保のため行動範囲が制限され，臥床中心の生活になりがちである．そのような環境下において入院患者がスポーツを含めた運動療法に参加することで身体活動量が増加し体力の維持向上を図ることができる．さらに精神症状や認知機能の改善も期待でき，運動療法を実施することで入院患者に対して多くの利益をもたらすことができる．また，スポーツを通して成功体験を重ねることで自尊感情を高めることが期待できる．さらに運動を通して患者同士の良好な交流が育まれたり，競技としての精神障害者スポーツに興味をもつことで社会復帰への意欲向上につながったりするなど，心理社会的な面においても様々なメリットがある．

2 ▶ 運動種目の選択について

　運動には常にけがのリスクがついてまわるため安全面への配慮は不可欠である．特に療養病棟などでは入院患者の高齢化が進んでいて運動機能の低下している患者が多数を占める場合があり，入院患者の運動機能を適切に評価したうえで運動強度を設定し，運動中は転倒等の事故

に十分注意する必要がある．

　運動種目についてはバドミントン，バレーボールなどの運動強度が比較的高いものだけが選択肢というわけではない．開眼片足立ちや「ふまねっと運動」などの運動強度の低いものでも有効性が報告されており[3][4]，患者本人の運動機能を評価したうえで運動の内容を検討することが重要である．そのなかでもふまねっと運動は50センチ四方のマス目を床に置いてマス目の枠を踏まないように歩くもので，集団で行うこともできるのでレクリエーションとしても楽しむことができる．

　上にあげた運動強度の低い運動は広い場所を必要としないことからあまり場所を選ばずに実施することができ，病棟内でも行うことができる．そのため患者にとって参加に対する心理的なハードルを低くできることもメリットの一つである．また，病棟内で行うことができるため無断離院のリスクを有する患者に対して実施することが可能であり，閉鎖病棟の外に出ることが困難な患者が運動に参加できることは大きな利点といえる．

3 ▶ 運動強度の設定

　運動強度の設定においては，心拍数を参考に用いる方法がある．その際には次の式にて運動の際の目標心拍数を算出する．

　　目標心拍数
　　＝｛(220 − 年齢) − 安静時心拍数｝× 運動強度
　　＋安静時心拍数
　　※運動強度は基本的に中強度に設定することが多く，その場合50%とする．

　そのほか代謝当量(METs)などを用いて運動

表1 生活活動と運動の METs 表

METs	生活活動	運動
1.8	立位，皿洗い	
2.0	ゆっくりした歩行，洗濯	
2.2	子供と遊ぶ(座位，軽度)	
2.3	ガーデニング，動物の世話	ストレッチ
2.5	植物への水やり，子どもの世話	ヨガ，ビリヤード
2.8	子ども・動物と遊ぶ(立位，軽度)	座って行うラジオ体操
3.0	普通歩行，大工仕事	ボウリング，バレーボール，社交ダンス
3.3	掃除機，身体の動きを伴うスポーツ観戦	軽い筋力トレーニング，ゴルフ
3.5	軽い荷物運び，車の荷物の積み下ろし	全身を使ったテレビゲーム(ダンスなど)
4.0	自転車に乗る，介護	卓球，パワーヨガ，ラジオ体操第1
4.3	やや速歩	やや速歩，ゴルフ(クラブを担いで歩く)
4.5	耕作，家の修繕	テニス(ダブルス)，ラジオ体操第2
5.0	かなり速歩，動物と遊ぶ(活発に)	ゆっくりとした背泳
5.8	子どもと遊ぶ(活発に)，家具の移動	野球，ソフトボール，サーフィン，バレエ
6.0	雪かき	ウェイトトレーニング，バスケットボール
8.0	運搬(重い荷物)	サイクリング
8.3	荷物を上の階へ運ぶ	ラグビー

(厚生労働省：健康づくりのための身体活動基準2013．2013より抜粋して作成)

強度を設定する方法もある．METs は，身体活動によるエネルギー消費が安静座位でのエネルギー消費の何倍に当たるかを表す単位である．厚生労働省の作成した「健康づくりのための身体活動基準2013」では，18～64歳の身体活動量は23METs・時/週行うことが推奨されている(**表1**)．

◆ おわりに

　従来，精神科領域においては入院患者の運動，スポーツは作業療法士が中心となっていたことが多かった．しかし，近年では日本スポーツ精神医学会によりメンタルヘルス運動指導士が資格化されて精神保健福祉領域専門の運動指導者の育成が図られており，この資格が普及することでより適切な運動療法の実施が期待できる．精神科入院患者が運動に取り組むことには多くの利点があり，資格普及とともに一人でも多くの入院患者が適切な運動に接する機会が得られるようになることが望まれる．

文献

1) 宮内雅利，岸田郁子，須田　顕，ほか：統合失調症患者における抗精神病薬と身体活動量との関連．スポーツ精神医学 2016; 13: 34-38
2) 石井千恵，岸田郁子，茅沼弓子，ほか：慢性統合失調患者に対する身体能力改善のための運動指導の取り組み．スポーツ精神医学 2015; 12: 46-52
3) 佐々木愛，山本佳子，丹羽真一，ほか：精神科入院患者における運動療法の効果．スポーツ精神医学 2010; 7: 34-38
4) 永山真美，田村智美，直江有洋，ほか：精神療養病床における精神科作業療法で行う「ふまねっと運動」効果の検証．日本精神科看護学術集会誌 2014; 57: 129-133

参考文献

・田尻威雅：運動療法．早坂友成(編)，精神科作業療法の理論と実践．メジカルビュー社，2018; 268-275

第4章　精神障害者スポーツ

8 海外における精神障害者スポーツの動向

［明治学院大学心理学部心理学科］　**阿部　裕**
［明治学院大学大学院心理学研究科］　**中嶋希和**

P O I N T S

- 精神障害者スポーツは身体障害者や知的障害者のスポーツと比べると，歴史的にみて遅れている．
- 精神障害者が地域でスポーツを楽しむ支援体制を構築する動きが世界でみられる．
- 2013年に，日本で初めて精神障害者スポーツ国際シンポジウム・国際会議が開催され，国際的な発展のために，国際ネットワーク作りに合意した．

　精神障害者スポーツの活動状況は，各国において様々である．障害者スポーツとして独立しているところもあれば，レクリエーションの一環としてかろうじて行われているところもある[1)2)]．また，三障害のうち身体障害者スポーツが1940年代から，知的障害者スポーツが1960年代から始まっている一方，精神障害者スポーツの活動の始まりが早かったのはイタリアで1990年代と比較的新しい．

　これまで，精神障害者スポーツに関する国際的，統括的競技の組織団体は全くなく，国際大会も開催されていなかった．そうしたなか，2013年にはじめて，第1回精神障害者スポーツ国際シンポジウム・国際会議が東京で開催された．参加国は日本，イタリア，ドイツ，イングランド，デンマーク，韓国，アルゼンチン，ペルーの8か国であった．各国の精神障害者スポーツの状況説明および，その方向性に向けて議論がなされ，最終的に，精神障害者スポーツ大会の国際的な発展のために，国際ネットワークが作られることになった．

A アメリカ合衆国

　アメリカは，障害者法(1990年)を通じて障害者差別立法を導入した最初の国であった．パラリンピックに代表されるように，特に身体障害者スポーツは盛んであるが，精神障害者スポーツに関しては，全国大会レベルのものは存在しない．しかし多くの精神科病院，クリニック，精神障害者クラブハウスではバレーボール，バスケットボールなどの大会が開かれ，スポーツジムも存在する．こうした場所で行われているスポーツはレクリエーションの一環としてのものであり，治療の手段としてなされているわけではない．

　精神障害者スポーツが低調である理由として，次の三つが考えられる．一つ目は今日まで精神障害者に貼られたスティグマのためであり，二つ目は，精神障害者を医学モデルで考え，精神障害者の健康な側面を社会のなかで伸ばし，彼らがコミュニケーションを通して，社

会的連帯を深めたり，社会のなかで喜びを得るというレクリエーション的な意味を重要視してこなかったためと考えられる．すなわち，精神障害者を社会モデルとして捉える視点に欠けていたといえるであろう．三番目には，神経症性障害や気分障害は治療によって比較的寛解しやすいのに対し，統合失調症は陰性症状をもつがゆえにスポーツ競技の参加に努力を要すると考えられたためであった．

今日，アメリカでは精神障害者スポーツやフィットネスの活動に取り組もうとしているが，いまだ優先順位が低い．アメリカにおけるうつ病の運動療法の研究の最前線では，身体運動がうつ状態や不安などを解消するという事実は報告されているが，対象が均一でない，実験デザインが不十分，運動介入の方法が明確でないなど多くの問題を残しており，うつ病の運動療法のエビデンスは明らかになっていない．それゆえ，精神疾患の治療手段としてスポーツを利用することは，まだ一般的ではない．

B ヨーロッパ

2013年，第1回精神障害者スポーツ国際シンポジウム・国際会議に，ヨーロッパからは，イタリア，ドイツ，イングランド，デンマークが参加し，それぞれの国の精神障害者スポーツの進捗状況が報告された．田中は[3]，スポーツの推進を対象にしている疾患を，ICD-10の分類に即してまとめている．それによると，イタリアはF1（物質使用障害），F2（統合失調症），F3（気分障害），F4（神経性障害），ドイツは，F2，F3，F4，F7（知的障害），イングランドとデンマークは記載がない．また，実際に推進されているスポーツの種目については，イタリアが，サッカー／フットサル，バレーボール，ドイツがサッカー／フットサル，イングランドがサッカー／フットサル，デンマークがサッカー／フットサル，バレーボール，陸上競技／ランニングであり，それぞれの国柄を反映しているといえるだろう．

1 ▶ フランス

フランスの精神障害者スポーツ活動は，入院および外来患者の治療を目的とし，20世紀初頭に始まり，発展してきた．1997年に病院が主体となって，"フランス精神病院スポーツ協会連合"が設立され，のちに"ヨーロッパ先端スポーツ連合"と改名し，全国規模で精神障害者のスポーツ活動およびスポーツ大会を組織するようになった．この連合が近年まで他の障害と提携せずに，精神障害者の権利を主張しながら，スポーツ療法を中心としたスポーツ活動を発展させ，全国レベルやヨーロッパレベルのスポーツ大会に参加する機会を獲得してきた．

"ヨーロッパ先端スポーツ連合"ではスポーツが治療の一手段と見なされているため，①精神障害者が身体を動かしながら自然にスポーツを楽しむこと，②スポーツの実施は患者と治療者が同等であることを知り，それが治療的に役立つこと，③テクニックの取得やルールを守ることを通して社会性を身につけ，社会復帰を促すこと，の三つが目的に掲げられている．

また，連合の目的としては，①精神障害者のスポーツ活動をヨーロッパレベルにおいて促進していくこと，②活動関係者のネットワークづくりと情報交換，③精神障害者スポーツに関する研究と病院間の協力体制があげられている．

しかし，精神障害者のスポーツ活動はほかの障害に比べ立ち遅れている．知的障害と身体障害のスポーツ連盟しか，フランス青年スポーツ省からの助成金が下りていない．そこで精神障害者の活動を促進するために，"ヨーロッパ先端スポーツ連合"は，知的障害者のスポーツ活動を支援する"フランス適応スポーツ連盟"と強く結びついている．

だが，知的障害者と精神障害者の共同スポーツ活動には問題点がある．知的障害者のスポーツ活動が，身体障害者のそれと同様に，治療的

意図から余暇の充実や高度なスポーツ技術の習得などの目的に移行していっているのに対し，精神障害者のスポーツ活動はあくまで"社会復帰，症状改善の一手段"に位置づけられている．しかし，まだ，二障害のスポーツ大会は地方レベルにとどまっている．

今後の精神障害者スポーツ活動は，"ヨーロッパ先端スポーツ連合"がより発展し，精神障害のためのスポーツ連盟を確立するのか，それとも精神障害者が知的障害者のスポーツ連盟に取り込まれていくのかの分岐点にある．

2 ▶ イタリア[4]

イタリアの精神医療改革に関する法である「バザーリア法」は，精神障害者の生活拠点を大型収容病院から地域へと様変わりさせただけでなく，各国の精神保健政策に多大なる影響を及ぼした．精神障害者スポーツの歴史は，1980年代から始まり，1993年にサッカーチームが結成され，1996年には「イタリア・スポーツ・フォー・オール連合(Unione Italiana Sport Per Tutti：UISP)」主管による初の全国大会が開催された．UISPは，様々な組織との関係を深めながら社会的活動とスポーツの関係を作るために，スポーツ振興というよりは社会的活動に重点をおいたスポーツを推進している．

2002年には，UISPの下部組織である「イタリアマルチスポーツ社会統合協会(Associazione Nazionale Polisportive per l'Integrazione Sociale：ANPIS)」によるソーシャルフットボールが行われるようになった．こうしたイタリアの精神障害者のサッカーの取り組みは，2007年にはドキュメンタリー映画「サッカーに夢中(Matti per il Calcio)」として世界に知られるようになった．ただ，日本のように，精神障害者は，身体障害や知的障害を支援するイタリア障害者スポーツ連盟に所属していない．今後，UISPやANPISの活動がイタリア障害者スポーツ連盟連携として活動できるようになることが課題である．

2011年には，イタリア対日本のフットサルの親善試合が行われ，イタリアは2016年2月に大阪で行われた，第1回ソーシャルフットボール国際大会に出場した．2018年5月にローマで行われた第2回ソーシャルフットボール国際大会では9か国中で優勝を果たした．

その他のスポーツとして，柔道があり，知的障害者と精神障害者が一つになり，大会も開かれている．また精神障害者の間に，スポーツとしてのライフセービングも取り入れられつつある．

3 ▶ ドイツ[5]

ドイツにおいて，障害者スポーツは，その目的に応じて，リハビリテーションスポーツ，予防スポーツ，生涯スポーツ，競技スポーツの4領域に分類される．精神障害者は，障害者の地域スポーツクラブでスポーツを行う場合，一定の条件を満たせば，医療保険が適用される．医師の処方箋に基づくリハビリテーションも，リハビリテーションスポーツ専門指導者から指導を受ける等の条件を満たすことで，医療保険が適用される制度を有している．この制度は1974年にリハビリテーションスポーツが社会保障の一部として社会法典に位置づけられ，1981年から実際に運用され，30年以上の歴史を有している．

障害者が地域でリハビリテーションスポーツを行うことができる仕組みは，障害者が社会資源であるスポーツクラブに参加することによって，スポーツを手段とした身体への働きかけやスポーツを行うことの楽しさが享受できるとともに，そこに参加している仲間との人間関係づくりから自信を取り戻し，自ら主体的な生活を営めるという社会生活力が高まることを目的としているためである．

4 ▶ スペイン

多くの病院が，ホスピ・スポーツ(HOSPI-SPORT)という障害者用の運動施設をもつ．バルセロナ市を中心にカタルーニャ地方には，病院が認定した30のホスピ・スポーツ施設があり，1,000人以上が利用する．しかし，精神

障害者が通う，あるいは入院する病院においては，ホスピ・スポーツ施設はみられない．2005年には精神障害者の第1回バスケットボール大会がシウダレアル市で開催され，全国大会に発展しつつある．また地域によっては，精神障害者のスポーツクラブができ，バスケット，フットサル，ペタンク，水泳などが行われている．

5 ▶ イギリス

イギリスでは，障害種別による国内統括の障害者スポーツ団体と，競技種目別の国内統括団体が存在する．障害種別による国内統括の障害者スポーツ団体は，英国切断者肢体不自由者スポーツ協会，英国視覚障害者スポーツ協会，英国車いすスポーツ協会，英国脳性まひスポーツ協会，英国知的障害者スポーツ協会の5団体である．さらに，英国障害者卓球協会や英国車いすバスケットボール協会のような特定の競技の国内統括の障害者スポーツ団体も存在する．しかし，精神障害者スポーツ団体は確認されていない．

C 中南米

1 ▶ アルゼンチン[6]

障害者のスポーツ活動が活発になった契機は，1950年頃，ラテンアメリカでポリオが流行し，アルゼンチンでもポリオの後遺症による身体障害者が増加したことにある．現在，障害者のための適応スポーツは，日本と多少区分けが異なり，運動障害，知覚障害，精神障害のグループに分けられる．しかし，ここでいう精神障害は，知的障害，自閉性障害，てんかん性障害，脳器質性障害が入れられており，統合失調症や躁うつ病は入れられていない．特異的なスポーツとして車いすバスケット，車いすマラソン，ボッチャ，ガードラグビーがあげられる．

精神障害者にかかわらず，障害者がスポーツを通して獲得し得る精神的・社会的利益については日本と何ら変わることはない．日本と同様に障害者に対する差別や偏見も存在するが，まず，スポーツは楽しむことから始まり，それを通して精神を鍛え，対人関係における情緒を豊かにさせ，さらに，スポーツを通して鍛えられた精神は，日常生活をこなし，日常的な目的を組み立て，また自分自身を再調整していく力であり，社会のなかでの不利益を乗り越えることに寄与すると考えられている．

1997年に障害者に対する治療，教育のためのスポーツ給付金の支給が始まり，理学療法，スポーツ療法，スポーツ教育に利用されてい

る．ただ，この給付金が精神障害者に適用されるかどうかは，いまだ決定されていない．

2 ▶ ペルー

精神障害者スポーツは，レクリエーションやリハビリテーションの一環として行われている程度で，全国的な精神障害者スポーツ大会は行われていない．最近になって選抜されたDown症候群患者の全国障害者スポーツ大会が始まった．特定の精神科病院や精神保健センターの間では，精神障害者のスポーツ大会が行われている．リマ最大の精神科病院では，各病棟間で，特定の記念日などに，サッカーやバレーボールの試合が行われる．リハビリテーション病棟では，治療の一環として，週1回サッカーの試合が行われている．

しかし，2016年2月に大阪で行われた，第1回ソーシャルフットボール国際大会の出場に向けて，フットサルのグループが組織され，大阪大会に出場した．また2018年5月にローマで行われた第2回ソーシャルフットボール国際大会では9か国中3位という成績であった．

3 ▶ ブラジル

ブラジルの全土を調べたわけではないが，基本的に，精神障害者のスポーツ大会やスポーツ連盟は存在しない．その理由は日本と比較し，

精神科病院での平均在院日数が15～30日と短いからである．そのため，それぞれの精神科病院の入院患者同士がスポーツ試合をするという風景はみられない．

しかし精神科病院のなかでは，レクリエーションの一環としてスポーツがなされている．ただ，スポーツといっても，ナショナルスポーツであるサッカーに限定されているといってよい．サッカー以外のスポーツが精神科病院で行われることはきわめてまれである．精神障害者スポーツを推進，発展させようという動きは，特にみられていない．

4 ▶ キューバ

スポーツの盛んな国で，バレーボール，野球，ボクシング，女子柔道などは世界的にもトップクラスである．そうしたこともあり，精神障害者スポーツも比較的盛んに行われている．組織的な精神障害者のスポーツは，2～3年に1度，全国大会が開かれている．競技はキューバの主要精神科病院であるハバナ病院とカマゲイ病院，これにいくつかの小さな精神科病院からなる三つのグループの対抗戦が行われる．競技種目は，野球，陸上，バスケットボール，卓球，ソフトボールなどである．このような全国規模の競技会のほかに，地域コミュニティ精神医療センターでも，レクリエーションおよびリハビリテーション目的でスポーツプログラムが組まれ，実行されている．

◆ おわりに

2013年，日本ではじめて精神障害者スポーツ国際シンポジウム・国際会議が開催された．その国際的ネットワーク構築の結果として，2016年2月に大阪で第1回ソーシャルフットボール国際大会が開催され，2018年5月には，ローマで第2回ソーシャルフットボール国際大会が開催され，参加国は日本，イタリア，フランス，スペイン，ハンガリー，ウクライナ，アルゼンチン，ペルー，チリの9か国であった．今後，フットボールだけでなく，ほかのスポーツの国際大会が開催されることを期待してやまない．

文献

1) 阿部　裕：精神障害者スポーツ大会での海外の状況．臨床スポーツ医学 2005; 22: 466-468
2) Andrea L D : Exercise therapy for depression in the United States; evidence for prevention and treatment, types of exercise and incorporation into clinical practice. スポーツ精神医学 2012; 9: A21-A23
3) 田中暢子，奥田睦子，佐々木朋子：世界における精神障害者スポーツの動向．日精協誌 2015; 34: 15-20
4) 田中暢子，井上誠士郎：イタリアにおける精神障害者サッカーの潮流と課題—サッカー支援の背景にある精神保健法と精神保健システム～ローマ市を事例として．スポーツ精神医学 2012; 9: 44-53
5) 奥田睦子：ドイツにおけるリハビリテーションスポーツ指導者の養成制度と活用システム—精神障碍者支援システムに着目して—．金沢大学経済論集 2015; 35: 69-88
6) Orsatti LF: Deporte para Discapacitados Mentales. Editorial Stadium, SRL, 2004

用語解説　多文化間精神医学（transcultural psychiatry）

精神医学的諸現象を比較文化的視点から，あるいは文化的現象を精神医学的視点から研究する学問である．移民・難民等のメンタルヘルスの支援や研究，精神医学と伝統的治療の比較文化的研究，文化結合症候群，民族誌的研究，医療人類学，精神障害のさまざまな文化における比較研究等，国境を越えて広がる精神医学はグローバル化が進行する今日，ますます重要な学問として発展している．

第4章　精神障害者スポーツ

9 知的障害者スポーツへの支援

［中央大学法学部］　宮崎伸一

P O I N T S

- 知的障害者にもパラリンピックに参加できる道が開けている.
- 知的障害者が競技性の高い国際大会に出場するには膨大な証明書の用意が必要である.
- 知的障害者アスリートは，体力面では筋力と柔軟性を向上させる必要がある.
- 知的障害者が競技生活を続けるには，心理面と環境面に配慮した関係者の支援が必要である.
- 中～重度知的障害者，ダウン症者，自閉症者にも競技性の高い国際大会に参加できるように準備が進行中である.

A パラリンピックの中の知的障害者スポーツ

1 ► パラリンピック小史

　オリンピックの開催年に行われる障害者の国際的な競技大会であるパラリンピックは，1960年のローマ大会を第1回としているが，その目的は障害者のリハビリテーションや社会復帰であった. しかし，1989年に国際パラリンピック委員会が設立されてからは，障害をもつ選手がトップレベルの競技を競う大会の頂点に位置づけられるようになり，2016年のリオデジャネイロ大会では159の国・地域から約4,300人の競技者が参加した.

2 ► 知的障害者のパラリンピックへの参加と退場

　知的障害(intellectual disability：ID)クラスは1996年のアトランタ大会より設けられるようになり，日本は1998年の長野冬季パラリンピック大会にIDクラスのクロスカントリースキー

に初めて参加した. 2000年のシドニー大会では，卓球・陸上・水泳・バスケットボールの各IDクラスに日本選手団が派遣された. しかし，この大会のIDクラスで金メダルをとったスペインバスケットボールチームのほとんどが知的障害者ではなかったことが明らかになり，IPC(国際パラリンピック委員会)は，公式のIDクラスはパラリンピックに設けないこととした.

3 ► 知的障害者のパラリンピックへの復帰

　国際知的障害者スポーツ連盟(International Federation for Athletes with Intellectual Impairments：INAS)とIPCは，知的障害者をパラリンピックに復帰させるため，合同でIDクラスの新しい参加基準を作るための作業に入った. この作業は，すべての知的障害をもつ競技者の共通の参加基準を作るとともに，各スポーツごとに独自の参加基準を作ることを目指した. こ

れは部分的に成功を収め，2012 年のロンドン
パラリンピックで，陸上，水泳，卓球の各競技
に ID クラスが復活した．そして，2016 年のリ

オデジャネイロ大会では，上記 3 競技で 127 名
（全競技者の約 3%）の知的障害者アスリートが
参加した．

B 競技性の高い知的障害者スポーツ競技大会，および団体

1 ▶ 特別支援学校，クラブチームと全国障害者スポーツ大会，競技別全国大会

1) 特別支援学校，クラブチーム

競技性の高い知的障害者スポーツを行う選手
は，軽度知的障害（IQ50 以上）が多く，中学生
までは健常児に交じってクラブ活動を行ってき
た者も少なくない．知的障害者だけでスポーツ
を行う最初の機会は，特別支援学校でのクラブ
活動である．卒業後も出身校の練習に参加する
者も多く，最近は，近隣のいくつかの特別支援
学校に通う生徒や卒業生が合同で練習や対外試
合をするようになった．それらは地域を代表す
るクラブチームとして全国障害者スポーツ大会
や各競技別の全国大会に出場している．

2) 全国障害者スポーツ大会

全国障害者スポーツ大会は，知的障害者と身
体障害者とが同時に集まる大会として，第 1 回
大会が 2001 年に宮城県で開催された．この大
会の前身の一つが「全国精神薄弱者スポーツ大
会（のちに全国知的障害者スポーツ大会と改称．
愛称：ゆうあいピック）」である．これは国
連・障害者の 10 年（1983 〜 1992 年）の記念事
業として 1992 年に東京で第 1 回大会が開催さ
れた．「全国知的障害者スポーツ大会」は第 9
回の岐阜大会で終了し，2001 年からは「全国
身体障害者スポーツ大会」とともに「全国障害
者スポーツ大会」に統合され，2008 年の大分
大会からは精神障害者も正式参加が認められて
いる．現在の全国障害者スポーツ大会は，「障
害のある選手が競技を通してスポーツの楽しさ
を体験するとともに，国民の障害に対する理解
を深め，障害のある方の社会参加の推進に寄与
すること」を目的とし，障害者がスポーツを楽
しむことが主眼の一つになっているが，競技水
準の向上とともに，競技性が高まっている．

3) 種目別競技団体

パラリンピック種目である陸上，水泳，卓球
をはじめとする競技別競技団体が組織され，競
技性の高い全国大会を開催している．これらの
団体の活動は Web 上で閲覧することができる
ので，知的障害者スポーツに興味はあるが，ど
こで活動できるかがわからないアスリートや関
係者は，まずは，各種競技団体のホームページ
を見て情報を得るのがよい．なお，これらの団
体は後述する INAS の国内組織であり，障害者
の最高峰の競技性の高い大会であるパラリン
ピックにつながっている．

2 ▶ スペシャルオリンピックス

1968 年にケネディ財団の資金的援助を受け
て設立されたスペシャルオリンピクスインター
ナショナル（SOI）は，様々な技術レベルの知的
障害者に参加の道を開いており，現在では日本
を含め 172 か国で 490 万人以上のアスリートと
100 万人のボランティア（コーチを含む）が活動
している巨大な組織であり，提供している競技
数は 34 である．4 年ごとに夏季大会と冬季大
会がそれぞれ開催されており，2005 年 2 月に
日本では初めての世界大会（第 8 回冬季大会）が
長野で開催された．直近の大会では，2017 年 5
月に冬季世界大会がオーストリアで開かれ，世
界 105 か国・地域から約 2,700 人のアスリート
が集まった．2019 年 5 月には，アブダビ（アラ
ブ首長国連邦）で中東・北アフリカ地区で初め
て世界大会が開かれる予定であり，24 競技に
170 か国から 7,000 人のアスリート，2,500 人の
コーチ，2 万人のボランティアの参加が見込ま
れている．日本では，1980〜1992 年までは
「日本スペシャルオリンピック委員会」として
の活動があったがいったん中断し，1994 年 11

月に「スペシャルオリンピクス日本」として活動を再開し，日本国内で4年ごとに夏季大会と冬季大会を開いている．2014年11月に福岡で夏季大会(975名のアスリートが参加)，2016年2月に新潟で冬季大会(614名のアスリートが参加)が開かれ，これらは翌年の世界大会の予選会も兼ねている．

SOIの競技会は，アスリートの日常のトレーニングの成果を発表する場であり，ディビジョニングが行われている．ディビジョニングとは，年齢，性別，競技能力の到達度などに応じてクラス分けをすることであり，予選落ちはない．競技会に出場したアスリートは全員が決勝に進み，全員が「勝利者」として表彰台に上がり表彰されることになっており，高い競技性を目指したものではない．

3 ▶ 国際知的障害者スポーツ連盟

INASは，1986年に知的障害がある運動選手のための活躍の場を作る目的で設立され(この当時の名称はInternational Sports Federation for Persons with a Mental Handicap：INAS-FMH)，設立年にすでにICC(International Coordinating Committee，後のIPC)に加盟している．競技性を重視し，ルールは健常者の競技と全く同じにしている．つまり，障害者でも健常者と同じ

ルールで競技をする権利があることを前面に打ち出した組織であるといえる．1994に名称を国際知的障害者スポーツ連盟(International Sports Federation for Persons with an Intellectual Disability：INAS-FID)，さらにその後，現在の名称(略称や日本訳は同じ)に変更している．

2004年には，各種目の選手たちが一堂に会す第1回目のグローバル大会がスウェーデンのボルナスで開催された．この大会には，世界37か国から約1,400名の選手が参加し，陸上競技，水泳，バスケットボール，卓球，サッカー，テニスの6種目が開催された．種目別の世界選手権は，最近では，健常者の世界選手権が行われた年に，同じ国で開催される傾向にある．例えば，2002年にサッカーのワールドカップが日本・韓国で開催された年に，「2002INAS-FIDサッカー世界選手権大会(もう一つのワールドカップ)」が日本で開催された．また，2006年の健常者のFIBAバスケットボール世界選手権が日本で開催されたが，同年に，2006INAS-FIDバスケットボール世界選手権大会が横浜市で開催された．現在，国際レベルのINAS主催大会に参加できる登録者は6,000人，国内レベルの大会参加登録者は世界中で30万人である．

C 競技性の高いスポーツをするうえでの体力面および心理面の特徴

知的障害児(者)がスポーツを行ううえで，知的障害児の体力面，および心理面の特徴を知っておくことは重要である．ここでは，筆者が関与している日本知的障害者バスケットボール連盟のナショナルチーム代表選手を対象とした調査を中心に，知的障害者アスリートの特徴を述べる．

1 ▶ 選手の体力

2000年シドニーパラリンピックIDクラス男子バスケットボール日本代表候補選手20名(年齢：平均19.0±3.0歳，身長：平均177.0±10 cm，体重：70.0±10.0 kg)の体力特性調査を

施行したところ，ID選手は19歳の一般男子と比べて形態的には優る傾向にあったが，筋力，および柔軟性が劣る傾向がみられた．したがって，日頃のトレーニングにおいては，筋力と柔軟性を高めるようなトレーニングを重点的に組み込むことが必要である．

2 ▶ 代表選手としての活動することの不安とその対応

ナショナルチームの選手は，年齢は10代後半〜20代半ばで，知能指数はおおむね60〜70の軽度精神遅滞に相当するものが多い．特別支

援学校の生徒とその卒業生（会社員：就業形態は様々）が多い．会社員をしている選手の場合は，現在の企業情勢のなかでは厳しい状況にあり，ナショナルチームでの合宿や海外遠征中の休暇を取りがたく，休暇取得により職を失う不安を抱えている選手もいる．また，競技性の高いスポーツ活動自体が，知的障害者に不安を惹起するのではないか，という懸念が以前からある．これについて，筆者は合宿中の選手の不安，男子選手9名を対象とし，日本語版State-

Trait Anxiety Inventory（STAI）により測定した[1]．状態不安は合宿開始時が高く合宿終了時が低い傾向にあったが，有意差は認められなかった（$P = 0.487$）．したがって合宿は知的障害者に強い不安を惹起するものではないことが推察されたが，全体の傾向とは別に，個々の選手についてみると，合宿終了時の状態不安が高い選手や特性不安が高い選手もおり，個別に日常生活での不安の軽減や，就業条件など環境調整のための援助が必要である．

D 競技性の高い知的障害者スポーツの国際大会への参加資格

参加要件には，INAS が主催する国際大会への参加基準と，IPC が主催する国際大会，すなわちパラリンピックに参加するための付加的参加基準の二つがある．それぞれ，「エリジビリティー」，「クラシフィケーション」と称される．

1 ▶ 知的障害者であることの証明（primary eligibility：エリジビリティー）

INAS が主催する国際大会への参加基準である．これは，医学的な意味で知的障害を有するということであり，以下の3項目をすべて満たさなければならない．

　①IQ（知能指数）が75以下
　②適応的行動の著しい制限
　③18歳以前で生じた障害

①に関しては，IQ が75以下であることを証明する知能検査のレポートが必要である．ICD-10 によれば，精神遅滞は70未満であるが，ここではアメリカ知的障害者協会の定義である「平均からおよそ2標準偏差低い70-75」に従って，75以下としている．パラリンピックのような競技性の高い大会への出場を目指す障害者は，日本の場合特別高等支援学校の在校生，あるいは卒業生が多く，彼らの IQ は70を超えることがある．これは海外でも同様の事情があり，実際的な設定と思われる．検査は WISC，WAIS，Stanford-Binet，Raven Progressive Matrices のいずれかの検査法で行い，それぞれの最

新版で検査することになっている．また，下位項目ごとの数値やコメントを記さなければならず，また，すべての項目の評点がわかるプロファイルシートのコピーを添える必要がある．

②の適応的行動の制限は，日常生活能力，すなわち，会話，自己整容，自己決定，社会・対人技能，生活や状況の変化に迫られて対応する能力に制限があることを精神科医が証明する．評価法は，Vineland 適応行動尺度やアメリカ知的障害者協会の適応行動尺度が推奨されているが，このような信頼できる尺度のない国では，臨床上の観察，過去の記録，本人をよく知る者からの情報などから障害の状況を記載する．これまで，日本から提出する書類はもっぱら後者に依っていたが，2014年に Vineland 適応行動尺度の日本語版が発行されたことから，今後はこれによる評価が必要となってくるであろう．

③の18歳未満で生じた障害の証明については，18歳以前の知能検査か精神科医の診断書によりなされる．

以上の書類がそろったうえで，精神科医が申請者を知的障害者と診断する総合的な診断書を作成する．なお，これらの書類はすべて英語で書かなければならず，英語以外で書かれた書類は英訳をつけなければならない．

このようにして作成された書類は，各国の国内資格委員がチェックして，それを INAS の本部に提出する．INAS には国際資格委員会が設

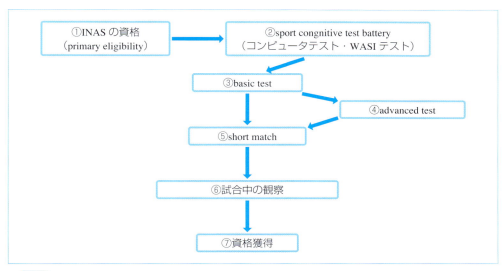

図1　知的障害者卓球のクラス分けの手順

① INAS の資格(primary eligibility)：INAS マスターリストに収載されていることを意味する.
② sport cognitive test battery(コンピュータを用いた WASI テスト)：刺激に対しての反応時間や動作性 IQ の検査.
③ basic test：サービス，リターン，指定された打法でラリーを続けたり，攻撃とフットワークに関するテスト.
④ advanced test：basic test での成績がよく，知的障害でないことが疑われる選手を対象に行われる．審査員を相手にいくつかの技術を組み合わせてラリーを行ったり，審査員が種類を変えて出すサービスを返球する．この模様はビデオ撮影され，2名の審査員によって審査される．
⑤ short match 試合の観察：審査員と1試合か2試合を行い，ゲームの知識，能力，技術レベル，戦術，対応能力が調べられる．
⑥ 試合中の観察：競技スタイルが審査結果に一致しているか，審査での優れた特徴や弱点が試合でも表れているか，について観察される．
⑦ 最終審査：以上を総合して最終審査が行われる．なお，不合格となった選手は，もう一度異なる審査員の下でテストを受けることができるが，それでも不合格となった場合は，永久に出場資格が得られない．

けられており，世界各国に所属している国際資格委員(精神科医あるいは心理士)が書類の審査を行い，2名以上の審査委員が申請者を知的障害者と認めれば，申請した選手はマスターリストに収載され，INAS 主催の国際的競技会に参加する資格を得る．なお，マスターリストは INAS 本部により管理され，登録された選手は，毎年規定の登録料を払えば，再審査を受ける必要はなく，マスターリストから削除されることはない．

2 ▶ 各スポーツ競技において，それを遂行するために知的障害の影響があることの証明(sports classification，クラシフィケーション)

これは，各競技を行う際に知的障害が影響しており，知的障害クラスを設けることの妥当性が証明されなければならない，ということである．この要件が必要とされた理由として，次の例がよく引用される．「左手が切断されているが，右利きでピストルが秀でており，水泳も優れている人がいる．この人は，ピストル競技はオリンピック，水泳はパラリンピックの参加資格がある」．すなわち，左手の切断は，右手で撃つピストル競技の能力には影響ないが，水泳競技には影響があるということであり，単に身体に障害がある，という理由だけでパラリンピックのすべての競技に出場資格があることにはならない，ということである．これを知的障害にも適用して，知的障害があるだけではパラリンピックへの参加資格はなく，知的障害がその競技に影響していることを証明する必要があ

り，その手順が「クラシフィケーション」である．以下，卓球を例にしてその制定過程を述べることにする．

ベルギーの Van Biesen ら[2]～[5]は，サービスのスピンの種類を 15 球ごとに変えてそれへの対応能力を調べたところ，知的障害者は健常者に比べ，有意に対応能力が劣っていた．また，戦術能力を，検査者とラリーを続けるなかで，サービスの変化に対してどれほど「ポイントを取れる」返球ができたかで評価したところ，知的障害者は健常者に比べて有意に劣っていることを明らかにした．さらには，INAS 卓球世界選手権でベスト 16 となったアスリートを対象として，テスト時と実際の試合での戦術能力を比較をしたところ，両者の間には正の相関があることが認められた．これらの報告をもとにして，国際卓球連盟(ITTF)はクラス分けの実施方法を制定した(図 1)．

E 今後の展望

現在，パラリンピックに参加できる競技は陸上・水泳・卓球の三つである．今後の知的障害者のスポーツ振興のためには，他の競技，種目にも sports classification が確立されることが必要であり，スポーツ科学や脳科学の面から知的障害と競技能力を関係づける研究の一層の発展が望まれる．

また，INAS では，知的障害者スポーツの普及という面から，知能指数によるクラス分け（より重い知的障害のクラス），ダウン症などの原因疾患によるクラス，自閉症などの発達障害者のクラスも検討されている．これらの障害がある者も世界レベルの大会に出場する可能性が用意されつつある．

世界大会の出場はその人の人生を変える．われわれ支援者はより多くの障害者の人生を変える手伝いができるのである．

文献

1) 宮崎伸一：軽度精神遅滞のある競技者の強化合宿参加時の不安について．スポーツ精神医学 2006; 3: 29-32
2) Van Biesen D, Verellen J, Meyer C, et al.: The ability of elite table tennis player with intellectual disabilities to adapt their service/return. Adapt Phya Activ Q 2010; 27: 242-257
3) Van Biesen D, Mactavish J, Pattyn N, et al.: Tactical proficiency among table tennis players with and without intellectual disabilities. Hum Mov Sci 2012; 31: 1517-1528
4) Van Biesen D, Mactavish J, Vanlandewijck Y: Tactical proficiency among table tennis players with and without intellectual disabilities. Eur J Sport Sci 2014; 14: 403-409
5) Van Biesen D, Mactavish J, Vanlandewijck Y: Comparing technical proficiency of elite table tennis players with intellectual disability: simulation testing versus game play. Percept Mot Skills 2014; 118: 608-621

第4章　精神障害者スポーツ

10 当事者によるスポーツ活動の取り組み

［特定非営利活動法人名古屋サーティーン］　河合俊光

> P O I N T S
> ● 名古屋サーティーンは精神障害者自らが立ち上げたバレーボールクラブチームである.
> ● 地域交流を通して地域社会に,精神障害に対する正しい理解を広める活動をしている.
> ● 遠征活動を通して全国のチームと親睦を深め,全国交流大会を開催するチームである.
> ● 精神障害者バレーボールを世界に伝える活動に取り組んでいる.

A 私自身について

　40歳をすぎた頃,サービス業で20年間働いていた仕事のストレスからうつ病を発症し.薬の大量摂取による自殺未遂で2度救急車で運ばれる.43歳時に勤務先を退職した.

　40歳代中頃,精神障害者が通う作業所に通所を始める.そこで精神障害者バレーボールと出会う.学生時代,スポーツが好きだったこともありこのバレーボールに没頭していく.そしてこのバレーボールが縁で名古屋市北区「サ

ポートセンターなないろ」に当事者職員としてパート採用される.現在は週2日勤務しながら特定非営利活動法人名古屋サーティーン代表として活動している.

　2014年ソフトバレーボールリーダー資格取得.2015年障害者スポーツ指導員初級取得.現在は自身も選手としてプレーを続けながら指導者を目指して活動している.

B 名古屋サーティーンについて

1 ▶ 名古屋サーティーンとは（図1）

　サポートセンターなないろのメンバーを中心に,2014年に当事者が立ち上げた精神障害者のバレーボールチームである.現在は所属機関に関係なく名古屋市全域から集まっている.名古屋市障害者スポーツセンター精神障害では唯一の登録クラブである.名古屋サーティーンの歩みを表1に示す.

2 ▶ 名古屋サーティーン名称の由来

　バレーボールでベンチに入れるメンバーは12名である.ベンチに入れないメンバー,私たちを支援してくださる方がたを13番目のメンバーとして,ともに活動していくチームという意味を込めてつけられた.

3 ▶ 理念

　「名古屋サーティーン」はバレーボールの技

術面のみならず，スポーツマンとしてのマナーやチームワークは健常者チームにも負けない全国一を目指している．こころの健康，体の健康を取り戻し，地域交流の輪を拡げ，精神障害当事者自らが誇りをもって社会参加し，地域貢献している．1例として，統合失調症のメンバーで幻聴に悩まされていた者が，名古屋サーティーンに入部しバレーボールをするなかで，全く幻聴がなくなり，病院のデイケアを卒業し，社会復帰した．

4 ▶ 活動

1) 地域交流：地域交流大会開催，星城大学交流，交流賢島合宿など（図2）

平成30年2月4日（日）主催ぜんざい交流大会には小学生チーム，定時制（昼間部）高校チーム，星城大学チーム，一般のソフトバレーボールチームを含む16チーム82名が参加した．

賢島合宿は，練習をサポートしていただいている愛知県ソフトバレーボール連盟名古屋支部の方々，京都市チームと合同で2016年より毎年実施している．2泊3日の共同生活で練習のほかにも自炊，清掃を協力して行うことで集団生活を学んでいる．

2) 遠征交流（図3）

おもに関東，関西を中心に行っているが全国行脚を目標にしている．

2017年2月24日～26日，埼玉遠征の最終日は横浜市メンバーに中華街を案内していただき交流を深めた．

移動手段は青春18切符の使用や宿泊施設はバックパッカーズ，ウィークリーマンションを利用するなどハードではあるが格安なものである．また，遠征資金は，地域の方からリサイクル品を提供していただきフリーマーケットやイベントを開催して作っている．

3) 社会貢献活動（図4）

地域イベントボランティア，当事者発表などを行っている（表2）．

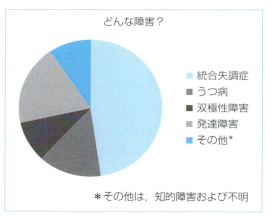

図1　名古屋サーティーン所属メンバー22名（就労，転居による退部メンバー10名含む）障害別構成比

表1　名古屋サーティーンの歩み

2014年4月	任意団体精神障害者バレーボールクラブ名古屋サーティーン設立
2014～2016年	名古屋市障害者スポーツ大会精神障害者バレーボールの部　優勝
2015，2016年	全国障害者スポーツ大会精神障害者バレーボール北信越・東海ブロック予選会　優勝
2015年	全国障害者スポーツ大会「紀の国わかやま大会」1回戦敗退
2016年	全国障害者スポーツ大会「希望郷いわて大会」準優勝
2018年7月13日	特定非営利活動法人名古屋サーティーンとなる

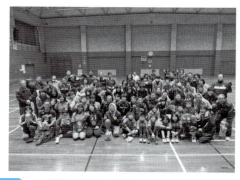

図2　地域との連携・交流

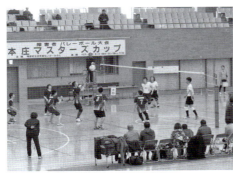
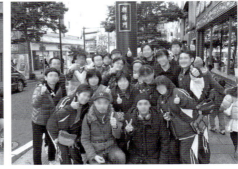

図3　2017年2月24〜26日，埼玉遠征

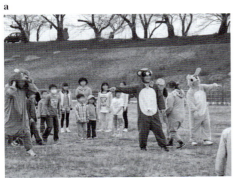
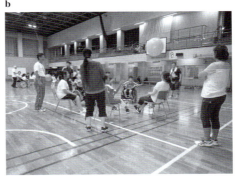

図4　社会貢献活動
a：2015年3月城北ライオンズクラブ主催「春の生き物観察会」．着ぐるみが名古屋サーティーンメンバーたち，子どもたちとドッジボールをしている様子．
b：2016年8月障害者スポーツセンター主催「みんなでスポーツを楽しもう！」．障害児の子どもたちと風船バレーをしている様子．

4）スポーツ大会に参加（図5，図6，図7）

2016年に名古屋サーティーンが主催し名古屋市で開催した全国交流大会を，「全国ドリームマッチ」と名称を変更し，2017年も名古屋市で開催した（図7）．

この大会を機に翌年2017年，名古屋サーティーンが全国の中枢を担う事務局となり，全国ドリームマッチ実行委員会を立ち上げる．

2018年8月に第3回全国ドリームマッチを福岡県開催，2019年は横浜市開催が決まっている．

2017年8月12日，13日に開催した第2回全国ドリームマッチin名古屋には埼玉県，横浜市，浜松市，福井県，三重県，京都市，大阪府，高知県，愛媛県，そして名古屋市から12

表2　これまで行ってきた活動実績

ボランティア活動
　城北ライオンズクラブ主催「生き物観察会」
　身体障害児を対象とした「みんなでスポーツを楽しもう！」
　名古屋市障害者スポーツセンター主催「スポセンわくわくフェスティバル」など

当事者発表
　名古屋市北区民生委員出前講座
　介護職員キャリアアップ研修
　日本福祉大学スクーリング
　日精診学会分科会
　星城大学
　京が峰岡田病院
　春日井保健所など

私たち精神障害者は地域に支えられているが，私たち自身が地域をサポートすることも大切な活動である．その観点からボランティア協力，当事者発表など積極的に実施している．

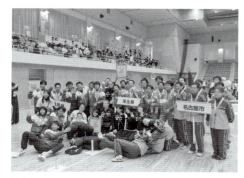

図5　第16回全国障害者スポーツ大会，準優勝

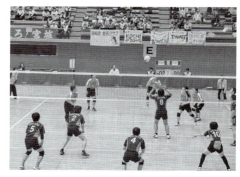

図6　全国大会決勝戦（対埼玉県）
写真奥が名古屋市．

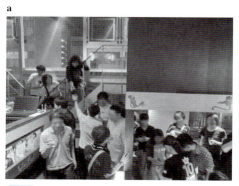

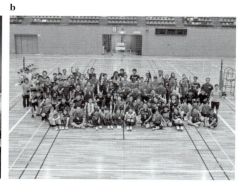

図7　全国ドリームマッチ in 名古屋 2017

チーム，150名（役員，ボランティア含む）が参加した（図7b：集合写真）．ドリームマッチの特徴は個人参加もできるところにある．また初日の夜には親睦会（図7a）を開催している．もちろんお酒も可である．

C 日本・イタリア国際交流プロジェクトをスタート

　名古屋サーティーンが全国に呼びかけ2017年12月，このプロジェクトを立ち上げた．テーマは，「バレーボールでつながりイタリアから学ぶ地域精神医療福祉の促進」である．しかし，ソフトバレーボールは日本独自のスポーツであり，世界に普及されていない．そこでまずはイタリアにこの競技を紹介する必要がある．イタリアボローニャの精神保健局に働きかけており，2019年に全国より選抜した選手，役員の派遣を計画している．また2020年には，日本にイタリアから選手，役員を招き全国ドリームマッチを国際交流大会として開催すべく準備をすすめている．

　渡航資金，開催資金は，プロジェクト加盟団体，協力団体において全国一斉に2018年4月より1円募金活動を行っている．

　最後に，精神障害者バレーボールドリームマッチ実行委員会は，全国の当事者が主体となり，支援者主導ではなく支援者協力により全国組織を運営しているという点が大きな特徴である．

第5章

スポーツ精神医学の研究

第5章　スポーツ精神医学の研究

1 運動の抗うつ効果と脳機能

［筑波大学体育系ヒューマン・ハイ・パフォーマンス先端研究センター・スポーツ神経科学研究室］

征矢茉莉子／征矢英昭

P O I N T S

● うつ病患者では海馬神経新生が低下している.
● 運動は神経新生を促進し，抗うつ効果をもたらす.
● 海馬神経新生促進効果や抗うつ効果をもたらす運動の新たな分子基盤が解明された.

　昨今のうつ病罹患患者数の増加は若年層にも及び社会的な問題となっている. うつ病はストレスが慢性化することで発症し, 気分障害や認知機能低下といった症状を呈すが, 複雑な発症機構に対する特効薬は未だなく, 完治は難しいのが現状である. 薬物療法に代わる副作用のない治療策として近年注目を集めているのが運動で

ある. 運動は, うつ病で低下している海馬の神経新生促進や認知機能向上効果があり, 抗うつ薬と同等の効果をもたらすことから, うつ病の予防策としての有効性も期待される. 本稿では, うつ病治療における運動療法の可能性について, 海馬の可塑性を高める運動効果に関する最新の知見を概説する.

A うつ病の病態生理

　古くからうつ病患者の脳内でモノアミン欠乏が観察されたことから, うつ病治療薬としてモノアミン仮説を基盤とした抗うつ薬が開発されてきた. しかし, 近年多くの研究から, うつ病患者において海馬体積の減少や海馬における神経新生の低下が報告され, これらはストレスホルモンであるコルチゾールの増加と関係することから, うつ病の発症要因としてストレス反応調節機構である視床下部－下垂体－副腎皮質軸（HPA 軸）の異常や海馬における神経可塑性の低下も重要視されている.

1 ▶ モノアミン仮説

　1957 年に初めて世界に普及した抗うつ薬は, モノアミン酸化酵素（MAO）の働きを阻害し,

細胞間隙のモノアミン濃度を高めることで薬効を発揮したことから,「モノアミン仮説」を基盤とした抗うつ薬の開発が急速に進んだ. 現在ではより副作用の少ない薬として, 選択的セロトニン再取り込み阻害薬（SSRI）やセロトニン・ノルアドレナリン再取り込み阻害薬（SNRI）がうつ病患者の薬物治療において主流となっているが, これらの抗うつ薬でもうつ病は完治しないことからモノアミン仮説だけでは説明できないと考えられている.

2 ▶ 神経可塑性仮説

1) BDNF（Brain-derived neurotrophic factor, 脳由来神経栄養因子）

　BDNF はシナプス可塑性や神経細胞の分化,

成熟, 生存維持を促進する成長因子の一つである. うつ病患者の血清および脳内ではBDNFが減少しており, うつ病の重症度と負の相関関係にあることから, BDNF低下による神経細胞死や神経回路不全がうつ病の一因と考えられている. 抗うつ薬の慢性投与はBDNFやその受容体であるTrkB (tyrosine kinase B) やCREB (cAMP response element binding protein) の発現増加を促すことが報告されており, うつ病発症の要因の一つとして脳内BDNFの低下が神経可塑性仮説の一つとして提唱されている.

2) 神経新生とストレス仮説

学習や記憶を司る海馬では生涯にわたり神経細胞が産生される神経新生 (adult hippocampal neurogenesis: AHN) が生じており, 新たな神経が成熟しながら既存のネットワークに組み込まれることで記憶が形成される. うつ病患者ではAHNの低下や海馬が萎縮がしており, これらの背景にストレス反応調節機構であるHPA軸 (hypothalamic-pituitary-adrenal axis) の破綻が関与することが報告されている. 慢性的な抗うつ薬投与はAHNを促進し, HPA軸の機能異常も改善することから, HPA軸の機能異常を起点としたうつ病発症が病態生理の一として想定されている.

用語解説　視床下部－下垂体－副腎皮質軸 (hypothalamic-pituitary-adrenal axis: HPA軸)

HPA軸はCannon WとSelye Hの学説を基盤とした生体のストレス反応調節系における液性調節機構であり, ストレスにより活性化する視床下部は下垂体でのACTH (副腎皮質刺激ホルモン) 分泌を促し, ACTHが副腎皮質から分泌されるコルチゾール (グルココルチコイドの一つ) を分泌し, 生体内の様々な調節系に作用することで生体の恒常性を維持する防御反応の起点となる. ストレスは, 痛みや空腹, 熱などの身体的な刺激因子や, 恐怖, 不安などの心理的・社会的因子など様々な種類が存在するが, 生理学的にストレスを定義するため, 下垂体前葉から分泌されるACTHの分泌をストレスの指標とし, ACTH分泌を促す刺激をストレスと捉える. 最近では, このHPA軸の活性に対して, 学習や記憶を司る海馬は抑制的に働くことが知られている. 慢性的なストレスなどによりこの調節系が破綻すると, HPA軸に対する海馬のネガティブフィードバック機構が障害され, これがうつ病発症の一因になると考えられている.

B 運動の抗うつ効果

うつ病に対する副作用のない治療法として注目されているのが運動である. 近年, うつ病患者で低下したAHNは慢性的な運動により促進され, 記憶力向上や抗うつ効果をもたらすことが明らかとなり, そのメカニズムの解明を通じて運動模倣効果を有する新たな抗うつ薬の開発に注目が集まっている. しかし, これらの研究は輪回し運動モデルを用いたものであり, AHNを促進する運動の強度については不明であった. 運動は強度によってはストレスの指標である副腎皮質刺激ホルモン (adrenocorticotropic hormone: ACTH) 分泌を促進することからも, AHNに対して促進効果のある運動強度を明らかにすることは, 将来的にうつ病患者への運動療法を導入するうえでも重要である.

1 ▶ 慢性的な低強度運動が高める海馬神経新生

運動は乳酸性作業閾値 (lactate threshold: LT) を境にストレスホルモンであるACTH分泌を促す[1]. ストレスはAHN抑制効果があるため, LTを基準に設定した慢性的 (6週間) な低強度運動 (ME) および高強度運動 (IE) が, AHNと海馬が担う空間認知機能に対する影響を検討した

ところ，安静群に対してME群でのみAHN促進および空間認知機能向上効果がみられ，これらに対して運動誘発性ストレスは抑制的に働くことを示唆された[2]．

2 ▶ 低強度運動が高める海馬神経新生とその分子基盤

運動がAHNを高める背景に，BDNF，VEGF（血管内皮細胞増殖因子）や海馬内で合成されるアンドロゲンなどの関与が報告されていたが[3]，実験デザインの違いなどから一貫した見解は得られていなかった．しかし，近年，AHNや海馬機能を高めるME効果を促進する遺伝子の網羅的解析（マイクロアレイ）により，複数の新たな因子の関与が明らかになった．さらに，インスリン様成長因子1（insulin-like growth factors 1：IGF1）が，輪回し運動誘発性のAHN促進および抗うつ効果を発揮する分子機構において重要な役割を担うことが最新の研究から明らかになった．ここではAHNを高める運動のメカニズムにおいて，マイクロアレイにより明らかとなった新たな複数の因子と

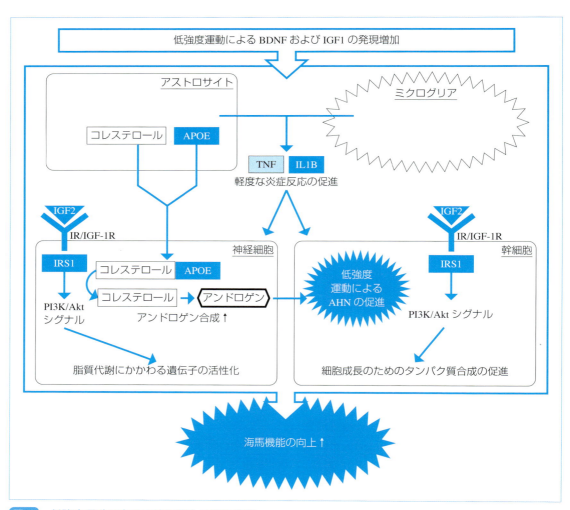

図1　低強度運動で高まる神経新生の推定機構

(Inoue K, Okamoto M, Shibato J, et al.: Long-term mild, rather than intense, exercise enhances adult hippocampal neurogenesis and greatly changes the transcriptomic profile of the hippocampus. PLoS One 2015; 10: e0128720 より和訳して作成)

IGF1 について紹介する.

1) 神経新生や海馬機能を高める低強度運動特異的な分子基盤

6週間の ME は AHN および空間認知機能を向上させる海馬の分子基盤をマイクロアレイで検討した結果, ME 群でより多くの遺伝子発現がみられ, それらが海馬の可塑的変化に寄与している可能性が示唆された[4]. なかでも, 脂質代謝やコレステロール合成にかかわるアポリポ蛋白 E(APOE), タンパク質合成に関与する IGF2, インスリン受容体気質 1(insulin receptor substrate 1:IRS1)の発現が増加しており, 海馬内で合成され神経幹細胞の増殖にかかわる性ホルモンの一種であるアンドロゲン合成に関与している可能性が示唆された. また, 炎症性因子に関して, IL1B(発現増強)の発現量増加および腫瘍壊死因子である TNF 発現量が抑制されていた(図 1). これらは IE 群で発現量が増強されていたことから, 適度な炎症反応が AHN 促進には重要である可能性が示唆された. 今後これらの因子が AHN を促進する詳細なメカニズムと抗うつ効果に及ぼす影響を明らかにしていく必要がある.

2) IGF1 を介した運動の抗うつ効果

IGF1 は肝臓や骨格筋で産生され, 末梢組織のみならず, 脳にも取り込まれて神経細胞やグリア細胞の成長や発達を促すホルモン様物質である. AHN や空間学習能力が低下する老齢マウスへの IGF1 皮下投与はそれらを回復させるだけでなく, 運動時の脳血流量の増加に伴い脳内に取り込まれ AHN の促進に寄与することが報告されている[5][6]. 近年, 神経細胞の分化を促進する内因性の IGF1 の効果も注目されており, 輪回し運動による AHN 促進および抗うつ効果は, セロトニン 3 型受容体(5-HT3R)とその活性により増加する海馬内 IGF1 が関与することから[7], 運動が高める抗うつ効果の新たな

メカニズムとして注目されている. しかし, 先述した運動誘発性ストレスの影響も考慮し, IGF1 を介した運動による AHN 促進および抗うつ効果のメカニズムについて検討していく必要がある.

◆ おわりに

本稿では, うつ病治療における運動療法の有効性について, 海馬の可塑性を高める運動の効果とそのメカニズムについて述べた. 一口に運動といっても様々な強度や様式があるが, 意欲の低下がみられるうつ病患者でも取り組みやすい低強度の軽い運動でも海馬機能向上効果がみられることから, 副作用のない治療法としての適用が期待される. さらに, 健康な人に対しても運動を習慣化することで予防効果が得られる可能性もあり, 今後さらなるメカニズムの検討に加え, ヒトでの効果検証も進めていく必要がある.

■文献

1) Soya H, Mukai A, Deocaris CC, et al.: Threshold-like pattern of neuronal activation in the hypothalamus during treadmill running: Establishment of a minimum running stress (MRS) rat model. Neurosci Res 2007; 58: 341-348

2) Inoue K, Hanaoka Y, Nishijima T, et al.: Long-term Mild Exercise Training Enhances Hippocampus-dependent Memory in Rats. Int J Sports Med 2014; 36: 280-285

3) Okamoto M, Hojo Y, Inoue K, et al.: Mild exercise increases dihydrotestosterone in hippocampus providing evidence for androgenic mediation of neurogenesis. Proc Natl Acad Sci U S A 2012; 109: 13100-13105

4) Inoue K, Okamoto M, Shibato J, et al.: Long-term mild, rather than intense, exercise enhances adult hippocampal neurogenesis and greatly changes the transcriptomic profile of the hippocampus. PLoS One 2015; 10: e0128720

5) Nishijima T, Piriz J, Duflot S, et al.: Neuronal activity drives localized blood-brain-barrier transport of serum insulin-like growth factor-I into the CNS. Neuron 2010; 67: 834-846

6) Trejo JL, Carro E, Torres-Aleman I: Circulating insulin-like growth factor I mediates exercise-induced increases in the number of new neurons in the adult hippocampus. J Neurosci 2001; 21: 1628-1634

7) Kondo M, Koyama Y, Nakamura Y, et al.: A novel 5HT3 receptor-IGF1 mechanism distinct from SSRI-induced antidepressant effects. Mol Psychiatry 2018; 23: 833-842

第5章　スポーツ精神医学の研究

2　睡眠薬の運動能力に対する影響

［秋田大学大学院医学系研究科保健学専攻理学療法学講座］　上村佐知子
［秋田大学大学院医学系研究科精神科学講座］　神林　崇

P O I N T S

● これまで，半減期の短い非ベンゾジアゼピン系睡眠薬が翌日への残余効果が少なく，安全であるとされてきた．
● 近年は，メラトニン作動薬やオレキシン阻害薬も上市され，検討がなされている．
● ゾルピデムなどを1回服用した際の翌日の運動機能をみた筆者らの研究では健常成人，健常高齢者とも悪影響は認められなかった．

A　健常若年者の場合

　運動能力は前夜の不眠や寝不足，移動による時差ぼけなどで十分に発揮できないことが知られている[1]．これまでにも運動選手の大会前夜の不眠を改善するために，睡眠薬などが用いられたが[2]，翌日への持ち越し効果が問題であった[3]（時差を伴う移動に関する問題は，第2章-4「アスリートの睡眠管理」p.25に譲る）．

　これまでは半減期の短い非ベンゾジアゼピン系睡眠薬が翌日への残余効果が少なく，安全であるとの見解が一般的であった（**表1**）．近年上市された，メラトニン作動薬やオレキシン阻害薬も有用であるとされる．

　運動は，大きく分けるとジャンプや走行といった粗大運動と手先の細かい微細運動に分かれるが，実際にアスリートに対して粗大運動と睡眠薬の関係を調べた研究は，限られるため，以下の研究を紹介する．

1 ► Charles ら[4] の研究，Tafti ら[5] の研究，Grobler ら[6] の研究，

　半減期の長い睡眠薬であるニトラゼパム（半減期30時間，ベンゾジアゼピン系，ベンザリン®，ネルボン®）とtemazepam（半減期5.3時間，日本での販売なし）とプラセボを比較したCharles ら[4] の研究によると，自転車エルゴメーターによる運動負荷やそのときの心拍数において，プラセボ群が有意に好成績をおさめていた．

　Tafti ら[5] はバレーボール選手に対するゾピクロン（アモバン®）とプラセボの二重盲験交差法試験を行い，両者の差が認められなかったとしている．

　一方，Grobler ら[6] はゾピクロンに加え，loprazolam（半減期6〜12時間，日本での販売なし）も検討し，視覚認知の速さを伴う微細動作のCRTにおいて，それぞれの半減期に比例して残余効果が認められたとしている．

表1　睡眠薬が運動機能に与える影響に関する文献（若年者）

著者（発表年）	対象者	睡眠薬	検査項目と残余効果	備考
Charles（1987）	体育大学学生 27 名（18-24y）	Nitrazepam 10 mg Temazepam 30 mg	CRT（－），CFF（－），エルゴメーターによる運動量↓（N＜P），心拍数↑（T＞N）	VAS↓ N＞T＞P
Tafti（1992）	バレーボール選手 8 名（22-29y）	Zopiclone 7.5 mg	CRT（－），CFF（－），垂直跳び（－），50 m 走（－）	
Berlin（1993）	健常男性 18 名（20-31y）	Zolpidem 10 mg Triazoram 0.25 mg	重心動揺，記憶，CFF，CRT，DSST ともに服薬1.5h 後↓ CFF は 6-8h 後に反跳傾向	朝服薬
Mintzer（1997）	ボランティア 11 名（20-43y）	Zolpidem 5，10，20 mg Triazoram 0.125，0.25，0.5 mg	CRT，片足立ち，DSST，記憶のすべて（＋）T＞Z	Z のピークが T より 30 分早い
Grobler（2000）	アスリート 12 名（22.75 ± 2.53）	Zopiclone 7.5 mg Loprazolam 2 mg	CRT（＋）L＞Z＞P，30 m 走（－），敏捷性（－），段階的負荷試験で VO2max（－）	VAS（＋）L＞Z＞P
Atokinnson（2001）	アスリート 12 名	Melatonin 5 mg	握力↓（早朝のみ），サイクリング時間（－）	
Ito SU（2007）	大学運動部員 8 名（18-23y）	Zolpidem 10 mg	巧緻性テスト（－），CRT（－），CFF↑，50 m 走（－），垂直跳び（－）	VAS（居心地）↓
Monique（2011）	ボランティア 30 名（21-55y）	Ramelteon 8 mg Zopiclone 7.5 mg	SDLP（ともに↑），記憶（ともに↓），追視テスト（ともに↑），注意分配（ともに↑），DSST（Z↓），重心動揺（Z↑）	
Miyata（2014）	ボランティア 17 名（23-44y）	Triazoram 0.125 mg Ramelteon 8 mg	SDLP↑，TMT-A↑，重心動揺↑，SSS↑　T＞R＞P	服薬 1h と 4h 後に測定
Vermeeren（2015）	ボランティア 28 名（23-64y）	Suvorexant 20 mg，40 mg Zopiclone 7.5 mg	SDLP（－），S40 の重心動揺↑，DSST↓，単語想起↓	8 日間連続服用 P＜S20＜S40＜Z
Suda（2017）	大学運動部員 13 名（18-23y）	Eszopiclone 2 mg	記憶↑，CFF（－），SJ（－），50 m（－），CRT（－），反復横跳び（－）	
Ito W（2017）	大学運動部員 11 名（18-23y）	Zaleplon 10 mg	CFF↑，巧緻性テスト↑，CRT（－），DSST（－），握力（－），下肢筋力（－），反復横跳び（－）	VAS（眠気）↑

2 ► 筆者らの研究 [7）8）]

　健常大学運動部員 8 名を対象に，ゾルピデム（マイスリー®）とプラセボの二重盲験交差法試験によって，内服翌日の睡眠などに関する主観的な評価（Stanford sleepiness scale：SSS，visual analog scale：VAS）と，客観的な精神活動（critical flicker fusion test：CFF），運動パフォーマンス（巧緻性テスト，choice reaction time：CRT），垂直跳び，50 m 走）から，その残余効果を調べた [7）].

　その結果，ゾルピデム群が CFF でプラセボ群よりも好成績をおさめた．その理由として，前夜に熟眠し十分な休養がとれたために翌日の精神機能が改善したことや，半減期の短いゾルピデムの離脱による過覚醒によるものが考えられた．ゾルピデムは睡眠が主作用のベンゾジアゼピン 1（BZ1）レセプターのみに親和性が高く，

表2 睡眠薬が運動機能に与える影響に関する文献（高齢者）

著者（発表年）	対象者	睡眠薬	検査項目と残余効果	備考
Hemmeter（2000）	健常高齢者 12 名 （60-70y）	Zopiclone 7.5 mg Temazepam 20 mg	CFF，CRT，記憶とも5，9，12h 後 Zop ↓	脳波からは T が好成績
Allain（2003）	健常高齢者 48 名 （69-79y）	Zolpidem 5 mg Zopiclone 3.5 mg Lormetazepam 1 mg	重心動揺は 3 薬とも↑だが，Zol は 5h 後回復．CRT（−），CFF（−）	記憶 Zop, Lo とも↓
Ito SU（2015）	健常高齢者 13 名 （60-70y）	Zolpidem 5 mg triazolam 0.125 mg Rilmazafone 1 mg	重心動揺は R が良好 TUG と FRT は Zol が良好	
Vermeeren（2016）	健常高齢者 24 名 （65-80y）	Suvorexant 15 mg，30 mg Zopiclone 7.5 mg	Z のみ SDLP ↑（しかし基準値 2.4 cm には満たず），重心動揺（−），DSST（−）	8 日間連続服用で 2，9 日目に測定
Takahashi（2017）	健常高齢者 10 名 （60-74y）	Eszopiclone 1 mg	CFF ↓，入眠潜時↓ FRT（−），TUG（−），重心動揺（−）	

表1, 2 ともすべて二重盲検交差法試験.
CRT：Choice reaction test（四肢の反応テスト），CFF：Critical flicker test（フリッカーテスト），DSST：Digit symbol substitution test（数字と記号の変換作業），VAS：Visual analog scale（主観的指標），SDLP：Standard deviation of lateral position（自動車の側方偏位），TMT-A：Trail making test A（注意障害の指標），SSS：Stanford sleepiness scale（眠気の指標），TUG：Timed up and go test（動的バランスの指標），FRT：Functional reach test（動的バランスの指標）
↑：有意に増加，↓：有意に低下，（＋）：有意差あり，（−）：有意差なし，P: プラセボ

BZ2 レセプターが主として関与する筋弛緩作用が弱いことや，半減期が 3〜4 時間と短いことから，健常運動部員に対しては持ち越し効果が少ないと考えられた．

Suda ら[8]は，エスゾピクロンを用いて，同様の実験を行ったところ，翌日の記憶がプラセボよりも有意に向上したが，運動機能に特段の差は認められなかったとしている．

また，Ito W ら[9]は，Zaleplon（日本での販売なし）を検証したところ，翌日午後のフリッカーテスト（CFF）が有意に良好であったとしている．これは，われわれがゾルピデムの際に認め た過覚醒と同様の状態が生じたと考えられる．

3 ▶ メラトニン作動薬やオレキシン阻害薬の研究

Mets[10]や Miyata[11]の報告によると，ラメルテオンがゾピクロンやトリアゾラムよりも良好な成績をおさめている．近年，Vermeeren ら[12]は，アスリートではないが健常成人を対象に，運転動作を通じて持ち越し効果を検証している．オレキシン阻害薬であるスボレキサントは，8 日間の連続服用にて，ゾピクロンを服用した場合と比較して良好な成績をおさめている．

B 高齢者の場合（表2）

転倒や認知障害の見地から高齢者の睡眠薬の使用に関して否定的な見解のものが多い[13]．実際に認知機能やバランス機能から高齢者に対する睡眠薬の残余効果を調べた研究では，若年者同様に，半減期の短い非ベンゾジアゼピン系睡眠薬が好成績をおさめている[14]．Vermeeren ら[15]は，健常高齢者を対象に，運転動作を通じ て持ち越し効果を検証している．オレキシン阻害薬であるスボレキサントは，8 日間の連続服用にて，ゾピクロンを服用した場合と比較して良好な成績をおさめている．

1 ▶ 筆者らの研究

3 薬の残余効果を検証したものと[16]，エスゾ

ピクロン[17]を検証したものがある．健常高齢者の運動機能，認知機能に与える影響について調べた研究では[16]，FRT や TUG の動的バランス評価でゾルピデム群が好成績をおさめ，静的バランス指標である重心動揺において，リルマザホンが好成績を示した．エスゾピクロン[17]の検討では，早朝のみで CFF が低値であったが，睡眠導入剤の薬効と考えられた．ほかの指標では差はなかった．

文献

1) Gupta L, Morgan K, Gilchrist S: Does Elite Sport Degrade Sleep Quality? A Systematic Review. Sports Med 2017; 47: 1317–1333

2) Samuels CH: Jet lag and travel fatigue: a comprehensive management plan for sport medicine physicians and high-performance support teams. Clin J Sport Med 2012; 22: 268–273

3) Taylor L, Chrismas BC, Dascombe B, et al.: Sleep Medication and Athletic Performance-The Evidence for Practitioners and Future Research Directions. Front Physiol 2016; 7: 83

4) Charles RB, Kirkham AJ, Guyatt AR, et al.: Psychomotor, pulmonary and exercise responses to sleep medication. Br J Clin Pharmacol 1987; 24: 191–197

5) Tafti M, Besset A, Billiard M: Effects of zopiclone on subjective evaluation of sleep and daytime alertness and on psychomotor and physical performance tests in athletes. Prog Neuropsychopharmacol Biol Psychiatry 1992; 16: 55–63

6) Grobler LA, Schwellnus MP, Trichard C, et al.: Comparative effects of zopiclone and loprazolam on psychomotor and physical performance in active individuals. Clin J Sport Med 2000; 10: 123–128

7) Ito SU, Kanbayashi T, Takemura T, et al.: Acute effects of zolpidem on daytime alertness, psychomotor and physical performance. Neurosci Res 2007; 59: 309–313

8) Suda H, Kanbayashi T, Ito SU, et al.: Residual effects of eszopiclone on daytime alertness, psychomotor, physical perfor-

mance and subjective evaluations. Sleep and Biological Rhythms 2017; 15: 311–316

9) Ito W, Shimizu K, Uemura SI, et al.: Acute effects of zaleplon on daytime functions on the following day: psychomotor and physical performances, arousal levels and mood. Gazzetta Medica Italiana Archivio per le Scienze Mediche 2017; 176: 257–264

10) Mets MA, de Vries JM, de Senerpont Domis LM, et al.: Next-day effects of ramelteon（8 mg）, zopiclone（7.5 mg）, and placebo on highway driving performance, memory functioning, psychomotor performance, and mood in healthy adult subjects. Sleep 2011; 34: 1327–1334.

11) Miyata A, Iwamoto K, Kawano N, et al.: The effects of acute treatment with ramelteon, triazolam, and placebo on driving performance, cognitive function, and equilibrium function in healthy volunteers. Psychopharmacology（Berl）2015; 232: 2127–2137

12) Vermeeren A, Sun H, Vuurman EF, et al.: On-the-Road Driving Performance the Morning after Bedtime Use of Suvorexant 20 and 40 mg: A Study in Non-Elderly Healthy Volunteers. Sleep 2015; 38: 1803–1813

13) van der Velde N, Meerding WJ, Looman CW, et al.: Cost effectiveness of withdrawal of fall-risk-increasing drugs in geriatric outpatients. Drugs Aging 2008; 25: 521–529

14) Allain H, Bentue-Ferrer D, Tarral A, et al.: Effects on postural oscillation and memory functions of a single dose of zolpidem 5 mg, zopiclone 3.75 mg and lormetazepam 1 mg in elderly healthy subjects. A randomized, cross-over, double-blind study versus placebo. Eur J Clin Pharmacol 2003; 59: 179–188

15) Vermeeren A, Vets E, Vuurman EF, et al.: On-the-road driving performance the morning after bedtime use of suvorexant 15 and 30 mg in healthy elderly. Psychopharmacology（Berl）2016; 233: 3341–3351

16) Uemura SI, Kanbayashi T, Wakasa M, et al.: Residual effects of zolpidem, triazolam, rilmazafone and placebo in healthy elderly subjects: a randomized double-blind study. Sleep Med 2015; 16: 1395–1402

17) Takahashi J, Kanbayashi T, Ito Uemura S, et al.: Residual effects of eszopiclone and placebo in healthy elderly subjects: a randomized double-blind study. Sleep Biol Rhythms 2017; 15: 235–241

第5章　スポーツ精神医学の研究

3 fMRI（機能的磁気共鳴画像法）でみる
統合失調症における
運動の認知・脳機能への効果

［京都大学大学院医学研究科脳病態生理学講座精神医学教室］　髙橋英彦

P O I N T S

- 精神疾患の管理において運動療法は重要である.
- 統合失調症における運動障害と認知障害の関連が示唆されている.
- 運動認知の神経基盤は脳画像研究で明らかになってきている.
- 運動の脳機能への効果も徐々に示されてきている.

A 精神科における運動療法の重要性

　精神科領域の主要な疾患である統合失調症の薬物療法の主流が第二世代抗精神病薬となり，またエビデンスに基づいた抗精神病薬の適切な用量設定が推奨され，錐体外路症状などの運動障害にかかわる副作用の頻度は減じてきている. 一方で，第二世代抗精神病薬に特徴的な体重増加，血糖上昇に対する認識は，医療関係者だけでなく，患者やその家族の間でも高まっており，食事療法とともに運動療法の関心や重要性は精神科の臨床現場において増している. また，統合失調症は単独でも disability adjusted life years（DALY）で上位にくる疾患であるが，ここに生活習慣病から発展する同じく DALY で上位の心血管・脳血管障害を合併することは，

患者の生活の質，医療経済的な観点からも負担が増加することとなり，統合失調症患者における生活習慣病の予防は重要なテーマである.
　同時に，古くから一般的な共通認識として運動は"頭"や"心"にもよい効果があるとされてきて，運動療法や理学療法が精神科の臨床でも行われきたが，近年になり，うつ病，不安障害[1]，認知症[2]の治療や予防に効果があるという報告も増え，その理論的背景やメカニズム研究も成熟してきたようにみえる. 一方，統合失調症は，その多様性からどの症状や病期に焦点を当てるかで，その目的や内容は様々であるが，運動療法や理学療法の重要性やその範囲は今後拡大していくと思われる.

B 統合失調症の運動障害と運動認知

　しかし，概して統合失調症患者は運動量が少なく，不器用で協調運動なども上手でないことが多い. 加えて運動学習が不得手で，スキルが上達せず，運動の楽しさや達成感を経験する前

に運動プログラムの参加を中断してしまうことも見受けられる. 統合失調症の認知障害に関する研究がさかんになされているが，運動障害も見逃せない障害であり，小学校の学童におい

て，学業成績よりもスポーツの稚拙さがのちの統合失調症発症のリスクファクターになっているとする報告もある[3]．これまで，統合失調症の運動障害は，前頭葉－線条体－小脳といった運動実行系の障害に起因すると考えられ，実行系の脳システムに着目した研究が多くなされてきた．近年，ミラーニューロンの発見以来，運動実行系と運動認知系とは互いに影響し合い，オーバーラップする面も多いことがわかってきており[4]，運動認知の障害が運動実行の障害につながることも十分考えられる．

運動認知には，眼球運動のレベルから網膜，視床，大脳皮質まで様々なレベルのシステムが関与するが，大脳皮質より早い段階の障害に関しては今回はふれずに，本稿では，運動のなかでも身体の動き（biological motion）の処理に関するミラーニューロンシステムとそれに関連した脳部位にかかわる機能について，筆者らの脳機能画像研究の結果もまじえて概説する．

C biological motion 認知と後頭葉－側頭葉移行部

脳機能画像研究や脳損傷研究により，人間の眼，口，手など身体の動き（biological motion）に反応する部位として上側頭溝（superior temporal sulcus：STS）が報告[5]されてきた．実際の体の動きだけでなく，ロボットの動きや，いわゆる biological motion 課題（実際に体は見えず，体の関節などにつけられた点状のマーカーの動きのみから人間の体の動きを知覚する課題）でも STS の活動が報告されている[6]．特に STS の後部，posterior STS（pSTS）は最も一貫して，脳機能画像研究で活動が報告される部位で，また単なる体の動きのみならず，行動主体の意図を読み取る機能にもかかわっているとされる．このような biological motion 課題では pSTS のほかに，その近縁の後頭葉－側頭葉移行部の脳部位で，物体の運動認知にかかわる middle temporal（MT）と体の部分に反応する extrastriate body area（EBA）の活動も同時に観測されることが多い．

元来，EBA は静的な手や足といった体のパーツの刺激に選択的に反応する部位として報告[7]された．しかし，その後の研究で，EBA は単に体のパーツに反応するだけでなく，ミラーニューロンシステムのように相手の意図を読み取るなどの機能にも関与していることが示唆されるようになった．筆者らは，文脈に即した体の動作が，文脈に即さない目的のない動作と比べて EBA をより強く賦活するのではないかと考え，スポーツに関連する体の動きのビデオを刺激として用いて，健常者を対象に機能的磁気共鳴画像法（functional magnetic resonance imaging：fMRI）研究を行った（図1）．スポーツにおける体の動作はそのルールのもとでは文脈に即した意味のある運動になるが，ルールを無視したり，無関係な動作をすると，目的がなく，意味のない動作となる．今回はバスケットボールに関連する動作と，それらと体の向きやスピードや登場する人物の統制をとったバスケット

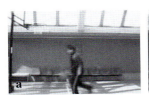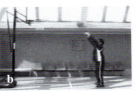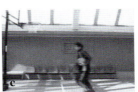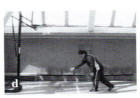

図1 スポーツに関連する文脈に即した動作とスポーツに関連しない文脈を無視した動作の例
a：文脈に即した動作─ドリブル，b：文脈に即した動作─シュート，c：文脈に即さない動作─ボールをもって走る，d：文脈に即さない動作─ボールを転がす．

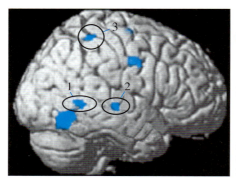

図2 スポーツの文脈を無視した動作と比べて文脈に即した動作でより強く賦活した脳部位

EBA（○印1），STS（○印2）のほか，ミラーニューロンシステムの一部であるIPL（○印3）の活動を認めた．
(Takahashi H, Shibuya T, Kato M, et al.: Enhanced activation in the extrastriate body area by goal-directed actions. Psychiatry Clin Neurosci 2008; 62: 214-219 より改変)

ボールに関係のない動作を刺激として用いた．その結果，バスケットボールに関連した文脈に即した動作はバスケットボールに関連しない動作と比べて，STSや下部頭頂葉（inferior parietal lobule：IPL）などのミラーニューロンシステムを構成する部位のほか，EBAにおいてもより強く賦活した（図2）[8]．このことから，EBAは，単に身体の静的なパーツを処理するだけでなく，身体の動きを動的に捉え，運動の理解，模倣，実行にもかかわっていることが示唆された．

 用語解説　fMRI

機能的核磁気共鳴画像法(functional magnetic resonance imaging：fMRI)のこと．MRIを高速に撮像して，神経細胞の活動に伴う血流動態反応を視覚化することにより，運動・知覚・認知・情動などに関連した脳活動を画像化する手法である．現在，最も広く用いられるfMRIの計測方法は，blood oxygenation level dependent(BOLD)信号変化に基づくものである．神経細胞が活動するとき，局所の酸素利用を上回る酸化ヘモグロビンの増加が局所の血流増加に伴ってもたらされる．いいかえれば，神経活動に伴い局所の還元型ヘモグロビン濃度が減少する．酸化ヘモグロビン反磁性体であるが，還元型は常磁性体であることを利用してT2*強調画像法上の信号変化をとらえたものがBOLD法によるfMRIであり，非侵襲的な脳機能測定法として広く利用されている．

D 統合失調症における biological motion 研究

統合失調症におけるbiological motion研究ではKimら[9]が，認知心理実験で統合失調症患者はbiological motionに障害があることを示し，さらにその障害の程度が社会機能と関連があったと報告している．筆者らは統合失調症患者と対照健常者に対して前述したバスケットボールの課題を用いてfMRIを行った．その結果，統合失調症患者では，想定されていたようにSTSの活動低下を認めた．それに加えて，患者ではEBAの活動も低下していた（図3）[10]．さらにEBAの活動は陽性・陰性症状評価尺度(positive and negative syndrome scale：PANSS)の陰性症状尺度や総合精神病理尺度との間に負の相関を示し，EBAの活動が低い患者ほど，これらの尺度において重症度が高いことが見出された．このことからミラーニューロンシステムの入り口に位置しているとも考えられるEBAの機能異常は，統合失調症の運動認知障害だけでなく，運動学習や他者の行動の理解といった機能の障害にもつながる可能性があると考えられる．

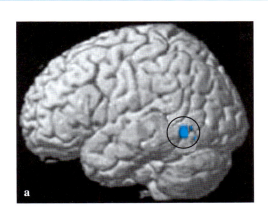
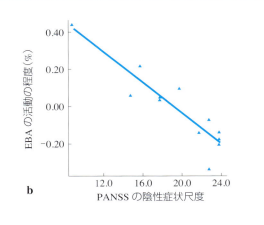

図3　健常者と統合失調症患者の EBA の比較

a：健常者と比べて統合失調症患者においてスポーツの文脈に即した動作に対して EBA（○印）の反応が低下していた．
b：統合失調症患者における EBA の活動と陰性症状尺度との負の相関．
(Takahashi H, Kato M, Sassa T, et al.: Functional deficits in the extrastriate body area during observation of sports-related actions in schizophrenia. Schizophrenia Bulletin 2008; 36: 642-647 より改変)

E　統合失調症における運動の脳機能に対する効果

その後，筆者らはさらに統合失調症において運動の介入が認知機能・精神症状・脳機能にどのような効果をもたらすか検証するために次のような研究を行った．対象は統合失調症患者で，3か月間の運動プログラムに参加する介入群13名と非介入群の患者10名であった．介入群では，その間，週5日間，ストレッチ・有酸素運動・バスケットボールのプログラムに参加した．両群は3か月間，薬物療法は不変とした．3か月間の前後で両群において BMI，PANSS，fMRI を計測した．3か月の介入で，介入群は BMI と総合精神病理尺度が有意に低下したのに対して，非介入群では有意な変化はなかった．加えて，介入群は BMI が有意に低下したのに対して，非介入群では体重に有意な変化はなかった．加えて，前述した統合失調症における EBA の低下が介入群では上昇し，EBA の活動上昇と総合精神病理尺度の改善が相関した（図4）[11]．非介入群では脳活動に変化はなかった．

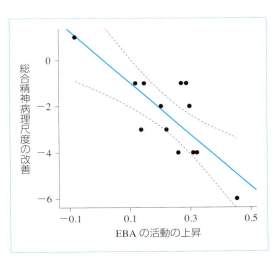

図4　運動介入による統合失調症患者の EBA の活動上昇と精神症状改善の相関

統合失調症患者の EBA の活動上昇が大きい患者ほど総合精神病理尺度の改善も大きい．
(Takahashi H, Sassa T, Shibuya T, et al.: Effects of sports participation on psychiatric symptoms and brain activations during sports observation in schizophrenia. Transl Psychiatry 2012; 2: e96 より改変)

◆ おわりに

第二世代抗精神病薬が広く使用されるようになり，統合失調症患者の身体合併症の予防のために運動やスポーツ療法が効果をあげている．運動療法が統合失調症の症状改善やリハビリテーションにも効果があることは知られているが，その詳しいメカニズムに関してはまだよくわかっていないことが多い．筆者らの結果は，統合失調症患者がスポーツや運動に参加し，自身が運動に慣れ親しみ，また他者の運動しているところを目にする機会を増やすことは，ミラーニューロンシステムの機能を高め，運動学習，スキルの獲得のみならず，他者の理解といった効果にもつながる可能性を示唆した．今後，このような脳内メカニズムに基づいた科学的な運動療法や認知リハビリテーションが進展し，その効果についてのエビデンスがそろっていくことが期待される．

文献

1) Strohle A: Physical activity, exercise, depression and anxiety disorders. J Neural Transm 2009; 116: 777-784

2) Erickson KI, Kramer AF: Aerobic exercise effects on cognitive and neural plasticity in older adults. Br J Sports Med 2009; 43: 22-24

3) Cannon M, Jones P, Huttunen MO, et al.: School performance in Finnish children and later development of schizophrenia: a population-based longitudinal study. Arch Gen Psychiatry 1999; 56: 457-463

4) Rizzolatti G, Craighero L: The mirror-neuron system. Annu Rev Neurosci 2004; 27: 169-192

5) Allison T, Puce A, McCarthy G: Social perception from visual cues: role of the STS region. Trends Cogn Sci 2000; 4: 267-278

6) Pelphrey KA, Mitchell TV, McKeown MJ, et al.: Brain activity evoked by the perception of human walking: controlling for meaningful coherent motion. J Neurosci 2003; 23: 6819-6825

7) Downing PE, Jiang Y, Shuman M, et al.: A cortical area selective for visual processing of the human body. Science 2001; 293: 2470-2473

8) Takahashi H, Shibuya T, Kato M, et al.: Enhanced activation in the extrastriate body area by goal-directed actions. Psychiatry Clin Neurosci 2008; 62: 214-219

9) Kim J, Doop ML, Blake R, et al.: Impaired visual recognition of biological motion in schizophrenia. Schizophr Res 2005; 77: 299-307

10) Takahashi H, Kato M, Sassa T, et al.: Functional deficits in the extrastriate body area during observation of sports-related actions in schizophrenia. Schizophrenia Bulletin 2008; 36: 642-647

11) Takahashi H, Sassa T, Shibuya T, et al.: Effects of sports participation on psychiatric symptoms and brain activations during sports observation in schizophrenia. Transl Psychiatry 2012; 2: e96

第5章　スポーツ精神医学の研究

4 身体運動，競技能力と睡眠

［東京理科大学理工学部教養体育研究室］　守田優子

POINTS

- 短期的な運動が睡眠に及ぼす効果として，最も大きいものは中途覚醒時間の減少であり，それ以外に総睡眠時間の延長，入眠潜時の減少，睡眠効率の向上，ノンレム睡眠ステージ1の減少，徐波睡眠の増加があげられる．
- 長期的な運動が睡眠に及ぼす効果として，最も大きいものはPSQIによる主観的な睡眠の質の向上である．それ以外に総睡眠時間の延長，入眠潜時の減少，睡眠効率の向上があげられる．
- 睡眠不足は，無酸素性能力，有酸素性能力，認知機能ならびに競技パフォーマンスを低下させる．睡眠不足が解消されるとパフォーマンスは改善する．
- 運動スキル学習後に睡眠をとると，記憶の定着が促進され，パフォーマンスが向上する．

運動と睡眠の関係について調べた研究は，「身体運動が睡眠に及ぼす影響」と「睡眠が運動能力，競技パフォーマンスに及ぼす影響」の大きくは二つに分類される．前者は，運動をすることで，睡眠の質がよくなるか否かを検討する研究である．後者は，睡眠不足になると競技パフォーマンスは低下するか否か，または，最良のパフォーマンスを発揮するためには何時間の睡眠かということを検討する研究である．さらに，運動スキルの獲得を助ける睡眠の役割についても紹介する．

A 身体運動が睡眠に及ぼす影響

身体をよく動かした日はぐっすり眠れるという経験がある人は少なくないだろう．厚生労働省が策定した「健康づくりのための睡眠指針2014 〜睡眠12箇条〜」でも，よい睡眠のために，適度な運動の実施が推奨されている．しかしながら，運動が睡眠に及ぼす影響を調べた研究では，必ずしも有益な結果ばかりが報告されているわけではなく，そのメカニズムなども含め不明な点がまだ多く残っている．一貫した結果が得られていない理由は，研究間で，運動実施期間（短期か長期か），運動の種類（有酸素か無酸素か），運動の強度，1回の運動の長さ，1日の中での運動実施のタイミング等に違いがあること，さらには対象者の年齢や疾患の有無（うつ病や不眠症等）といった特徴に違いがあること等様々な要因があると考えられる．近年，この分野におけるメタアナリシスが報告された[1]．メタアナリシスとは，複数の信頼性の高い研究をまとめて，それぞれに重みづけをし，効果指標の値を統計学的手法で，定量的に統合する方法

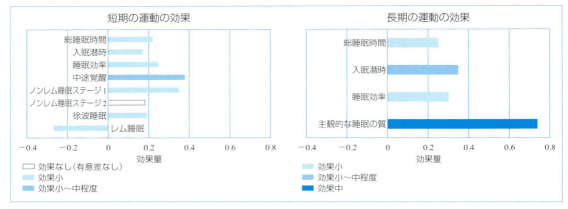

図1 運動が睡眠に及ぼす影響

研究条件に一致した66の論文のメタアナリシスの結果．左は短期(1週間未満)の運動による睡眠への影響，右は長期の運動(1週間以上)の運動による睡眠への影響を示している．
総睡眠時間：ベッドに入っている間に実際に眠っている時間
入眠潜時：ベッドに入ってから眠るまでにかかった時間
睡眠効率：ベッドにいる間に眠っていた割合(総睡眠時間/ベッドにいた時間×100%)
ノンレム睡眠ステージ1：入眠後すぐに出現するノンレム睡眠の浅い睡眠
ノンレム睡眠ステージ2：ステージ1の次に出現するノンレム睡眠の浅い睡眠
徐波睡眠：ノンレム睡眠の深い睡眠
主観的な睡眠の質：ピッツバーグ睡眠質問票による得点で評価
(Kredlow MA, Capozzoli MC, Hearon BA, et al.: The effects of physical activity on sleep: a meta-analytic review. J Behav Med. 2015; 38; 427-449 より作図)

で，エビデンスレベルの高い研究とされている．下記に短期の運動，長期的(習慣的)な運動がそれぞれ睡眠に及ぼす影響についてまとめた．

1 ▶ 短期の運動が睡眠に及ぼす影響

短期の運動とは，運動の実施期間が1回から1週間未満の運動と定義されることが多く，その睡眠への効果は一過性と考えられる．図1の左は短期的な運動の睡眠への効果を調べた研究のメタアナリシスの結果である．これらの研究では，睡眠の評価に終夜睡眠ポリグラフ検査(polysomnography；PSG)を実施しているものが多い．PSGは，睡眠評価のゴールドスタンダードとよばれ，ノンレム睡眠とレム睡眠の割合や，睡眠周期の長さ，中途覚醒時間をはじめ，睡眠構造が詳細に評価できる．その結果，短期の運動は，効果の大きさは小さいものの総睡眠時間の延長，入眠潜時の減少，睡眠効率の向上，ノンレム睡眠ステージ1の減少，徐波睡眠を増加をさせ，中程度の効果としては，中途覚醒時間を減少させることが報告されている．また，レム睡眠時間の減少も示されているが，これに関して有益な影響か否かは検討の余地がある．

2 ▶ 長期的な運動が睡眠に及ぼす影響

長期の運動とは，運動の実施期間が1週間以上と定義されることが多く，それが睡眠に及ぼす影響を調べた研究は，短期の運動の研究よりも少ない．特に，長期的な研究では対象者にかかる負担も大きくなることから，PSGによって睡眠を評価した研究が少なく，腕時計型の活動量計や睡眠日誌，ピッツバーグ睡眠質問票(Pittsburgh sleep quality index；PSQI)等で評価している．図1の右はメタアナリシスによる結果である．総睡眠時間の延長，入眠潜時の減少，睡眠効率の向上が小から中程度の効果として認められ，最も大きい効果としては，PSQIによる主観的な睡眠の質の向上が認められている．このメタアナリシスには，PSGで睡眠を評価した

研究は数が少ないことから解析には含まれていないが，個別の報告をみると，3週間，平日の朝に30分間のランニングをすると，徐波睡眠が増加，入眠潜時が減少すると示されている．

B 睡眠が運動能力，競技パフォーマンスに及ぼす影響

アスリートのみならずスポーツを行う者たちなら皆，少なからず競技力向上を望んでいる．競技力向上，または競技会等での自身のベストパフォーマンスを発揮するためには，普段の練習やトレーニングはもちろんのこと，その後の適切な疲労回復が不可欠である．睡眠はその主要な疲労回復手段として重要視されてきた．しかし，私たちの睡眠は様々な社会環境要因によって制限がかけられ，常に理想とする睡眠がとれるわけではない．仕事で遅くなり睡眠時間が短くなることもあれば，お酒を飲んだ日には途中で何回も起きることもあるだろう．心配事や不安でなかなか寝つけないこともある．アスリートも同様に睡眠が阻害される機会は少なくない．睡眠が阻害されると競技パフォーマンスは低下するか．これまで断眠という方法で，様々な運動能力，競技パフォーマンスと睡眠の関係が検討されてきた．断眠とは夜間睡眠を剥奪し，実験的に睡眠不足の状態を作り出す手法である．一晩すべての睡眠を剥奪することを全断眠，部分的に剥奪することを部分断眠とよぶ．

1 ▶ 運動能力と睡眠の関係

無酸素性能力と睡眠の関係を調べた研究では，多くのそれが断眠後の能力低下を示している．Souissiらは，無酸素性能力を的確に評価することができるウィンゲート無酸素性テストを課題に用いて，一晩の徹夜（36時間の全断眠）が課題パフォーマンスに及ぼす影響を調べた．その結果，最大パワーが低下することが明らかとなった[2]．さらに，全断眠ではなく部分断眠（3日間連続3時間睡眠）でも，筋パワーが低下することが示されている．有酸素性能力に関しては，疲労困憊になるような最大運動ではなく，ウォーキングやセルフペースのランニングといった最大下運動においてパフォーマンス

が低下することが報告されている．Oliverらは，セルフペースにおける30分間のトレッドミル走での走行距離を，通常の睡眠条件下と断眠条件下で比較し，断眠時の走行距離が減少することを示した[3]．

競技パフォーマンスには，認知的な側面も多く含まれており，これまで睡眠不足による様々な認知機能の低下が報告されてきた．抑制やワーキングメモリを含む実行機能の低下，持続的注意・集中力の低下などがあげられる．さらに，注意や集中といった認知機能を介するパフォーマンスのほうが，筋のパワー発揮や有酸素能力よりも睡眠不足の影響が大きく反映されることが明らかになっている．5日間，通常睡眠時間の約半分に睡眠時間を短縮し，筋パワー，有酸素能力，認知反応パフォーマンスの変化を検討した研究では，5日間を通して，筋パワーと有酸素能力に低下は認めらなかったが，認知反応パフォーマンスにおける反応時間と，誤って反応してしまった回数が，通常睡眠時と比較し，4日目，5日目には増加していた[4]．近年では，睡眠不足のアスリートに対して，普段の睡眠時間より多く睡眠をさせた場合に競技パフォーマンスにどのような効果を及ぼすか検討した研究もある．大学のバスケットボール選手11名において，平均約6時間40分の睡眠時間を，2か月間，平均約8時間30分に延長したところ，スプリントタイム，フリースロー成功率，スリーポイントシュート成功率が改善し，主観的な活気が向上し，疲労が減少したことが示された．同様の報告はテニスのサーブの成功率でも示されている．これらは，アスリートが普段から睡眠不足の状態であり，適切な睡眠時間に戻した結果，最良のパフォーマンス発揮が可能となったと考えられる．

C 運動スキルの獲得と睡眠

睡眠は疲労回復のみならず，運動スキル学習においても重要な役割を果たす．指のタッピング運動の学習後に睡眠をとると，睡眠をとらない場合と比較し，パフォーマンスが大きく向上することが報告されている．この結果は，運動スキル学習の過程が，記憶機能と非常に密接な関係をもっていることに起因する．新しいスキルを身につけるということは，新しい運動スキルという情報が記憶として定着することと言い換えることが可能である．一般的に，記憶の定着は，情報を繰り返し覚えることで生じるが，睡眠は記憶の定着を促進させることがわかっている．つまり，運動スキル学習後に睡眠をとると，睡眠中に記憶の定着が促進され，パフォーマンスが向上するという仕組みである．これは，昼寝でも同様の効果が得られることがわかっており，さらに，難易度の高いスキルのほうがパフォーマンスの向上が大きいことがわかっている．これまでの運動スキル学習の研究は，タッピング運動など部分的な運動で，実際のスポーツ場面で習得するようなスキルやパフォーマンスから離れた課題を用いたが，近年では，より実際のスポーツに近い運動スキル学習においても睡眠後にパフォーマンスが促進されることが明らかにされている．ジャグリングの技の一つであるスリーボールカスケードを練習し，その後に昼寝をした場合と昼寝をしなかった場合でその後のパフォーマンスを比較すると，昼寝をしたほうがパフォーマンスの向上が大きいことが報告された（図 2）[5]．このような効果は，睡眠不足の状態では，記憶学習をした後にいくら睡眠をとっても，記憶が定着しないということも報告されている．つまり普段からしっかりと睡眠をとることが重要である．

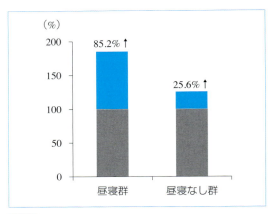

図2 ジャグリング向上率

午前中にスリーボールカスケード・ジャグリングを練習し，その後 2 時間昼寝する昼寝群と安静に過ごしてもらう昼寝なし群で，午後のパフォーマンスを比較した．昼寝なし群が，午前のパフォーマンスから 25.6% の向上を示したのに対し，昼寝群では 85.2% の向上を示した．

（Morita Y, Ogawa K, Uchida S: The effect of a daytime 2-hour nap on complex motor skill learning. SBR 2012; 10: 302-309 より作図）

文献

1) Kredlow MA, Capozzoli MC, Hearon BA., et al.: The effects of physical activity on sleep: a meta-analytic review. J Behav Med. 2015; 38: 427-449
2) Souissi N, Sesboüé B, Gauthier A, et al.: Effects of one night's sleep deprivation on anaerobic performance the following day. Eur J Appl Physiol. 2003; 89: 359-366
3) Oliver SJ, Costa RJS, Laing SJ, et al.: One night of sleep deprivation decreases treadmill endurance performance. Eur J Appl Physiol. 2009; 107: 155-161
4) 窪田千恵，塩田耕平，守田優子，ほか：5 日間の睡眠時間の短縮が運動能力，認知機能および睡眠脳波に及ぼす影響．日本臨床スポーツ医学会 2014; 22: 81-89
5) Morita Y, Ogawa K, Uchida S: The effect of a daytime 2-hour nap on complex motor skill learning. Sleep Biol Rhythms 2012; 10: 302-309

5 スポーツと疲労

[神奈川大学人間科学部人間科学科スポーツ健康コース] 塩田耕平

POINTS
- 疲労は原因となる負荷によって，精神的疲労と身体的疲労に分けられる．
- 身体的疲労は中枢性によるものと末梢性によるものに分類できる．
- スポーツ場面において疲労回復過程は重要であるが，それぞれの疲労分類と回復過程との関係性を詳細に検討することが重要である．

過度な身体的もしくは精神的ストレスを受けることで，人は疲労を感じる．日本疲労学会は，疲労を下記のとおりに定義している「疲労とは過度の肉体的および精神的活動，または疾病によって生じた独特の不快感と休養の願望を伴う身体の活動能力の減退状態である」．本稿では運動に伴う疲労について分類し，それぞれの疲労の指標に関して概説する．最後に，スポーツ場面における疲労回復の重要性について述べる．

A 精神的疲労と身体的疲労

日本疲労学会の疲労の定義によると，疲労とは独特の不快感と身体の活動能力の減退のことを指している．そして，その疲労を生じさせる原因として，過度の精神的活動と肉体的活動，および疾病があげられる．疾病による疲労を除いて，この疲労を生じさせる原因が精神的であるか，肉体的であるかによって，精神的疲労と身体的疲労の二つに大きく分類することができる（図1）．

1 ▶ 精神的疲労

精神的疲労とスポーツパフォーマンスには密接な関連性がある．例えば，緻密なコントロールが要求されるダーツやアーチェリーなどは，精神的疲労の程度によってパフォーマンスが大きく変わる可能性がある．さらに，サッカーや野球といった複雑な戦術やサインプレーが求められるチームスポーツ，もしくはF1ドライバーや卓球といった瞬時に判断を求められるような競技スポーツにおいても，精神的疲労の程

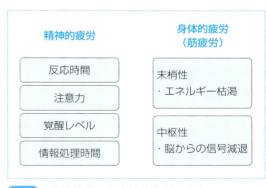

図1　精神的疲労と身体的疲労の分類

度によって戦術理解度および判断に要する時間が遅れると，結果的にパフォーマンスに大きな差が生じる．このように，精神的疲労は様々なスポーツ場面においてパフォーマンスに影響を与えている．

　精神的疲労とは，精神的負荷がかかることによって"パフォーマンス"が低下する状態のことである．ここでいう"パフォーマンス"とは，反応時間・注意力・覚醒レベル・情報処理に要する時間といった，精神的作業のパフォーマンスを指している．これら精神的作業のパフォーマンスを主観的および客観的に測定することによって，精神的疲労を定量化することができる．

1) 主観的指標

　広く使われている精神的疲労の主観的指標としてNASA-TLX（Task Load Index）がある．これは，宇宙飛行士を対象として，ある課題に対して負荷の仕事量を示すためのアンケートであり，どの程度の負荷を受けているかを得点化したものである．NASA-TLXは，知的・知覚的要求（mental demand），身体的要求（physical demand），タイムプレッシャー（temporal demand），作業成績（own performance），努力（effort），フラストレーション（frustration）の6つの評価尺度から構成されており，最終的に課題に対する負荷仕事量を数値化する．

　また，日本産業衛生学会・産業疲労研究会が作成した「自覚症しらべ」も精神的疲労の主観的指標として使用されている．この質問票では疲労を，I群：ねむけ感，II群：不安定感，III：不快感，IV群：だるさ感，V群：ぼやけ感，の5因子に分類しており，作業に伴う疲労状況の経時的変化を捉えることを目的としている．

2) 客観的指標

　精神的疲労の客観的指標としてフリッカー値がある．フリッカー値とは，点滅速度が変化する光を一定の条件下で見つめることによって，その光の点滅と点灯の境界を感じたときの周波数のことを指している．疲労等により大脳皮質の活動水準が低下し，視覚系の時間分解能が低

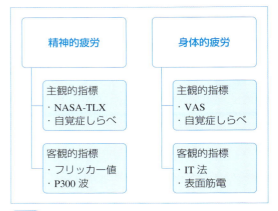

図2 精神的疲労と身体的疲労の指標

下するため，フリッカー値も低下することが明らかとなっている．つまり疲労が蓄積している状態のときは，光がちらついて見える周波数が低くなることを示している．このフリッカー値は簡便に測定することが可能なため，疲労の指標として幅広い場面で利用されている[1]．

　また，精神的作業のパフォーマンスのなかの注意力の指標として，事象関連電位（event-related potential：ERP）のP300波があげられる．ERPとは，光や音といった特定の刺激に対して一過性に生じる脳電位を指す．そのなかでも，刺激から300 ms以降に陽性方向（positive）に生じる脳電位をP300とよぶ．このP300は注意力があり集中した状態のときは大きい振幅を示し，注意力が散漫なときは減弱することが明らかとなっている（図2）．

2 ▶ 身体的疲労

　スポーツを行うと身体的負荷を受けることによって身体的疲労が生じる．身体的疲労の蓄積によって"パフォーマンス"の低下が認められる．ここでいう"パフォーマンス"はおもに筋力発揮のことを指しているため，筋疲労ともよばれている．

　筋収縮はアデノシン三リン酸（ATP）をエネルギー源としている．しかし，筋内にあるATPは微量であるため，内部のATPのみでは短時

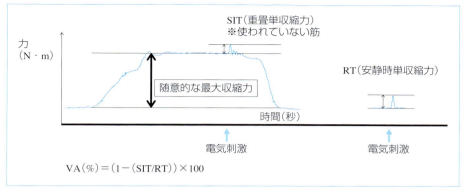

図3 IT法におけるVAの算出方法

間しか筋収縮できない．そのため，三つのエネルギー供給システム（ATP-PCr系，解糖系，有酸素系）によって長時間の運動を可能にしている．身体的疲労による筋力発揮の低下は，これらのエネルギーが枯渇することによって生じると考えられる．さらに，脳（中枢）から筋への収縮命令自体が減弱することによって，筋力発揮が低下することも明らかになっている．このことから身体的疲労は，筋におけるエネルギー枯渇による末梢性疲労と，脳からの信号自体が減退する中枢性疲労に分類することができる．

1) **主観的疲労**

身体的疲労の主観的指標としては，先述した自覚症しらべや，視覚的アナログスケール（visual analogue scale：VAS）が代表的である．VASを指標として用いる場合は，上肢や下肢といった身体各部位における疲労度もしくは筋肉痛の程度を記録することが可能である．

2) **客観的指標**

客観的指標としてIT法（interpolated twitch technique）を用いる場合がある（図3）．IT法は，筋もしくは神経に電気刺激を与えることによって，強制的に筋収縮を起こさせ疲労状態を定量化する．RT（resting twitch：安静時単収縮力）は力発揮をしていない，リラックスした状態で電気刺激を与え，強制的に筋収縮させた分を算出した指標である．RTは中枢からの信号にかかわらず，電気刺激のみで筋を収縮させるため，末梢性疲労の指標として用いられる．SIT（superimposed twitch：重畳単収縮力）は随意最大力発揮の際に電気刺激を与え，自らの力発揮以上に重畳させた分を算出した指標である．したがって，中枢から筋への信号が十分であり中枢性疲労がないときにSITは小さい値を示し，信号が減退しているときにSITは大きい値を示す．中枢性疲労の指標として用いられるVA（voluntary activation）は以下の式によって求められる．

$$VA[\%] = (1 - (SIT/RT)) \times 100$$

VAは100%に近いほど中枢性疲労が少なく，低値を示すほど疲労状態であることが示される．したがって，IT法により身体的疲労は中

用語解説 VAS（Visual Analogue Scale，視覚的アナログスケール）

おもに痛み等の，主観的な指標を評価するために用いられる尺度のこと．100 mmの直線上に，左端を「全く痛みを感じない」，右端を「最高の痛み」として，現在感じる痛みの所に線を引く．例えば，現在感じる痛みとして，左端から76 mmの箇所に線が引いてあれば，76%の痛みであると評価できる．介入前後や経時的変化を捉えるために用いられることが多く，簡便に測定できる点が特徴である．

枢性と末梢性に分けて定量化することができる[2].

そのほかには，表面筋電を用いた疲労指標もある．筋疲労により表面筋電の周波数分布は低周波帯域に移行（徐波化）することが明らかになっている．この徐波化は，筋内の pH（水素イオン指数）低下に起因した，筋繊維伝導速度の低下によって引き起こされると考えられている．表面筋電は非侵襲的で比較的容易に記録することができるため，筋疲労の指標として幅広く用いられている．

B スポーツと疲労回復

アスリートやスポーツ実施者にとって，疲労回復は重要な役割を担っている．例えば，アスリートがパフォーマンスを高めるためにトレーニングを行ったとしても，疲労回復が不十分であればトレーニング効果は弱まってしまう．また，習慣的に運動を実施している人にとっても，疲労回復が十分でないと健康に支障をきたしてしまう可能性がある．しかし上述したように，疲労には様々な種類があるため，それぞれの疲労の回復過程が異なっている可能性がある．したがって，疲労の分類とそれに対する回復過程との関係性を理解したうえで，効果的な疲労回復方法を探ることがスポーツ場面では重要になる．

疲労回復において栄養と休息は不可欠な要素である．しかし，それぞれの要素と種々の疲労回復との関係性は十分に明らかになっていないのが現状である．例えば，精神的疲労の回復に効果的な栄養と身体的疲労の回復に効果的な栄養は異なり，中枢性疲労に効果的な休息方法と末梢性疲労に効果的な休息方法は異なる可能性がある．本稿で概説した疲労の指標を用いて，栄養および休息の回復過程における役割を明らかにすることは，スポーツと疲労の関係性において解決すべき重要な課題である．

最後に，疲労回復としての睡眠の役割について述べる．睡眠は代表的な休息方法であり，疲労回復において重要な役割を果たしている．しかしながら，中枢性疲労と末梢性疲労回復における睡眠の役割については詳細には明らかとなっていない．先述した IT 法を用いて中枢性疲労と末梢性疲労を分類し，それぞれの疲労における睡眠の役割についての研究が進められており，今後の研究成果が期待される[3].

■文献

1) Curran S, Hindmarch I, Wattis JP, et al.: Critical flicker fusion in normal elderly subjects; a cross-sectional community study. Curr Psychol 1990; 9: 25-34
2) Merton PA: Voluntary strength and fatigue. J Physiol 1954; 123: 553-564
3) Shioda K, Sugimura H: The relationship between central and peripheral fatigue in terms of with or without sleep deprivation. 22nd annual congress of European College of Sport Science, 2017

第5章　スポーツ精神医学の研究

6 運動・スポーツ活動とメンタルヘルス

［東洋学園大学人間科学部人間科学科］　澁谷智久
［桜美林大学健康福祉学群健康科学専修］　今野　亮

POINTS
- 適度な運動・スポーツ活動は心理的効果をもたらす.
- 適度な運動・スポーツ活動は，抑うつに対し，従来の心理療法と同様の抑うつ低減効果をもつ.
- 快適と感じる運動強度での実施が最も心理的効果が期待できる.

身体を動かす，つまり運動やスポーツ活動に従事することによる身体面への恩恵は日常生活はもちろん医療においても絶大である．例えば，医療経済的にも大きな問題の一つになっているメタボリックシンドロームの予防・改善にあたって運動療法は重要な一翼を担っている.

また同時に"気持ちがよい""爽快だ""気分が晴れる"などというようなポジティブな心理状態がもたらされることは皆が経験することで

ある．ITの発達により仕事の効率化・合理化が促進された．しかしその一方で労働者の就業形態の多様性や企業間競争の激化などにより，多大なストレスを被る現在の労働環境にあって，ただ身体的効果を求めて運動やスポーツ活動に従事するのではなく，心理面への効果を期待するのは自然である．ではメンタルヘルスに対し，運動・スポーツ活動はどのような効果をもたらすのか考えていきたい.

A 運動の心理的効果に関する国際的な見解

過度な運動は心理的な弊害をもたらすことがあるが，適度な運動は心理的効果が認められている．WHO(1996)や国際スポーツ心理学会(1992)は過去の研究成果をふまえ，運動の心理的効果に関する見解として以下をあげている.

①リラクセーションの強化
②不安・ストレスの低減
③軽度から中程度の抑うつの低減

④メンタルヘルスの改善
⑤重度抑うつの治療の補助的手段
⑥認知機能の改善[1]
⑦男女およびすべての年代へ有益な情緒的効果
⑧健康感の向上

これらのほかに，長期的運動による身体的自己概念，および自尊感情の改善[2]や動きの改善などもあげている.

B 運動・スポーツ活動がもたらす心理的効果の仮説

こうした心理的効果がもたらされる説明とし　て，体温上昇説，エンドルフィン仮説や内分泌

仮説，気晴らし仮説，自己効力感仮説など様々な生理学的もしくは心理学的メカニズムが提唱されている．しかしながら，包括的な説明はいまだ確立されておらず，これからの科学的実験

の証左が求められるところではあるが，様々なメカニズムが相互に関連しあって生じている現象であることは間違いない．

C 運動・スポーツ活動と抑うつおよびストレスとの関連

　運動・スポーツ活動とメンタルヘルスとの関連についての研究において注目されるのは，抑うつやストレスとの関連である．

　抑うつは気分変化を主症状とし，悲観的な考えや憂うつで気落ちした気分，絶望，不安，あせりなどの精神症状が現れるものである．近年，抑うつへの運動・スポーツ活動の効果に言及する研究が多く報告されるようになってきた．たとえば，Azar ら[3]や North ら[4]がまとめた抑うつへの身体活動の効果に関するレビュー

によれば，研究の困難さや方法論的問題が十分に解決されていないものの，従来の心理療法などの介入と同等の抑うつを低減させる効果を有することを報告している．

　また，心理社会的なストレスに対するストレス反応への効果に関する研究には，心理的ストレス課題を実施したことによる生理反応に対し，ジョギングなど運動・スポーツ活動を介入した群に有意な効果をもたらすことが報告されている[5]．

D 心理的効果が期待できる快適な運動・スポーツ活動

　運動の心理的効果を得るためにはどのように運動を実施すればよいのだろうか．考慮すべき要因に運動種目，運動時間，実施期間などがあり，とりわけ重要な要因として運動強度がある．最も効果的な強度は，相対的運動強度における中等度程度の"快適"に実施できる強度であることが多くの研究者から指摘されている．実施上の安全面からも望ましい強度と考えられる．

　自覚的運動強度（RPE）に着目した研究を鑑みるとその判断基準に明確なものはないものの，中程度の運動強度（"ややきつい"，または，"楽である"）や運動実施者本人の好みの運動強度での実施が，指定された強度と比較してよりポジティブな感情になると示唆されている[6]．有酸素運動は身体的健康においても大変重要な運動

である．適切な相対的運動強度の設定は心拍数を指標にする．それには心拍計などの道具や指先ですばやく計る技能が求められるが，最近は心拍数を手軽に測定できる腕時計型の心拍計やスマートフォンアプリもあるので便利である．また，自覚的運動強度は，慣れればその場の感覚で強度を知ることができる〔ただし，実際の強度（心拍数）と感覚の照合作業は必要〕．

　運動実践者が快適だと実感できる運動強度で実施するということは，日々変調する身体コンディションに柔軟に対応し，快感情を生起させる．これは一方で運動・スポーツ活動への動機づけを高め，その継続性にプラスの作用をもたらす．継続的な実施は身体や運動能力に対する有能感を高め，最終的にメンタルヘルスを向上させることにつながると考えられる．

E 高齢化社会と運動・スポーツ活動

　わが国の大きな社会問題に加速する高齢化がある．総務省統計局の調査（2016 年 9 月 15 日

現在推計）によると日本における高齢者（65 歳以上）人口は 3,461 万人（全体の 27.3%）にのぼ

り，前年度比+0.6ポイント増と日本は超高齢者社会を迎えている．さらに高齢者のうつ病，自殺が増加傾向にあり，この原因として罹患，配偶者や友人との死別，退職などに伴う喪失体験，あるいは独居老人の増加などがある．国勢調査によれば1955年に425,000世帯だった高齢単身世帯は，1965年に799,000世帯，2005年3,865,000世帯，2015年5,928,000世帯となっている．

近年，欧米諸国における研究で高齢者においても薬物療法や精神療法と同様に運動による介入がうつ病あるいは抑うつ状態の軽減・改善に効果があると報告されている[7]．また，運動の強度に関しては，中等度・強度の有酸素運動や筋力トレーニングに代表されるレジスタンストレーニングによる抑うつ状態の改善が報告されている[8]．

高齢者の運動は身体機能の維持・向上，疾病の予防・改善はもとより，日常生活上の身体活動を楽にし，それが身体的有能感，さらには社会的自信を向上させたり，スポーツ活動や健康運動などを生きがいとして楽しんだり，健康教室に参加して社会とのかかわりを保ち，周囲とのコミュニケーションの機会を得るなど多くが期待できる．こうしたことが心身ともに充実した人生をもたらし，結果的に高齢者のうつ病や自殺の予防にもつながると考えられる．

文献

1) Etnier JL, Salazar W, Landers DM, et al.: The influence of physical fitness and exercise upon cognitive functioning: A meta-analysis. J Sport Exerc Psychol 1997; 19: 249-277
2) Van Vost JG, Buckworth J, Mattern C: Physical self-concept and strength changes in college weight training classes. Res Q Exerc Sport 2002; 73: 113-117
3) Azar D, Ball K, Salmon J, et al.: The association between physical activity and depressive symptoms in young women: A review. Ment Health Phys Activ 2008; 1: 82-88
4) North TC, McCullagh P, Tran ZV: Effect of exercise on depression. Exerc Sport Sci Rev 1990; 18: 379-415
5) Takenaka K, Zaichkowsky LD: The effects of aerobic exercise on physiological reactivity to stress. Human Stress: Curr Select Res 1995; 5: 275-280
6) Parfiitt G, Rose EA, Markland D: The effect of prescribed and preferred intensity exercise on psychological affect and the influence of baseline measures of affect. J Health Psychol 2000; 5: 231-240
7) Blumenthal JA, Babyak MA, Doraiswamy PM, et al.: Exercise and pharmacotherapy in the treatment of major depressive disorder. Psychosom Med 2007; 69: 587-596
8) Sims J, Hill K, Davidson S, et al.: Exploring the feasibility of a community-based strength training program for older people with depressive symptoms and its impact on depressive symptoms. BMC Geriatr 2006; 6: 18

用語解説　メンタルヘルス（mental health）

人が己の能力を発揮し，日常生活のストレスに対処でき，生産的に働き，コミュニティに貢献することができる満たされた（well-being）状態．

（出典　WHO: Promoting mental health: Concepts-emerging Evidence-practice. WHO, 2006）

第5章　スポーツ精神医学の研究

7 体力と産業メンタルヘルス

［東京大学医学部附属病院精神神経科］ **市橋香代**

P O I N T S

● 日本では勤労者の6割がストレスを感じており，1年間に何らかの精神疾患の診断に該当するのは11人に1人である．

● 運動は抑うつ症状を軽減させることが知られているが，うつ病における抑うつ症状の改善が直ちに労働遂行能力の改善につながるわけではない．

● 休職者が復職に向けて体力向上を一つの課題とすることが多いが，労働機能の回復につながる体力要因の研究は今後の課題である．

A 勤労者のメンタルヘルス

1 ▶ 勤労者におけるストレスと精神疾患

　厚生労働省が5年ごとに行っている労働者健康状況調査によれば，勤労者の6割がストレスを感じているという．この水準は1992年以降2017年までおおむね一定している．WHOの世界精神保健調査の一環で日本の勤労者における精神疾患の有病率が調査されている．DSM-IVに基づいた12か月有病率をみると，大うつ病性障害が最も多く2.6%，次に特定の恐怖2.3%，アルコール乱用1.6%と続いている．全体としては9.1%が何らかの精神障害に該当し，診断群ごとでは，気分障害は2.9%，不安障害は5.1%，物質使用障害が1.7%となっている．つまり，働く日本人の約11人に1人は過去1年間において何らかの精神疾患の診断に該当する状態であったということになる[1]．

　2000年に労働者の心の健康づくりとして事業者が行うべきメンタルヘルス指針が策定され，2015年には，ストレスチェック制度が施行された．働き方改革という言葉をよく耳にするようになったが，長時間労働や過労死，自殺などのニュースを耳にすることは続いており，心が痛む．本稿では，近年特に注目を集めている産業メンタルヘルス領域に，運動が果たす役割について述べる．

2 ▶ 仕事のストレス

　職業性ストレスには様々なものがある．具体的なストレス要因としては，仕事の要求度とコントロールと社会的支援のバランス，努力と報酬のバランス，職場の組織的公正，役割葛藤，職の不安定さやハラスメント，労働時間などがあげられる．職場のストレスチェックを受けた人なら，いくつかの設問が思い出されるであろう．

　仕事の要求度―コントロール―社会的支援モデルでは，仕事の要求度（量的負担）をコントロール（裁量権や技能の活用）や上司や同僚の支援がやわらげると仮定される．このモデルで

7　体力と産業メンタルヘルス　**217**

は，仕事の要求度が高く，コントロールが低く，かつ社会的支援が少ない場合に健康障害が起きやすいと考えられている．一方，努力報酬不均衡モデルでは，高努力─低報酬状態で健康障害が起きやすいと考えられている．このほかのストレス要因に対しても精神疾患との関連が調査されている[1]．

3 ▶ 職場のストレスと精神疾患の関係

職業性ストレス研究で，最も多く調べられている精神疾患はうつ病である．海外では仕事の要求度がうつ病と関連している報告が多い一方，日本では仕事のコントロールとうつ病の関連が示されている．仕事の要求度が高くコントロールが低い高ストレイン群においては，低ストレイン群よりもうつ病の発生リスクが上がり，なかでも男性のほうが女性よりリスクが高いといわれている．職場の支援とうつ病の関連においては，職場の支援が少ないと感じている群は多いと感じている群に比べてうつ病の発症リスクが上がることが報告されている[1]．

B　メンタルヘルスと労働遂行能力

1 ▶ 労働能力の損失を何で評価するのか

疾病による労働生産性の低下は absenteeism（傷病休業）と presenteeism（労働遂行能力低下）に分けられる．absenteeism は休業であり，presenteeism は出勤している状態での労働能力の低下を指す．近年，presenteeism を定量化するための指標が開発され，比較研究が行われている．WLQ（Work Limitation Questionnaire）やHPQ（WHO Health and Work Performance Questionnaire short form），SPS（Stanford Presenteeism Scale）などは日本語版を有する．これらの質問紙法を用いた研究結果から，疾病による労働生産性の低下は absenteeism よりも presenteeism において大きな問題となることが示されている[1]．つまり，休業という目に見える状態ではなく，出勤していても労働遂行能力が低下しているという事態によって，より生産性が損なわれているということになる．

2 ▶ 精神疾患に伴う労働遂行能力の低下

全米で行われた精神疾患疫学調査（National Comorbidity Survey Replication：NCS-R）により得られたデータをもとにうつ病と双極性障害が労働に及ぼす影響を比較した報告がある[2]．週に20時間以上労働に従事している3,378名を対象に，過去12か月間の大うつ病エピソードの重症度と持続性，および過去1か月間の ab-

senteeism と presenteeism の HPQ による評価が行われた．

うつ病による absenteeism および presenteeism はそれぞれ8.7日と18.2日，双極性障害においては27.7日と35.3日で，双極性障害の労働損失日数は，うつ病に比べ absenteeism により約3倍，presenteeism により約2倍に増加していた．さらに双極性障害を過去12か月に躁病／軽躁病エピソードを示したもの，大うつ病エピソードのみを示したもの，両者を示したものの3群に分けたところ，それぞれの総労働損失日数は順に39.6日，105.4日，69.0日であった．つまり，躁状態によってではなく，うつ状態の重篤さによって労働機能障害が大きくなっていると考えられる．このことから双極性障害においては，うつ病に比べてうつ状態の重篤さに伴う労働機能障害があり，欠勤日数の多さからくる休職期間満了，それに伴う退職等の可能性をより考慮する必要があるといえる．

3 ▶ 症状改善と労働遂行能力

傷病で休業した後に復職する際，職場の配慮により時間外勤務の禁止などの就業制限がなされることがある．たとえ出勤できたとしても，病前の水準で働けるまでにはしばらくかかることが少なくない．つまり absenteeism がなくなったとしても presenteeism が持続していると

いうことになる.

うつ病患者の労働遂行能力を18か月間にわたって追跡調査した研究がある[3]. うつ病の重症度が改善するに従い労働遂行能力は有意な相関をもって改善していたが,臨床的にうつ病が改善した群においても健常対象者に比較して,18か月時点での労働遂行能力の低下が残って

いたとある. このことからも,復職や軽減勤務の判断に際しては,症状の改善だけでなく,ストレス耐性を含めた労働遂行能力の回復を評価する必要があることがわかる. これらを背景に,リハビリテーションによって社会機能の回復を目指す復職支援(リワークプログラム)が行われている.

C 勤労者のメンタルヘルスと身体活動

1 ▶ 健康経営における身体活動の役割

健康経営とは,企業が従業員らの健康管理を経営的な視点で考え戦略的に実践することである. 企業理念に基づいた健康投資により,従業員の活力向上や生産性の向上から組織が活性化し,業績向上につながると期待されている. 2015年より経済産業省は東京証券取引所と共同で,すぐれた取り組みをしている企業を健康経営銘柄として選定している. なお,健康経営はNPO法人健康経営研究会の登録商標である.

健康経営銘柄に選定された企業の実践をみてみると,メンタルヘルス不調の早期発見や復職支援,健康づくりの一環としてのウォーキング,福利厚生施設を利用したスポーツ活動などの実践があげられている. 運動は,健康づくりの一環として取り組まれ,ポジティブ・ヘルス,ポジティブ・メンタルヘルスの一端を担っている. 評価項目としては,absenteeism や presenteeism をはじめとした生産性の向上や社員

のモチベーションの向上が掲げられ,数値目標を達成している企業も少なくない.

2 ▶ 産業メンタルヘルスと運動

当然ながら勤労者は健康を前提として就労しており,メンタルヘルスを考えるうえで,まずは勤労者全体に対する心身の健康増進活動,すなわち予防が重要であることはいうまでもない. 予防医学では,疾病の発生を未然に防ぐ一次予防,早期発見や支援を行う二次予防,再発予防としての三次予防の三段階に予防を分けて考える. 産業メンタルヘルス領域では,精神的健康の増進(一次予防),不調者の早期発見とケア(二次予防),精神疾患罹患後の復職支援(三次予防)が考えられる. このうち運動の寄与が期待できるのは,精神的健康の増進と復職支援といえよう. 復職支援に関しては,第3章−2「うつ病の運動療法」(p.91)も参考にしていただけたらと思う.

D 産業領域における運動に関する研究

1 ▶ 職場の運動が健康に与える効果

WHOでは職場での身体活動を推進している. 職場で行われた運動が健康(well-being)に与える効果をまとめたシステマティック・レビューがある[4]. 2007〜2017年までの10年間の文献データベースから基準を満たした5つの報告が取り出され,それぞれの研究に対して質的な評価がされている. 運動内容はヨガ,エクササイズ,ウォーキングで,精神的健康はストレス,生き

がい,満足,主観的健康などで評価されている. 具体的な介入内容は**表1**のとおりである.

職場で昼休みのヨガに取り組んだグループではコントロール群に比べて well-being が有意に増加したとの結果が出ている. 心理的評価では不安,混乱,抑うつ,疲労などが減っただけでなく,ストレス状況下においても人生の目的や満足が得られ,より自信がついたとの結果が出ている.

表1 職場の運動が健康に与える効果

運動	介入内容	所見
ヨガ	週3回昼休み60分×6週＋自宅で35分のCD	心配，混乱，抑うつ，疲労，不安の軽減，生きがいと満足，自信の増加
ウォーキング	昼休み30分×4か月 グループで1万歩×4か月 決まったルートを歩く×9週	健康の知覚，自覚的活力，業務遂行，疲労の有意な改善，終了後4か月持続 well-beingが改善し，終了後4か月持続 歩数が上がるとQOLと生産性が上がった
エクササイズ	スポーツ施設で2日間のキャンプ＋コーチつき個人プログラム×1年	運動群のストレス症状16%減，2年後まで継続

(Abdin S, Welch RK, Byron-Daniel J, et al.: The effectiveness of physical activity interventions in improving well-being across office-based workplace settings: a systematic review. Public Health 2018; 160: 70–76 より改変)

万歩計を用いてウォーキングに取り組んだ3つの研究でも well-being の改善が示されている．昼休みのウォーキングを16週間続ける介入によって，健康の知覚，自覚的活力，業務遂行，疲労の有意な改善がみられ，終了4か月後まで続いていたとのことである．ほかの報告でもQOLや生産性の向上がみられている．

このほかに1年の個人エクササイズによってストレス症状が減ったとの報告がある．プラセボ対象群との比較やフォローアップ期間に関する課題の残る報告もあるが，職場で行われる運動に一定の効果が認められたことがわかる．

2 ▶ 精神疾患のための職場介入

一方で，精神疾患を対象とした職場における介入を質的に評価したシステマティック・メタ・レビューがある[5]．ここでは勤労者のうつ病や不安障害に対して一次予防，二次予防，三次予防の観点から職場で実施した介入に関するレビュー論文が系統的に評価されている．質的評価の基準を満たした20論文のうち，身体活動に関するレビューは3編取り上げられている．身体活動に関する介入に絞って20本の研究をまとめたものが1編，他2編は身体活動に健康教育を加えた46研究をまとめたものと身体活動にストレスマネジメントやCBT（認知行動療法）を加えた23研究をまとめたものである．

このメタ・レビューでは，有酸素運動とリラクセーションなどの身体活動は不安や抑うつを軽減し，勤労者のメンタルヘルスに効果があることが示されている．一方で，症状改善に必要とされる運動量や強度は明らかではなく，エビデンスレベルは中等度と評価されている．また，absenteeism などで評価される職場組織に対する効果は限定的であり，引き続き調査していく必要があると結論づけられている．

3 ▶ 復職判定基準にみられる体力指標

日本産業衛生学会関東地方会において策定された復職ガイダンス[6]は，疾患にかかわらず共通する復職に関する介入のエビデンスをまとめたもので，がんや筋骨格系障害と並んでメンタルヘルス不調が取り上げられている．復職のためには，疾病が軽快した日常生活レベルにとどまらず，業務遂行能力が高まった就労可能レベルでの回復が求められる．復職の判断基準として国内外の資料から得られた評価項目を International Classification of Functioning, Disability and Health（ICF）の3領域からグルーピングし，最終的に5項目17指標が抽出されている．心身機能のうちの身体面の評価で，筋力，持久力，心肺機能，疲労・回復力などの体力に関する指標があげられている．**表2**にその指標を示す．日本国内で使用可能となる具体的な指標の開発は今後の課題といえる．

◆ おわりに

体力と産業メンタルヘルスにおいては，職場

表2 復職時に有用な心身機能，活動と参加，環境因子に関する指標

心身機能	1. 身体面の評価	1)体力(筋力，持久力，心肺機能，疲労・回復力)
		2)症状のコントロール(痛み，倦怠感，業務への支障など)
		3)身体障害(視力，聴力，四肢障害，内部障害など)の程度
	2. 精神面の評価	4)精神・情動の状況(不安，抑うつ，集中力，意欲，興味関心)
		5)意思決定力，思考力(判断，実行機能，問題解決能力)
		6)睡眠の状態(居眠り，中途覚醒，早朝覚醒，熟眠感)
活動と参加	3. 行動面の評価	7)安定した日常生活(生活リズムの安定，身だしなみ)
		8)移動：自立した移動，安全な通勤(移動手段の利用)
		9)ストレス／心理的欲求への対処
		10)他者との対人関係の構築，意思疎通に関する能力(会話継続，対人コミュニケーション)，援助の要請
		11)社会規範の順守，金銭管理，一般的な作業能力
		12)業務遂行能力，労働意欲，担当業務に対する意欲
環境因子	4. 疾患にかかわる環境	13)主治医など臨床との関係
		14)治療や健康管理に関するコンプライアンス(疾病へのリテラシー，自覚，治療意欲，職場で事故を起こすリスク)
	5. 就業にかかわる環境	15)雇用の安定性・保証(正規・非正規，金銭に関すること)
		16)家族・パートナー，同僚・上司など職場のサポート，関係性
		17)職場のルール

(産業保健におけるガイダンス策定委員会：科学的根拠に基づく「産業保健における復職ガイダンス」Ver.3.4. 2017)

での運動による健康の増進や精神疾患罹患後のリハビリテーションにおける運動療法，復職に際しての体力的指標などのテーマが注目されていることを述べた．スポーツ精神医学のなかでも今後の発展が期待される領域である．

文献

1) 日本産業精神保健学会(編)：ここが知りたい職場のメンタルヘルス．南山堂，2016
2) Kessler RC, Akiskal HS, Ames M, et al.: Prevalence and effects of mood disorders on work performance in a nationally representatives sample of U.S. workers. Am J Psychiatry 2006; 163: 1561-1568
3) Adler DA, McLaughlin TJ, Rogers WH, et al.: Job performance deficits due to depression. Am J Psychiatry 2006; 163: 1569-1576, 2006
4) Abdin S, Welch RK, Byron-Daniel J, et al.: The effectiveness of physical activity interventions in improving well-being across office-based workplace settings: a systematic review. Public Health 2018; 160: 70-76
5) Joyce S, Modini M, Christensen H, et al.: Workplace interventions for common mental disorders: asystematic meta-review. Psychological Medicine 2016; 46: 683-697
6) 産業保健におけるガイダンス策定委員会：科学的根拠に基づく「産業保健における復職ガイダンス」Ver.3.4. 2017

8 知的障害者スポーツの研究
―競技性の高いスポーツにおける特徴

[北里大学医学部精神科] 山口聖子

POINTS
- 知的障害とスポーツ：運動により知的障害による社会機能障害の回復が望める可能性がある.
- 知的障害アスリートの競技：ほとんどの競技においてパラリンピックに出場できていないなか，高い競技性をもってスポーツを続けている選手たちがいる.
- 知的障害と協調運動障害の関連性：軽度～中等度の知的障害にも協調運動障害が合併している可能性が高く，協調運動障害の程度が知能指数と逆相関している可能性がある.

A 知的障害とスポーツ

　精神遅滞（知的障害）は精神の発達停止あるいは発達不全の状態であり，発達期に明らかになる全体的な知能水準に寄与する能力，例えば認知，言語，運動および社会的能力の障害によって特徴づけられる．ほかのどのような精神的あるいは身体的障害の有無にかかわらず起こり得るものであり，精神障害の有病率は一般人口の3～4倍ともいわれている〔世界保健機関（WHO），国際疾病分類第10版（ICD-10）〕．また，身体的，性的虐待を受ける危険が大きく，適応行動は常に損なわれており，日常生活においても様々な困難を有するといわれている．医学的診断名としては「精神遅滞」とよばれるが，障害者基本法上，障害の分類は身体障害，知的障害，精神障害（発達障害を含む）の三つに区切られており，「知的障害」といった呼称が用いられている．スポーツの世界でもこの障害区分に従ったクラス分け（classification）が行われており，「精神遅滞」ではなく，「知的障害」とよばれることが多い

（**表1**）.

　知的障害の特徴として，スポーツのルールを理解できずに何度も反則行為を繰り返したり，ほかの選手と協調して動くことが苦手でスタンドプレーに走ってしまったり，注意を受けても叱られていると感じ，続けられないなどがある．しかし，本来のスポーツの楽しさや充実感は障害の有無や種類に関係なく受け取ることができ，指導する側と受け取る側の少しの工夫で新たな協調性や社会性を獲得し，障害による困難の回復に向かっていくことも少なくない.

　運動が知的障害に与える影響についての医学的研究は乏しく，これまで知的障害において運動が治療的意義をもって行われてこなかったことを裏づけている．近年，運動の精神機能への効果として気分転換などのレクリエーション的な意味だけではなく，脳内の神経伝達物質を介した感情への効果や[1]，社会性の改善といった効果に注目が集まっている．精神機能の研究に

表1 精神遅滞（知的障害）の分類

診断名	ICD-10*	IQ**	IQ 値以外の診断基準
軽度精神遅滞	F70	50〜69	言語の習得が幾分遅れるが日常的に必要な言語は用いることができる
中等度精神遅滞	F71	35〜49	言語の理解と使用の領域の発達が遅く，最終的な達成に限界がある
重度精神遅滞	F72	20〜34	顕著な運動障害や他の障害がある
最重度精神遅滞	F73	20 未満	動けないか動作が著しく限定される
他の精神遅滞	F78	評価不能	盲，聾唖および著しい行動上の障害あるいは身体障害をもち，合併する障害によって知能障害の程度の評価が著しく困難か不可能な場合
特定不能の精神遅滞	F79	評価不能	明白な精神遅滞であるが，他に振り分ける十分な情報が得られないもの

＊：世界保健機関（World Health Organization：WHO），国際疾病分類第 10 版（International Statistical Classification of Diseases and Related Health Problems-10：ICD-10）2003 年改定
＊＊：知能指数：intelligence quotient

おいては感情や社会性などの数値化が難しく，客観的な評価が難しいといった問題点があり，これまでも運動と精神機能の関連性の評価には様々な指標が用いられているが，一貫して用いることができる客観的な指標が得られていないのが現実である．

　知的障害におけるスポーツに関するもう一つの困難として，協調運動障害が考えられる．協調運動とは，両手，手と目，手と足などを同時に使う運動のことであり，重症の知的障害には運動障害を伴うことが多いことからもわかるよう

に，知的機能以外の運動の障害ももちあわせていると考えられる．筆者がこれに気がついたのは知的障害のあるアスリート（以降，「知的障害アスリート」と略称）のうち，日々のトレーニングを積んだ国際大会のメダリストでさえも関節の硬さ，特に足首の硬さがあり，平衡感覚が保てない一面をみたときだった．そのとき初めて，重症障害の場合には広く認知されている運動障害が，もしかすると軽度の知的障害にも併発しているのではないかという疑問を抱き始めた．

B　知的障害アスリートの国際競技大会

　障害者スポーツという言葉から多くの人々の頭に浮かぶのは「パラリンピック」かもしれない．しかし，2018 年時点で知的障害アスリートがパラリンピックに参加できるのは 3 競技しかなく，多くの競技においてパラリンピックへの道は閉ざされたままである．

　スペシャルオリンピックス（special olympics：SO）は 1968 年に故ケネディ大統領の妹ユニス・シュライバーによって設立された，知的障害アスリートが活躍する国際競技会の一つである．彼女は，知的障害のある人々が地域社会と才能，技能，友情をわかちあえるようにと，知

的障害に対する社会の否定的な固定観念などのスティグマの解消に尽力し，このスペシャルオリンピックスがその象徴の一つである．名称が複数形で表されているのは，大会に限らず日常的なスポーツトレーニングから世界大会まで，様々な活動が年間を通じて，世界中で行われていることを意味しており，「知的障害のある人たちに，様々なスポーツトレーニングとその成果の発表の場である競技会を，年間を通じ提供している国際的なスポーツ組織（SO Nippon ホームページより抜粋）」であり，スポーツ技術の向上や競技経験，アスリートの健康，体力

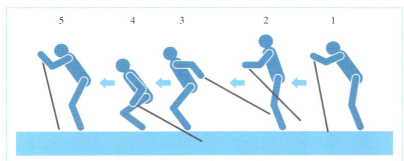

図1 ダブルポール滑走法

1. 前のめりになりながら左右のポールを同時に地面についてこぐ
2. ポールを後ろに投げ出すように脱力しながら上に伸び上がる
3. 沈み込みながら上半身から脱力する
4. 再び膝を曲げてしゃがみこむように低い姿勢をとる
5. 伸び上がりながらまたポールを左右同時に地面についてこぐ

増進などを目的としている．

そのため，スペシャルオリンピックスの選手選考は通常のオリンピックとは異なり，各都道府県からの代表選手が選ばれており，代表選考においても公平性を保つことが重要視されている．現在，47都道府県で7,827人（2015年末，SO Nipponホームページより抜粋）の知的障害アスリートたちがスペシャルオリンピックスに登録しており，24競技の様々な競技会が行われている．しかし，地域の代表として公平に選抜されるのではなく，実力で選抜されたいと強く願う選手も少なくない．

知的障害アスリートがパラリンピックに復帰するためにはどのような方法があるのか．各競技団体がそれぞれの競技特性に応じた方法を模索している．

全日本ノルディックスキー知的障害チームは2013年からスポーツテストの開発など知的障害のクラス分けに向けた取り組みを行っている．スポーツテストとは，障害の程度をスポーツ動作のなかで見分けるためのテストであり，競技ごとに考えていく必要性がある．また，健常者が選手として混ざっていないことを競技当日に証明ができるテストの作成も課題であり，このスポーツテストは今後の知的障害アスリートのパラリンピック復帰にとって，大変重要な役割を担っている．全日本ノルディックスキー知的障害チームがパラリンピックへの復帰に向けた取り組みとして考案したスポーツテストの一つに，ダブルポール走行テストがある．ダブルポール滑走（推進滑走）というのは，クラシカル種目において多く使われるクロスカントリースキーの走法の一つであり，スキー板を平行に保ったまま足でこぐことはせずに，膝を使った上下運動とポール（ストック）を左右同時に動かして両腕でこぐことで進むものである（図1）．

この走法でポイントとなるのは，ポールをつくタイミングや体の上下運動，ポールを押し出すときの上体の使い方（腹筋力）などであり，全身が連動して行う協調運動が数多く含まれている．健常者に比較して知的障害アスリートではこれらの協調運動を効率的に行うことが難しく，一こぎで進む距離が短くなる可能性があると考えられる．それを利用してダブルポール走行テストは約100 mの直線をこの走法で走る際に何回ポールを地面につくかを計測することで障害の程度を予測・推測するといった方法である．そのほかにもホイッスルを使って，音が鳴るたびに走法を切り替えながら走るシグナルテストなど，様々なスポーツテストを考案・試行し，国際パラリンピック委員会（International Paralympic Committee：IPC）に提案している．

C 協調運動障害と知的障害の関連性の研究

協調運動障害の研究としては1920年頃より小児における協調運動障害と知的機能についての議論が盛んに行われ始めた．DSM-5で発達性協調運動障害(developmental coordination disorder)ともよばれるこれらは，全体的知能の遅れや，協調運動の発達の重篤な機能障害を基本的徴候としており，学童における学習障害の予測因子としての研究が行われてきた[2]．しかし，医学的研究としての機能評価を行っている研究は見当たらなかった．そのため，運動がどのように知的機能と関連しているのか，また，知的障害における運動の困難性はあるのか，知的障害アスリートにおいて，競技にデメリットとなる障害の本態を明らかにするための研究が必要であると考えた．

協調運動障害とは，四肢などが複数の運動を同時に協調して行うことに対する障害であり，運動失調(ataxia)や遅発性ジスキネジア(tardive dyskinesia)，振戦(tremor)，共同運動不能(asynergia)または共同運動障害(dyssynergia)，測定障害(dysmetria)，変換運動(反復)障害(dysdiadochokinesis)，筋トーヌス低下(hypotonia)などが含まれる．細かい動作の障害と全身動作の障害があり，それぞれ日常生活における困難性が大きく異なってくる．

その特徴は乳児期から認められ，寝返りやハイハイ，座位の遅れなどとして現れ，幼児期には階段の昇降や自転車こぎ，着替え(ボタンのかけ外し等)がうまくできず，動作がぎこちなく時間がかかることなどで気がつかれる．

重症の知的障害においては運動障害の合併が知られており，最重症度になると随意運動の多くが制限されることが多い．しかし，軽度～中等度の知的障害において運動障害は軽度またはないと考えられてきた．

知的障害における協調運動障害との関連性について，軽度から中等度の知的障害アスリートを対象に the body coordination test(BCT)による研究を行った．BCTとは，旧西ドイツのKiphardら[3]が開発したものを日本の実態にあわせて小林ら[4]が改良したものであり，おもに小児・児童を対象にした検査として開発され，健常児のなかから協調運動障害をスクリーニングできる，運動機能の経時的変化を客観的に数値で評価できるなどの利点がある．幅と長さが決められた三種類の平均台を前進後進する「平均台歩き」，大きさの決まった障害物の左右を飛ぶ「横跳び」，正方形の二つの台の上を移動する「横移動」の三つのタスクを行い(表2)，それぞれの粗点を集団にあわせて補正したmotor quotient(MQ)値[5]に換算を行い評価した．

その結果，トレーニングを積んだ競技経験年数の長い選手においても協調運動障害は残存しており，その重症度は総知能指数(total intelligence quotient：TIQ)と関連する可能性が示唆された．また，ある一定のTIQ値を境にトレーニングの継続によりスピードや筋力，敏捷性などの協応性が改善する可能性が推測された．つまり，軽度～中等度の知的障害においても協調運動障害が存在しており，協調運動障害の回復の可能性はTIQで推測できる可能性があることから，知的障害における運動面でのデメリットは精神機能だけではなく運動機能としても存在する可能性があると考えられる．

今後，日本だけではなく各国の選手において協調運動障害と知的機能障害の関連性の研究を広く行い，知的障害アスリートがパラリンピックに復帰するための一助として，運動障害を証明していくことが重要と考える．

◆ おわりに

知的障害アスリートが競技を行ううえで問題となるのは，ルールの理解や持続性の困難がある．どんなに競技年数を重ねても，いざ競技になるとルールをわかっていても行動として用いることができないときがある．練習のような余裕

表2　改良型 The Body Coordination Test（BCT）

Task	目的	検査方法
Task1　平均台歩き Balancing Forward or Backwards （バランス因子）	動的バランス能力（平衡感覚）筋肉や深部感覚・前庭迷路系からの情報調整 方向性	3種類の平均台（幅3 cm，4.5 cm，6 cm，高さ5 ㎝，長さ3 m）の上を前向きおよび後ろ向きにそれぞれ3回ずつ歩き，落ちるまで歩いた距離を測定した*
Task2　横跳び Jumping Sideways （力動的エネルギー因子）	スピード・筋力 敏捷性 リズム	中央に長さ60 cm 幅4 cm 高さ2 cm の棒を置き，両足で左右に飛び越えるように横飛びする．これを2回，それぞれ15秒間行い，飛んだ回数が得点となる
Task3　横移動 Sifting Platforms on Sidewise （スピード因子）	動作の連続性 高次神経機能の調節 全身の巧緻性	厚さ1.5 cm の25 cm の正方形の板に3.5 cm の足をつけた台を二つ並べ，片方の上に乗り，もう片方の台を両手で持って反対側に置きそれに乗り移る動作を20秒間繰り返す．乗り移れた回数が得点であり，両足は2点，片足は1点

＊：通常は後ろ向きにのみ3回歩き，8歩を満点として落ちるまでの歩数を数えるが，すべての選手が8歩以上歩くことが予測に難くないため，前進・後進の両方向性に3回ずつ歩き，平均台から落ちるまでの距離を測定することとした．

をもってできる場面での対処と，競技のなかでのぎりぎりの極限状態での対処は，障害がなくても困難となることが多い．身体機能の障害が目立たない知的障害アスリートの競技への困難性の理解は難しいのは周知であるが，デメリットとなる部分が知的機能のみならず運動機能に及ぶことも考えた今後の対応が必要と考える．

■文献

1）内田　直：スポーツ精神医学と脳科学．スポーツ精神医学 2007; 2: 7-10
2）Walton JN, Ellis E, Court SD: Clumsy children: Developmental apraxia and agnosia. Brain 1962; 85: 603-612
3）Kiphard EJ, Shilling F: The Body Coordination Test. Journal of Physical Education and Recreation 1976; 47
4）小林芳文，黛島茂登，安藤正紀，ほか：小林-Kiphard BCT（The Body Coodination Test）の開発―MQ値の算出とその解釈―．横浜国立大学教育紀要 1990; 30: 53-66
5）山口聖子，宮崎伸一：知的障害における協調運動障害の解明―競技性の高い知的障がい者スポーツにおける新しいクラス分けの提案―．中央大学保健体育研究所紀要 2017; 35: 127-136

用語解説　　国際疾病分類第10版とは

　国際疾病分類（International Statistical Classification of Disease and Related Health Problems：ICD）とは世界保健機構（Word Health Organization：WHO）が定めた疾病分類であり，WHO加盟各国の言語に翻訳され，診断基準として広く用いられている．感染症，内分泌疾患，精神疾患などの系統ごとに章立てされ，それぞれの疾患ごとの細かい分類が定められている．

　2018年6月，第11回改訂版（ICD-11）が公表された．この改訂では，死亡・疾病統計の国際間比較などの様々な使用目的を想定した分類が行われ，精神科分野では「睡眠・覚醒障害」が新たに加わった．また精神遅滞は知的機能障害を意味する「Disorder of intellectual development」へと変更され，重症度分類もIQ値ではなく，知的機能や適応能力が健常者よりも低い項目の数によって決定される．

第5章　スポーツ精神医学の研究

9 身体活動・運動習慣定着へのアプローチ

［工学院大学教育推進機構］　武田典子

P O I N T S

● 身体活動・運動の習慣化は難しい．そのため，身体活動・運動行動に影響を及ぼす要因を明らかにし，介入によってそれらを改善することで習慣定着を目指す研究が数多く行われてきた．

● トランスセオレティカルモデルなどの行動科学の理論・モデルに基づき，対象者に合った働きかけを行うことによって，効果的に運動習慣の定着を促すことができる．

● 世界的な身体不活動が問題となり，より多くの人々に対して身体活動を促進するための環境や政策に対するアプローチがさかんに行われている．

十分な身体活動や定期的な運動は，疾病予防や身体的・精神的な健康の維持増進に重要な役割を果たす．身体活動とは，運動と生活活動（仕事，家事，移動，余暇活動など）をあわせた日常生活で営まれるすべての身体的な活動を指す．身体活動・運動の効果については，2型糖尿病，高血圧症，脂質異常症などの生活習慣病，虚血性心疾患などの心血管疾患，がんのなかでも結腸がんの発生・罹患リスクの低下に関して強いエビデンスがある．また体力向上などの身体面への効果に加え，うつ症状の改善といった精神面への効果も証明されている．

日常生活における身体活動を増加させたり，運動の習慣を身につけることは，メンタルヘルスの保持増進のためにも重要である．しかし，それらを習慣化させることは難しい．身体活動や運動に対する考え方や実施状況には個人差があり，同じアプローチをしてもすべての人が継続できるとは限らない．このような問題を解決するために，1980年代から心理学の領域である行動科学の理論やモデルが運動行動に適用されるようになった．2000年代に入り，非感染性疾患（NCDs）の蔓延に伴い世界的な身体不活動が解決すべき問題として取り上げられるようになり，より大勢の人々に対して身体活動・運動を促進するための環境や政策に対するアプローチがさかんに行われている．

A 運動習慣定着のための行動科学の理論・モデル

1 ▶ トランスセオレティカルモデル

運動習慣の定着を目的とした研究で用いられている理論・モデルには，社会的認知理論，健康信念モデル，自己決定理論などがあげられる

が，代表的なものの一つがトランスセオレティカルモデル（transtheoretical model：TTM）である．TTMは望ましい方向に向かって個人が行動を変容させていく過程を説明するモデルであ

り，1980年代にProchaskaら[1]によって提唱された．彼らは300以上にも及ぶ心理療法と行動科学の理論を整理・分類し，包括的な行動変容モデルを示した．TTMは本来，喫煙者が禁煙へ向かう際の行動変容の過程を説明するために用いられたモデルであったが，Marcusら[2]によって運動習慣定着に向けての行動変容に関する研究に応用されるようになった．

TTMは，①変容ステージ（stage of change），②変容プロセス（process of change），③セルフ・エフィカシー（self-efficacy），④意思決定のバランス（decisional balance）の四つの概念から構成されている．このモデルの特徴は，対象者を変容ステージによって分類し，ステージに合った介入を行うことで効果的に次のステージに移行させ，段階的に健康行動の定着を図る点である．

1) 変容ステージ

TTMでは，個人の行動の変容過程を，実際の行動と行動に対する準備性（readiness，内的な準備状態）から五つのステージに分類している．これを変容ステージ（stage of change）という．各ステージは下記のa)～e)のように分類・定義されている．

a) 前熟考期（無関心期）

現在，運動をしていない．そして6か月以内にはじめるつもりもない．

b) 熟考期（関心期）

現在，運動をしていない．しかし6か月以内にはじめようと思っている．

c) 準備期

現在，運動をしている．しかし定期的ではない．

d) 実行期

現在，定期的に運動をしている．しかしはじめてから6か月以内である．

e) 維持期

現在，定期的に運動をしている．そして6か月以上継続している．

変容ステージでは，運動を行っていない段階が，準備性の有無によって前熟考期と熟考期に分けられている．また定期的に運動をしている段階が，継続期間で実行期と維持期に分けられている．行動変容はこのような一連のステージを経て進行するが，五つのステージを必ずしも一定方向的・直線的に進むのではなく，ステージ間の逆戻りを繰り返しながら行動変容が成功していく場合が多い．

2) 変容プロセス

変容プロセス（process of change）とは，個人が次のステージに移行するために実践する具体的な手法のことである．ステージによって実践されるプロセスが異なることから，ステージにあわせた介入プログラムを作成する際の重要な手引きとなる．

運動行動の場合，表1のように，認知的プロセス5種類と行動的プロセス5種類に分類される．どのステージでどの手法を用いるのが有効であるかについて厳密に対応させることは困難であるが，一般的には，前期ステージ（前熟考期，熟考期）では認知的プロセスを，後期ステージ（準備期，実行期，維持期）では行動的プロセスを用いて介入を行うことがステージの移行に効果的であると考えられている．

3) セルフ・エフィカシー

セルフ・エフィカシー（self-efficacy）とは，特定の状況において，不健康な行動に逆戻りすることなく困難な状況に対処することができる自信のことである．セルフ・エフィカシーは，前熟考期の者が最も低く，ステージを移行するにしたがって高くなる．このため，介入によってセルフ・エフィカシーを高めることがステージの移行に有効であると考えられている．

4) 意思決定のバランス

意思決定のバランス（decisional balance）とは，行動変容に対するメリット（恩恵）とデメリット（負担）の知覚のバランスのことである．運動行動の場合，定期的に運動をすることによって"よく眠れる"，"ストレスが軽くなる"などの恩恵を感じ，逆に"疲れすぎる"，"時間をとりすぎる"などの負担を感じるが，両者のバランスが運動行動の変容に影響を与えると考えられている．

表1 変容プロセスの内容（トランスセオレティカルモデル）

	項目	具体的な介入例	変容ステージとの関係
認知的プロセス	意識の高揚 （知識を増やす）	運動についての資料を読んだり，考えることを勧める	考え方やイメージを変えることに焦点を当てている 一般的に，前熟考期，熟考期に対する働きかけとして用いられる
	情動的喚起 （リスクに気づく）	不活動であることは非常に不健康であるというメッセージを提供する	
	環境再評価 （他人へ及ぼす結果について気遣う）	不活動であることが家族や友達，同僚にどのような影響を与えるのかを認識するように勧める	
	自己再評価 （恩恵について理解する）	活動的であることの個人的な恩恵について理解するように手助けする	
	社会的解放 （健康的である機会を増やす）	活動的になる機会にもっと気がつくように手助けする	
行動的プロセス	逆条件づけ （代わりの行動を行う）	疲れているときやストレスのあるとき，活動的になりたくないときに運動することを勧める	行動を修正することに焦点を当てている 一般的に，準備期，実行期，維持期に対する働きかけとして用いられる
	援助的関係 （ソーシャル・サポートを得る）	運動するためにサポートをしてくれる家族，友達，同僚を見つけることを勧める	
	強化マネジメント （自分に報酬を与える）	運動したとき，自分自身を褒めたり，自分に報酬を与えることを勧める	
	自己解放 （決意し，表明する）	運動することに関して約束すること，計画を立てること，宣言することを勧める	
	刺激コントロール （自分に思い出させる）	いつでも使えるように車や職場に履き心地のよい靴を置くなど，運動することを思い出させるものをどのように配置するかを教える	

（Marcus BH, Forsyth LH: The stages of motivational readiness for change model. In: Motivating People to be Physically Active. Human Kinetics, Champaign IL, 2002: 11–24 より改変）

ステージが移行するに従って恩恵の知覚が増加し，負担の知覚が減少する．運動行動では，前熟考期において恩恵の知覚が著しく低いことが特徴であることから，定期的に運動することのメリットを自覚させるような介入を行うことが重要である．

2 ▶ 行動科学に基づいた働きかけの具体的な方法

行動科学の理論・モデルに基づいた介入では，身体活動・運動を促進するための認知的・行動的手法（行動変容技法）が用いられる（**表2**）[3]．TTM の変容プロセス（**表1**）もこれにあたり，介入の際に複数の手法を組み入れ，行動の定着を図る．

運動習慣の定着を目的とした行動科学的介入

として，ウォーキングプログラムに行動変容技法を組み入れた事例を示す[4]．週1回の教室型プログラムにおいて，グループウォーキングの実施に加えて行動変容技法を指導する時間（約20分）を設けた．特に目標設定とセルフ・モニタリングを重視し，繰り返し行うことでこれらの手法を習得させるようにした．具体的には，プログラムのなかで今後1週間のウォーキングに関する行動目標を立て，それに基づいてその後の1週間を過ごすように指導した．目標は達成しやすいものとし，何度も目標をクリアする喜びを経験させるようにした（セルフ・エフィカシーを高める）．セルフ・モニタリングは記録用紙を配布して毎日記録させ，後に目標達成度を自己評価する資料とした．そして，次の回のプログラムで目標達成度をもとに次の1週間

9　身体活動・運動習慣定着へのアプローチ

表2　身体活動を促進するための認知的・行動的手法

項目	内容
セルフ・エフィカシーを高める	対象者に，目標は十分に達成可能であることを確認させ，似たような者が成功しているのを観察させる．また，対象者を励ましたり，ポジティブな気分を体験させたりすることで，身体活動促進に関する自信を高めさせる．
目標設定	具体的で(specific)，測定可能で(measurable)，現実的で(realistic)，期限を定めた(time-bound)，自己決定する(self-determinant)，短期目標と長期目標の両方を設定させる．(SMARTS goal)
強化	目標設定を達成できるように報酬を与える．強化には，内的なものと外的なものの2種類がある．
ソーシャル・サポート	身体活動促進のために家族，友人，同僚からのソーシャルサポートを促す．
セルフ・モニタリング	歩数計やスマートウォッチなどの最新機器を用いて身体活動の記録を付けるように促す．
問題解決	身体活動のバリアを克服するための方法を探す手助けをする．
逆戻り予防	一時的な中断(lapse)が逆戻り(relapse)にならないように，身体活動が逆戻りしそうな場面での対策を準備させる．

(ACSM's Guidelines for Exercise Testing and Prescription 第10版／上地広昭：運動の導入・維持のための行動理論と対策．体育の科学 2018; 68; 432–437)

の目標を設定させた．加えて，自己強化(自分自身を褒める)や他者強化(目標を達成したらスタッフが褒美のシールを貼る)，逆戻り予防(ウォーキング習慣を途切れさせてしまう可能性のある障害を予測し，克服するための工夫を考える)，行動契約(今後のウォーキング行動について宣言する)などの手法を組み入れた．このプログラムでは，参加者の高い動機づけやウォーキング習慣の定着といった結果が得られた．保健指導やカウンセリングの際に対象者に合った行動科学的介入を行うことで，身体活動・運動習慣の定着を促すことが期待される．

B　身体活動推進のための環境や政策に対するアプローチ

2000年代になり，個人や小グループに対する行動科学の理論・モデルに基づいたアプローチに加えて，集団全体の身体活動を推進するためのポピュレーションアプローチの重要性が高まった．Sallisらが示した生態学モデル(ecological model)[5]は，個人内要因(人口統計学的要因，心理的要因など)のみでなく，環境要因(社会的，物理的，政策的など)を重視し，身体活動には様々なレベルの要因が複合的に影響を及ぼすと想定するモデルである(**図1**)．物理的環境は多くの人々の身体活動に対して長期的な影響を及ぼす．これまでの研究により，近隣のウォーカビリティ(walkability，歩きやすさ)が住民の身体活動を促進する要因であることが明らかになっている．歩道・自転車道，公園など

の建造環境，景観や交通安全，アクセスのしやすさなどは身体活動の関連要因である．また移動における交通手段や職場や学校，自宅といった異なる場面の環境に着目することも大切である．それに加えて，規範や文化といった社会的環境も人々の身体活動に影響を及ぼす．健康日本21(第2次)の身体活動・運動の目標に「健康づくり支援のための環境整備」があげられており，今後も重点的に取り組まれていく分野である．

社会的・物理的環境に影響を及ぼすのが政策である．2004年の世界保健会合(WHOの活動を検討する会合)では，身体活動を推進するための世界的な戦略として，各加盟国が国内向けの政策を策定することを推奨している．日本の

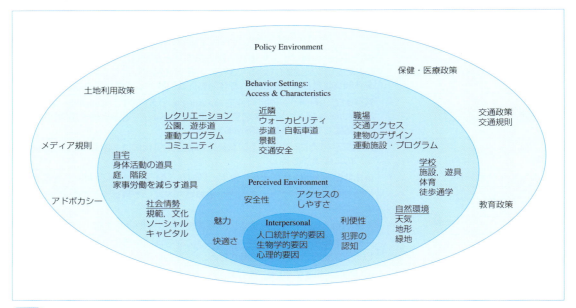

図1　身体活動の生態学モデル
(Sallis JF, Cervero RB, Ascher W, et al.: An ecological approach to creating active living communities. Annu Rev Public Health 2006; 27: 297-322 より改変)

　身体活動促進に関連する政策として，「健康日本21（第2次）」や「スポーツ基本計画」があげられる．また，学校体育に関係する教育政策，まちづくりに関係する都市計画政策，公共交通に関係する交通政策などは人々の身体活動の実施にかかわる可能性がある．

　日本の身体活動政策に基づいて2013年に厚生労働省が策定した「健康づくりのための身体活動基準2013」では，65歳未満の成人では中強度（3メッツ）以上の強度の身体活動を毎日60分以上，65歳以上の高齢者では，強度を問わず毎日40分以上という推奨値が設定されている．さらに，この基準を達成するための情報提供のツールとして「健康づくりのための身体活動指針（アクティブガイド）」が示され，「＋10（プラステン）：今より10分多く身体を動かそ

う」というメッセージが一般の方に向けて発信されている．このようなガイドラインを身体活動・運動定着のアプローチに生かすことも重要であると考えられる．

文献

1) Prochaska JO, Redding CA, Evers KE: The transtheoretical model and stage of change. In: Glanz K, Rimer BK, Lewis FM (eds), Health behavior and health education; theory, research, and practice. 3rd ed. Jossey-Bass, 2002; 99-120
2) Marcus BH, Forsyth LH: The stages of motivational readiness for change model. In: Motivating people to be physically active. Human Kinetics, Champaign IL, 2002; 11-243
3) 上地広昭：運動の導入・維持のための行動理論と対策．体育の科学 2018; 68: 432-437
4) 武田典子，岡浩一朗，酒井健介，ほか：行動科学に基づいたグループ学習型ウォーキングプログラムの開発．運動疫学研究 2003; 5: 58-65
5) Sallis JF, Cervero RB, Ascher W, et al.: An ecological approach to creating active living communities. Annu Rev Public Health 2006; 27: 297-322

第5章　スポーツ精神医学の研究

10 スポーツ心理学とのかかわり　―精神医学の立場から

［犬山病院精神科／名古屋経済大学人間生活科学部］　黒川淳一

POINTS

- わが国におけるスポーツ心理学研究の成り立ちに至る歴史的経緯を振り返る．
- スポーツ場面におけるメンタルサポートを展開している心理学系学会と，それらが認定している資格の性質とその目的とするところ，立ち位置の違いを理解する．
- スポーツ場面におけるメンタルサポートが必要な場面とはどのようなものがあるのか，図を用いて概観する．

A 日本におけるスポーツ心理学研究とは

　日本におけるスポーツ心理学研究の源流をたどると，日本体育学会において主に体育心理学を専攻とする研究者らの手によって発展を遂げてきた．日本体育学会は1950年に設立されたわが国における体育教育分野最大級の学術研究団体である．同学会の第68回大会（静岡）では，体育心理学領域における一般演題数は100件を超えている．

　こうした教育学を基盤にした体育心理学領域の研究者らを中心として発展を遂げてきた日本スポーツ心理学会は1973年に設立された．2017年に行われた第44回大会（大阪）では一般演題数が130件を超え盛況であった．その内容はスポーツの学習理論など基礎的な内容から，競技場面における心理特性の検討やメンタルトレーニングといった実践論，スポーツと社会心理学，最近では健康スポーツやメンタルヘルスなどテーマは多岐にわたる．

　ここでまず確認しておきたい点は，体育とい

う学校教育における位置づけでの心理学であった学問が，自然科学としての，純粋な競技としてのスポーツ科学研究の一領域へと版図を広げてきたことである．明治期から戦前までわが国で繰り広げられてきた体育とは富国強兵政策の礎に適うような鍛錬としての色彩が濃いものであった．現在でも体育を通じて心身の修練を行うといった徳目に関する研究などが再び脚光を浴びているのは興味深い．

　翻ってスポーツとは公平なルールの下で行われる競技を通じての楽しみであることが原義と考えられている．戦後に至り，身体活動における心理学研究は学校教育の場だけでは論じきれないほどの多様化をみせたことが，体育心理学からスポーツ心理学へと発展を遂げさせた原動力になったといえるであろう．このあたりの詳細については体育史やスポーツ文化論，体育哲学や体育社会学といった学問などさらに細分化されて展開されていることも申し添えたい．

B　スポーツ精神医学とスポーツ心理学における領域の違い

　各領域における役割の違いや共通点を俯瞰するために図1を提示する．これまで培われてきた知見や技能は，先述した研究者らが基盤にもつ学問的背景や職業的資格によって別個に発展してきたため，この点を足がかりに現状を見極めると理解が進むであろう．

　日本スポーツ心理学会ではアスリートの競技場面に対し心理学的知見からの指導や相談を行う専門的技能を有する者に向け，スポーツメンタルトレーニング指導士制度を2000年度から発足させた．さらには同資格保有者らの有志によって結成された日本スポーツメンタルトレーニング指導士会の活動も，毎年の全国研修会などを重ねている．

　認定には心理学あるいは体育関連領域などでの大学院における修士以上の学歴や一定の研究業績に加えて，学会での研修やスポーツの現場指導実績を問うなど様々な独自の要件を課している．その一方で臨床心理士や教員，医師や作業療法士など以前からある公的な資格の所持については問うていないため，その質を担保するためにかなり厳しい認定基準が定められるに至った様子である．トップアスリートのメンタルトレーニングを展開することに主軸をおいて活動してきた研究者らの立ち位置とは，日本スポーツ心理学会員のなかでも専門技能により特化されたものといえよう．

　この資格申請における手引書をみると，スポーツ精神医学とスポーツ心理学との違いをはっきりと示唆する一文が明記されているので以下に引用する．そこには同制度における活動内容として，"コーチングの心理的な側面についての指導助言：リーダーシップとグループダイナミクス，スランプへの対処，燃え尽きや傷害の予防と復帰への援助等（ただし精神障害や摂食障害等の精神病理学的な問題は除く）"と

ある．本書第2章「スポーツにおける精神医学の役割」（p.11参照）で扱われた精神疾患については，メンタルトレーニング指導士の活動内容として取り扱わないとしている．求められる活動内容の視点から，その違いがはっきりするであろう．

　スポーツメンタルトレーニング指導士らの対象とする活動領域が競技場面における競技力向上を目的とするがゆえに，心身の失調状態（図1に示した下向きのベクトルにある場合）とは，競技力を論じる以前の問題であるとの位置づけになるのであろう．スポーツ精神医学の領域を侵すことのないよう，むしろ求められている．

　ただし，ここで見落としがちなのは好調を超えたステージにある場合である（図1に示した上向きのベクトルの先にある状態）．過剰なまで状況に対し適応するよう努めることによる防衛機制の働きが，時に躁的なふるまいによる防衛の表れであったとしても，競技成績向上に結実すれば問題として扱うべきか否かという視座については，日本スポーツ心理学会による現行のメンタルトレーニング指導士制度下ではいまだ議論の途上にあるような印象である．

　また，アスペルガー症候群など自閉症スペクトラム圏にある発達上の特性を有する者が，いわゆる"天才"の所業として各方面で多大な功績を収めることがあるのはよく知られた事実であるが，そういった特性の可能性を理解しつつメンタルトレーニングが展開されているかというと，メンタルトレーニング指導士制度のカリキュラムやこれまでの日本スポーツ心理学会での演題などをみる限りではやはり議論の余地を残している．このような場合もまた，スポーツ精神医学が関与すべき領域ではないかと考えられる．

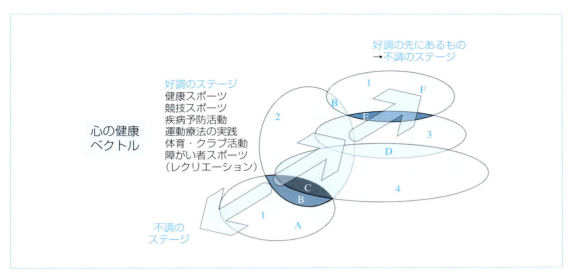

図1 スポーツ精神医学とスポーツ心理学との位置づけの俯瞰図

1：スポーツ精神医学．2：主として臨床心理士によるスポーツ心理学．3：主としてメンタルトレーニング指導士によるスポーツ心理学．4：主として体育教員・スポーツ指導者によるスポーツ心理学．

A：オーバートレーニング，慢性疲労，睡眠障害，抑うつ・うつ状態など気分障害，摂食障害，パニック障害や社会不安障害などの不安障害，チック障害など運動障害・神経発達障害，精神病性障害，器質性疾患，頭部外傷，身体表現性障害，てんかんの再燃・憎悪，
身体科とのリエゾン精神医学（喘息・過敏性腸症候群など心身症，鉄欠乏性貧血など消耗性疾患，月経異常など婦人科疾患，アトピー性皮膚炎・脱毛症など皮膚疾患への対応．など）．

B：ドーピングへの傾倒，物質依存（アルコール・ニコチンも含む），強迫的な練習，
強靱な肉体への過剰な憧憬，性倒錯，パーソナリティ上の問題など適応障害，発達障害，リハビリテーション期間中の心理，スポーツ中の事故による脊椎損傷など長く残遺する障がいの受容．

C：いじめ・暴力・体罰・しごき・ハラスメントなど反社会的な行動，スランプ・イップスへの対応，不適当な有能感・他者（特に敗者・後輩など，より競技レベルの低い者への）軽視による社会機能不全，逸脱行為，多忙と疲労，必要な受診を我慢する・遅らせる・阻害する行為，保護者・指導者間の葛藤，周囲からの過干渉による自立の阻害，指導者自身の焦り・教員を兼ねる指導者の過重労働に伴う弊害，
保護者や支援者などからの過重で現実的ではない期待．

D：スポーツと学業の両立・両価性との狭間に揺れる心性，
エリート教育・教育制度上の問題，寮・集団生活上の問題，
マスメディアによる過剰な演出・露出，報酬・スポンサーに関する葛藤，
キャリアトランジション・キャリアサポート，
スポーツ・キャンプ・身体活動を通じての自尊感情構築，自律訓練法などストレスコーピング技能の向上，レジリエンスの獲得，マインドフルネスやセルフコンパッションにみる気づきと受容・思いやりの醸成，心理社会的能力（ライフスキル）の獲得と向上・教育，障がい者（身体・知的・精神）スポーツに対する理解と支援，
スポーツ学習理論・基礎研究，いわゆる"道"の探求，スポーツ文化の豊穣．

E：トップアスリートの養成，いわゆる"天才"の特性（病理）理解，発達障害に対する理解，興味・関心の偏り，過度の没入，感覚刺激に対する反応の偏りへの対応，
特殊環境（高所・海上・時差・実社会と隔絶された寮生活など）下でのトレーニング・試合，教育や就職・心理社会的機能獲得機会の逸失．

F：オーバーコミットメント，躁的防衛（軽躁状態），抑圧による防衛，甲状腺機能亢進症など心身症．

C スポーツ精神医学とスポーツ心理学における共通領域について

図1には，スポーツ精神医学と広く重なる領域として，おもに臨床心理士によるスポーツ心

理学を想定した.

スポーツ心理学を専攻する研究者のなかでも,特に臨床心理士の資格を有する者らのグループが主体となって1998年,日本臨床心理身体運動学会を発足させ,日本スポーツ心理学会とは別に独自の発展をみせている.この学会も認定スポーツカウンセラー資格制度を2004年から運用している.

同資格制度をみると,基本領域としては臨床心理士たる心理学の基礎的知識に加えて体育学関連の知識を有することが求められ,おもな活動対象についてはトップクラスのアスリートから学校体育まで様々な場面を想定している.臨床経験を有するうえで,臨床心理士の資格が医師免許に代替できるとされているが,要求される技能水準は高い.

スポーツメンタルトレーニング指導士の行う活動は健康が確保されていることを前提にした,より上向きのベクトルに沿った一本調子のものであった.その一方で,先述のようなスポーツメンタルトレーニング指導士制度では十分,深まったとはいえない視座に対して,これまでは臨床心理士としての知見から問題提起を重ねてきた感がある.この点においては,スポーツ精神医学とテーマを同じくする部分として重なるところが多いだろう.

体育学やスポーツ科学などを習得しているためスポーツマインドの視座も兼ね備えつつ,かつ,疾病圏まで視野に入れた対応が期待できるため幅広い活動がこの群に求められるであろう.しかし摂食障害や薬物依存など生命維持に直接支障をきたしかねないような問題や,睡眠障害,てんかんなどの器質性疾患など薬物療法が必要となる領域やドーピングの問題等については,スポーツ精神医学者に対応をゆだねることになるだろう.

D スポーツ精神医学とスポーツ心理学の間における相互交流

図1における心の健康についての矢印の両端がスポーツ精神医学の範疇とするなら,スポーツ心理学はその中道を行くものとして,これまでに様々な資格を有する研究者らによって,それぞれ研究が進められてきたと理解することができる.

このベクトルの中間に位置する共通領域として,好調のステージに向けたスポーツに対する動機づけや疾病予防のための取り組みなどを例としてあげた.この分野についてはスポーツ心理学や健康科学の研究者が研究を進めてきた一方で,精神医学など医学系研究者も関与するところが多い領域ともいえる.

このようにスポーツ心理学をはじめとする各分野に属する研究者とスポーツ精神医学者との間において重複する研究テーマが多数あり相互交流の可能性を秘めながらも,分野間における横断的交流の機会がこれまでは乏しかった.同じテーマであっても別個の対応にとどまらせたことは研究に対するマンパワーや資金散逸を招きかねず,研究成果の管理や検索にまつわる負担増がつきまとうこと,さらには情報発信源が多すぎてスポーツ現場に混乱をきたしかねないなどの問題が生じるだろう.

本稿を通じてこれらの問題を明らかにした今,日本スポーツ精神医学会はこのような状況に対し問題の整理と議論の場を提供するだけでなく,スポーツとこころのかかわりを俯瞰しながら各領域との有機的な連携を念頭におきつつ,発展を遂げゆくための企画運営が求められる.各分野における取り組みを点の取り組みとするなら,点と点を結ぶ,双方向リファーの活性化は東京オリンピックを前に今後,ますます重要なテーマとなるであろう.

第5章　スポーツ精神医学の研究

11 スポーツ心理学とのかかわり ―心理学の立場から

[国際基督教大学教養学部] 清水安夫

> **P O I N T S**
> - スポーツの指導者は，対象者の心理的な側面を理解するために，メンタルトレーニングに関する知識を学ぶ必要がある．
> - 生活習慣病予防やQOLの向上には，身体活動量の増加や運動習慣の獲得が必要であり，そのためには，行動変容モデルの理解と活用が有効である．
> - スポーツ臨床や学校体育の関係者は，スポーツ心理学に関する基礎理論の理解と指導実践の経験値を融合させた，幅広い視野をもつことが期待されている．

A 日本におけるスポーツ心理学の研究領域の概略

日本におけるスポーツ(sport)および運動(exercise)に関連した心理学領域の研究は，日本スポーツ心理学会(1973年設立)に所属する研究者を中心に行われてきた．また，日本心理学会のなかにも，「スポーツ・健康」の分科会があり，スポーツ心理学(sport psychology)，健康心理学(health psychology)，運動心理学(exercise psychology)の専門家が所属している．

現在，これらの研究領域では，トップレベルのアスリート，スポーツの指導者，運動部活動の部員，学校体育の指導者・履修者，レジャーやレクリエーションを楽しむ者，健康運動の実践者など，幼児から高齢者までを対象に，スポーツ(sport)，運動(exercise)，身体活動(physical activity)をキーワードとして，学際的なテーマでの研究が行われている．

また，研究手法については，心理学で用いられている調査研究，実験研究，質的研究，事例研究をはじめ，疫学研究や介入研究なども加わ

り，バラエティに富んでいる．研究の背景となる理論においても，医療モデルや心理モデルなどが使われているが，前者の中心を担う精神科医師が治療を専門としているのに対して，後者の中心を担うスポーツ心理学の専門家は，基礎研究(理論づくり)と予防的思考をもった介入研究を得意としていると考えられる．ここでは，そのなかでもスポーツ心理学の研究領域を三つの分野に分けて概観してみる．

1 ▶ アスリート対象の研究領域と課題

現在まで，常にスポーツ心理学研究者の興味関心を引き，重要視されてきたのが，トップレベルのアスリートの競技力向上に関連した研究と実践(例えば，メンタルトレーニングや動機づけ)である．世界的にもスポーツビジネスが台頭し，数々のメガ・スポーツイベントが各地で開催されるなか，アスリートのハイレベルなパフォーマンスは，一般大衆の観戦行動を刺激

し，消費活動を促進させることから，今後，ますます加熱することが予想される．そのような状況下において，選手のフィジカル面の強化と並行して，メンタル面での強化に関する研究をベースとした，各種のメンタルトレーニングによる介入実践が行われている．一方，心身ともに頑健そうにみえるアスリートではあるが，様々な心の健康問題を抱えるケースもみられる．例えば，アスリートの摂食障害やバーンアウトの問題などは，精神医学および心理学の問題として扱われている．さらに，アスリートの引退後のキャリア開発に関する心理学的な研究も重要な課題として位置づけられている．

2 ▶ 学校体育を基本とした研究領域と課題

日本の学校教育におけるカリキュラムの特徴として，小・中・高校での学校体育を必修科目として導入している点があげられる．また，放課後の課外活動の推進や指導上の責任を学校教育が担っている点も特徴的である．特に，保健体育科の教員は，運動部の指導において中核的な役割を担っていることが多い．児童生徒の心身の健康と発育発達を教育機関が責任をもって担うという教育思想に基づく制度に伴い，保健体育科の指導を行う教員は，当該科目を指導するうえでの生徒の心理的な特徴について理解しておく必要がある．そのため，大学の保健体育科教員養成系課程においては，「スポーツ心理

学（旧称：体育心理学）」を基幹科目として位置づけている大学が多い．教員養成課程の学部・学科で推進されているスポーツ心理学領域の研究としては，各発達段階別における学校体育に従事する教師や体育授業の履修者（幼児・児童・生徒・学生）を対象とした研究から，体育授業の内容や指導方法に至るまで，教育心理学，発達心理学，学習心理学と隣接した研究なども重要なテーマとして位置づけられている．

3 ▶ 健康運動を基本とした研究領域と課題

昨今の日本社会では，社会構造や人口動態の変化に伴う健康問題が深刻化している．特に，労働環境の変化によるストレスやメンタルヘルス関連の問題，高齢化に伴う医療費の増加など，社会的な要因と深く関連した健康問題が顕在化している．そのなかでも，子どもから成人に至るまで，運動やスポーツへの参加機会の増加や日常生活における身体活動量の増加に伴い，ストレスの緩和や QOL の向上など，メンタルヘルスの促進を示す多くの研究成果が報告されている．とりわけ成人から高齢者までを対象とした，生活習慣病の予防，健康寿命の延伸，認知症の予防，介護予防への取り組み，座位中心型生活習慣からの脱却，運動行動促進などは，スポーツ心理学研究における行動変容理論の発展および応用の重要課題となっている．

B アスリートの競技力向上と心理的な問題

1 ▶ アセスメントとメンタルトレーニング

スポーツの指導者が，アスリートに対するメンタルトレーニングを導入するにあたり，最初に必要とされているのが，的確なアセスメントの知識と応用方法である．スポーツ心理学の領域では，現在まで，多くの心理測定指標の開発が行われてきた．例えば，アスリートの心理的競技能力を測り，可視化することを目的として，「競技前の心理状態診断検査（DIPS）（徳永，1998）」や「心理的競技能力診断検査（DIPCA）

（徳永，2001）」（図 1[1]）などの測定指標が開発されている．スポーツの指導者は，これらの診断検査の結果に応じて，アスリートの心理的な状態を理解し，覚醒水準を向上させるためのサイキングアップや低減させるためのリラクセーションなど，各種のメンタルトレーニングを実施する必要がある．日本スポーツ心理学会の認定する「スポーツメンタルトレーニング指導士」の資格認定講習会では，スポーツ指導の現場で必要となる知識と技法の研修を行ってお

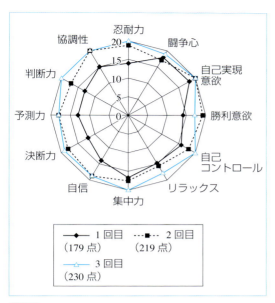

図1 高校水泳部員のDIPCAの3年間の変化
(徳永幹雄：スポーツ選手に対する心理的競技能力の評価尺度の開発とシステム化. 健康科学 2001; 23: 91-102)

り，指導者養成の援助を行っている．例えば，アスリートの緊張緩和などを意図した，腹式呼吸法，自律訓練法，漸進的筋弛緩訓練，また，チームビルディングに必要なコミュニケーションの促進を図るためのグループエンカウンターやソーシャルスキルトレーニングなどは，スポーツ指導に携わるコーチや教師に習得してほしいスポーツ心理学における知識と技術である．

2 ▶ 集団適応とメンタルマネジメント

参加しているスポーツが，個人競技や集団競技など，その競技特性に違いがあっても，多かれ少なかれ，アスリートはスポーツの集団に所属することになる．初期段階においては，期待していた部活動の指導体制や練習環境でないことにより生じる「リアリティショック(reality shock)」として概念化されている心理的な問題により，競技意欲や競技レベルの低下をまねくことなどがある．また，アスリートの個人レベルでのストレスレベルをアセスメントして対応するという，従来から行われているアプローチ方法から，近年では，アスリートが所属してい

るスポーツ集団への帰属意識やロイヤルティー(loyalty)をアセスメントすることを目的とした，「集団凝集性(group cohesiveness)」「集団効力感(collective efficacy)」など，社会心理学の概念を応用し，アスリート集団の心理的な理解が図られている．

また，高い目標設定のもとに競技生活を送るためには，アスリート自身のメンタルマネジメントが重要である．例えば，「セルフ・エフィカシー(self-efficacy)」の向上をはじめ，怒りの感情の表出をコントロールするための「アンガーマネジメント(anger management)」などは，競技生活全般に対する適応性を高め，仲間との関係性を築くうえで重要である．「社会性と情動の学習(social and emotional learning)」による対人関係スキルの学習や「ライフスキルトレーニング(life skills training)」による社会規範や適応性の向上などが，アスリートの安定的な競技生活支援や引退後のキャリア支援を目的に開始されている(図2[2])．

3 ▶ アスリートのメンタルヘルスの問題

一見，頑健そうで健康的にみられがちなアスリートではあるが，ハイパフォーマンスを追求するがために精神的な問題を抱えるケースがある．けがなどによるスポーツ障害などは，アスリートの心身の健康に大きく影響することが知られており，その回復過程における「レジリエンス(resilience)」の概念が着目されている．

また，摂食障害やバーンアウト(burnout)などの問題も深刻な問題となっている．例えば，摂食障害は，柔道，レスリング，ボクシングのように，体重管理のための食事制限のある競技や，体重が軽いほうが有利な長距離走や身体美が評価対象になる新体操やバレエのアスリートに多くみられ，食べてしまったことからの罪悪感による嘔吐を繰り返すなど，競技からの離脱に留まらず，深刻な健康問題へと発展するケースも多い．反対に，柔道の無差別級，ラグビー，アメリカンフットボール，陸上の投擲種目など，体重を増やすために過剰に飲食を繰り

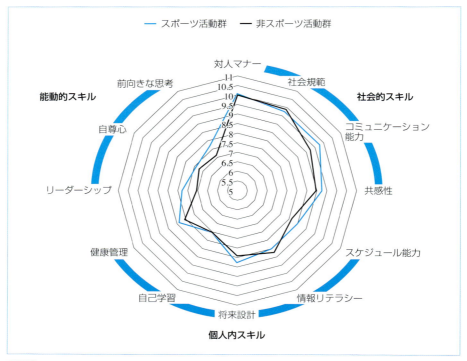

図2 スポーツ活動とライフスキルの関係
(八田直紀, 清水安夫, 大後栄治:スポーツ活動がライフスキルの獲得に与える影響性—大学生版ライフスキル尺度の開発による検討—. 体育研究 2014; 47: 14-21 をもとに作成)

返すことの必要性から引き起こされる摂食障害も同様に深刻であるといわれている.

また, バーンアウトは, オーバーユースによるスポーツ障害を誘引し, 競技自体からのドロップアウトやひいてはアスリートの自殺問題までにも発展する可能性のある問題である. その原因については, 慢性的なストレッサー暴露における過剰なストレス反応であると考えられており, 特に, 競技状況下における報われない経験が, 強いストレッサーとなっていると解釈されている. 岸(2008)は, 図3[3]に示すように, 一定のプロセスを経て進行することについて, 事例研究を通して体系化を図っている. このプロセスからみてもわかるように, ただ単に, アスリートのバーンアウトが, 競技意欲の低下による練習やチームからのドロップアウトというようなスポーツ活動からの離脱に留まらず, 否定的自己意識の増大, 対人関係での孤立や被害者意識, 日常生活でのうつ状態, アイデンティティの混乱, 身体症状にまで至ることを指摘している.

C メンタルヘルス改善のための運動とスポーツ

1 ▶ 日本人の心の健康問題

近年, 日本社会は, 国民総所得(GNI)でみると, 2008年まで世界第2位, 2009年以降は世界第3位に位置づけられており, 経済状況の変化とともに社会構造も大きく変貌した. それと同時に, 健康問題もかつての感染症や栄養の問題から, 生活習慣病や精神疾患の増加へとシフトするようになった. そのため,「健康日本

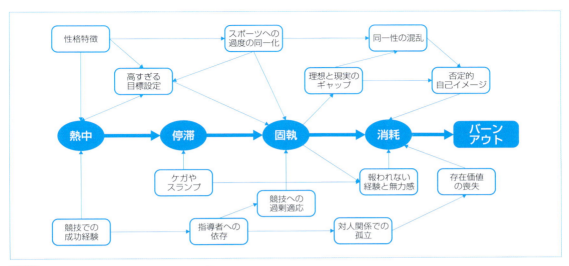

図3 アスリートのバーンアウトのプロセス
（岸　順治：バーンアウト：臨床モデル．スポーツ心理学辞典，大修館，2008; 616）

21」においても，生活習慣と健康問題との関係が取り上げられ，特に運動と身体活動の増進に焦点を当てている．

このなかでも，スポーツ心理学者の関心を引いたのが「抑うつ」や「生活習慣病予防」を対象とした研究である．近年，うつ病の患者数は，全世界的に増加しており，WHO（2017）の報告書によると，うつに苦しむ人々が，全世界の人口の約4％を越えており，2015年の時点においては，世界総数推計でうつ病患者が3億2,200万人に達していることが報告されている．また，日本社会におけるうつ病患者も増加しており，推計値で約506万人であることが報告されている．特に，厚生労働省（2014）の報告では，日本国内でうつ病などの気分障害で医療機関を受診している患者数は，111.6万人であったが，1996年に報告された43.3万人よりも大幅に増加している．

2 ▶ 身体活動量とうつ病との関係

このような精神疾患の増加する社会的な状況のなか，有酸素系の運動や日常的な身体活動増加による抑うつの低減効果，うつ病の改善効果などのエビデンスが公表されるようになった．例えば，ドイツのWeyererによる研究[4]では，バイエルン州の市民を対象に大規模調査を行い，うつ病の発症率と運動習慣との関係を分析したところ，運動習慣のない者は，運動習慣のある者に比べて3.15倍もうつ病発症率が高いとの結果を得ている．さらに，アメリカのPaffenbargerの研究[5]では，Harvard Universityの卒業生を対象に23〜27年間の追跡調査の結果，歩行や階段昇降などによる日常的な身体活動によるエネルギー消費量の多い者やスポーツの実施時間が長い者は，うつ病の発症率が低いという結果を示している．甲斐らの日本人労働者を対象とした研究[6]においても，1年間の追跡調査の結果，余暇に身体活動時間が長い群は，余暇に身体活動時間が全くない群と比較して，うつ症状の発生リスクが50％低減したことを報告している．さらに，最近注目されている座位中心型生活習慣（sedentary behavior）とうつ病との関連について，Lucasによる10年間の追跡調査[7]の結果，座位中心型の生活時間が長いほど，うつ病の発症リスクを高めることが報告されている．

3 ▶ 運動・スポーツのうつ病への介入効果

運動疫学研究による結果報告の多くが，身体活動および運動・スポーツがうつ症状やうつ病の予防につながるというエビデンスを示している．一方で，うつ病患者を対象とした「運動療法(exercise therapy)」の効果を示すエビデンスも複数示されている．例えば，アメリカ合衆国保健福祉省の Physical Activity Guidelines Advisory Committee(2008)が公表している過去の運動療法に関する研究結果のレビューによると，対象となったうつ病患者，健常な一般成人，精神疾患以外の患者のいずれもが，運動療法への参加によるうつ症状の緩和効果が認められ，運動療法の有効性を示している．そのなかでも，Blumenthal らの研究報告[8]では，DSM-IV(アメリカ精神医学会の「精神疾患の診断・統計マニュアル」)によってうつ病と診断された50歳以上の患者156名を対象に，16週間の治験を行い，「Group 1：SSRI(抗うつ薬)を服用する群」，「Group 2：1回につき30分間の有酸素運動を週に3回実施する群」，「Group 3：抗うつ薬と有酸素運動の併用群」とをランダムにグループ化して比較を行っている．この治験後の結果をみると，うつ病から回復した被験者が Group 1 では65.5%，Group 2 では，60.4%，Group 3 では68.8% であり，6か月後の再発率は Group 1 が38%，Group 2 が8%，Group 3 が31% であった．この研究は，投薬による副作用や医療費の問題に加えて，再発の可能性が低いという結果から運動療法の有効性を示している．

D 健康運動を推進するための行動変容理論

1 ▶ 運動行動促進のための理論

運動やスポーツを通しての身体活動の増進が心身の健康にポジティブに影響することは，多くのエビデンスより示されている．一方で，1回につき30分以上，週に2回以上の運動を1年以上継続している運動習慣のある者は，男性で35.1%，女性で27.4% という状況(つまり，男性の64.9%，女性の72.6% は，1週間に合計60分間の運動もしていないことを示す)である[9]．そのため，座位中心型生活習慣からアクティブな生活習慣に行動を変容させるために効果的である理論体系が必要となる．現在まで，「計画的行動理論(Ajezen，1991)」や「トランスセオレティカルモデル(Prochaska，1997)」などを応用した，身体活動量の増進，運動行動の促進に関する研究が行われ，理論的な体系化が進められてきている．

2 ▶ Health Action Process Approach モデル

現在，行動変容理論として頻繁に活用されているのが，Health Action Process Approach：HAPA[10]である．このモデルは，「セルフ・エフィカシー(self-efficacy)」，「結果予期(outcome expectancy)」，「リスク知覚(risk perception)」，「行動意思(intention)」，「行動計画(planning)」，「目的行動(behavior)」の各変数にて構成されており，過去の行動変容理論を組み合わせて作られたハイブリッドモデルである．これら複数の構成要因間の関係を検討することにより，目的とする行動への要因の影響力を探ることを可能としている．例えば，図4 にみられるように，目的変数である「運動行動」までのプロセスにおいて，三つの規定要因から「行動意思」に対する影響性の高い変数は，「結果予期」や「リスク知覚」よりも，「セルフ・エフィカシー」であることがわかる．このモデルの構成要因である「セルフ・エフィカシー」は，その概念を開発した Bandura によると，「達成体験」「代理経験」「言語的説得」などにより向上することが示されている[11]．そのため，運動行動の発現や強化を図るためには，本研究の対象者に限っていえば，セルフ・エフィカシーの強化を行うことが最も効果的であることが予測できる．

3 ▶ 理論的枠組みに基づく実践的介入

スポーツ心理学領域における基礎研究の成果

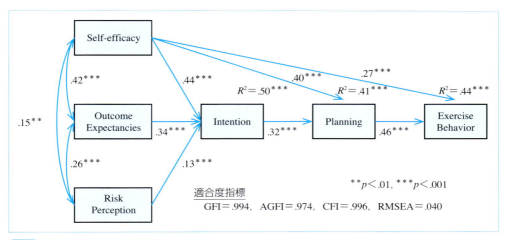

図4 HAPAによる運動行動促進モデル
(清水安夫,内田若希,ほか:Health Action Process Approachによる運動行動モデルの検討.行動科学 2013; 51: 15-27より改変)

　は,直接的または即効性をもって,その対象者に対して恩恵をもたらすことは少ない.一方,理論に基づく研究成果を運動指導者(スポーツインストラクター,コーチ・監督,体育教師など)に情報を開示することは,それまでの経験則のなかで培った指導方法から,自分の指導法の正当性を裏づけることになることもあれば,反対に誤った指導方法を選択していた可能性についての気づきの機会となるかもしれない.重要なのは,スポーツ臨床や教育臨床における実践的な経験と基礎研究における知見との融合である.実証性に基づいた指導の実施と指導者の育成が,誤った知識に基づく指導法の是正のためには必要であり,また,急速に進化を遂げつつあるスポーツ科学における知見に追随した,最新の正しい知識や技法の導入が必要である.とりわけ健康スポーツの領域においては,医師,保健師,理学療法士,健康運動実践指導士,体育教師など,多種多様の専門性をバックグラウンドにもつ者が共同して実践を行っていくため,その際のフレームワークになるのが医療モデルであり心理学モデルである.そのための基礎理論の構築および科学的な思考法に立脚した指導による,運動・スポーツの活性化が期待される.

文献

1) 徳永幹雄:スポーツ選手に対する心理的競技能力の評価尺度の開発とシステム化.健康科学 2001; 23: 91-102
2) 八田直紀,清水安夫,大後栄治:スポーツ活動がライフスキルの獲得に与える影響―大学生版ライフスキル尺度の開発による検討―.体育研究 2014; 47: 14-21
3) 岸　順治:バーンアウト:臨床モデル.スポーツ心理学辞典,大修館,2008
4) Weyerer S: Physical inactivity and depression in the community. Evidence from the Upper Bavarian Field Study. Int J Sports Med 1992; 13: 492-496
5) Paffenbarger R, Lee I, Leung R: Physical activity and personal characteristics associated with depression and suicide in American college men. Acta Psychiatrica Scandinavica 1994; 377: 16-22
6) 甲斐裕子,永松俊哉,山口幸生,他:余暇身体活動および通勤時の歩行が勤労者の抑うつに及ぼす影響.体力研究 2011; 109: 1-8
7) Lucas M, Mekary R, Pan A, et al.: Relation between clinical depression risk and physical activity and time spent watching television in older women: a 10-year prospective follow-up study. American Journal of Epidemiology 2011; 174: 1017-1027
8) Blumenthal JA, Babyak MA, Moore KA, et al.: Effects of exercise training on older patients with major depression. Arch Intern Med 1999; 159: 2349-2356
9) 厚生労働省:平成28年 国民健康・栄養調査の概要,2016 〔https://www.mhlw.go.jp/file/04-Houdouhappyou-10904750-Kenkoukyoku-Gantaisakukenkouzoushinka/kekkagaiyou_7.pdf〕〔2018年6月閲覧〕
10) Schwarzer R: Modeling Health Behavior Change: How to Predict and Modify the Adoption and Maintenance of Health Behaviors. Applied Psychology 2008; 57: 1-29
11) Bandura A: Self-efficacy: Toward a unifying theory of behavioral change. Psychological Review 1977; 84: 191-215

索　引

和文索引

あ

悪性症候群 ································ 136
アスリート ································· 7
アスレチックトレーナー ·········· 84
アスレティック・アイデンティ
　ティ ······························· 77, 79
アスレティックリタイヤメント
　································· 75
アセスメント ························ 236
遊び ······································ 61
アルコール依存症 ·················· 39
アンチ・ドーピング ··············· 41

い

意識障害 ································ 22
いじめ ··································· 81
痛み ······································ 83
違法薬物 ································ 35
意欲 ······································ 80
飲酒 ······································ 34
インスリン様成長因子 1 ········ 194
引退 ··························· 18, 75, 82

う

うつ状態 ································ 80
うつ病 ···················· 8, 13, 91, 192
うつ病の治療 ························ 14
運動 ··· 105, 106, 107, 108, 205, 206
運動強度 ···················· 92, 174, 214
運動指導者 ·························· 241
運動習慣 ···························· 140
運動処方 ···························· 141
運動心理学 ·························· 235
運動スキル学習 ···················· 208
運動の心理的効果 ·················· 213

運動部活動 ···························· 62
運動療法 ········· 8, 91, 100, 131, 240
運動療法アプローチ ··············· 102

え

エビデンス ·························· 219
エビデンスレベル ·················· 219
エリートアスリート ··············· 66
エリジビリティー ·················· 184
遠征交流 ···························· 188

お

オーバートレーニング症候群
　································· 15

か

海外遠征 ···························· 28
概日リズム ·························· 28
概日リズム障害 ···················· 113
海馬機能 ···························· 194
回復段階 ······················· 100, 101
過換気症候群 ························ 65
学習指導要領 ························ 62
各種学校行事への参加のためのガ
　イドライン ······················· 118
過食 ······································ 69
価値観 ··································· 61
カフェイン ·························· 35
カルチョソチャーレ ··············· 160
感覚の偏り ·························· 57

き

記憶機能 ···························· 97
器質性精神障害 ···················· 21
機能的磁気共鳴画像法 ··········· 201

気分安定薬 ·························· 133
キャリアカウンセリング ········· 85
キャリア支援 ························ 75
キャリアトランジション支援 ·· 76
ギャンブル ·························· 37
ギャンブル障害 ···················· 38
キューブラー・ロス ··············· 18
競技パフォーマンス ··············· 207
協調運動障害 ················· 222, 224
協働 ······································ 149
強迫性障害 ·························· 20
起立性低血圧 ························ 134
筋力運動 ······················· 106, 108

く

グラウンドゴルフ ·················· 170
クラシフィケーション ··········· 185
クラブチーム ························ 159

け

軽度認知障害 ························ 105
ゲートボール ························ 170
けが ····························· 18, 83
月経 ······································ 64
健康経営 ···························· 218
健康心理学 ·························· 235
健康づくりのための身体活動基準
　2013 ····························· 230
健康づくりのための身体活動指針
　（アクティブガイド） ··········· 230
検査室外睡眠検査 ·················· 112

こ

抗うつ薬 ···························· 133
抗コリン作用 ························ 135

高照度光 ……………………… 28
抗精神病薬 ………………… 133, 172
向精神薬 ………………………… 33, 133
行動・心理症状 ………………… 106
行動科学 ……………………… 226
行動随伴性 …………………… 38
行動変容技法 ………………… 228
行動変容理論 ………………… 236
抗認知症薬 …………………… 137
高齢者の運動 ………………… 215
国際交流プロジェクト ………… 190
国際スポーツ精神医学会 ……… 3
国際生活機能分類 …………… 167
国際知的障害者スポーツ連盟
………………………………… 183
国際プロサッカー選手会 ……… 82
骨粗鬆症 ………………… 51, 126
孤独 ……………………………… 83
コルチゾール ………………… 140

さ

サイコオンコロジー …………… 129
再受傷 …………………………… 72
埼玉カンピオーネ …………… 153
埼玉県障害者バレーボール協会精
　神障害者部門 …………… 153
埼玉県精神保健福祉協会 …… 153
座位中心型生活習慣 ………… 239
残余効果 ……………………… 196

し

視覚的アナログスケール ……… 211
自覚的運動強度 ……………… 214
自己価値観 …………………… 80
自殺 …………………………… 80
自殺に関する質問紙 ………… 84
自殺念慮 ……………………… 82
思春期 …………………… 63, 65
事象関連電位 ………………… 210
自責感 ………………………… 80
持続的感情 …………………… 71
指導受容力 …………………… 79
児童精神医学 ………………… 119

児童精神科デイケア ………… 122
死の受容 ……………………… 85
自閉スペクトラム症 ……… 55, 120
嗜癖 …………………………… 33
社会貢献活動 ………………… 188
社会参加 ……………………… 188
社会復帰 ……………………… 188
社交不安障害 ………………… 19
集団適応 ……………………… 237
終夜睡眠ポリグラフ検査 …… 206
手術 …………………………… 84
障害者 ………………………… 149
障害者スポーツ協会 ………… 151
障がい者スポーツコーチ …… 154
障がい者スポーツ指導員
………………………… 152, 154
障害者スポーツ指導者 ……… 154
障害者スポーツ指導書 ……… 156
状態不安 ……………………… 103
情緒的問題 …………………… 68
床内時間 ……………………… 26
女性アスリートの三主徴 …… 124
神経新生 ……………………… 193
神経性過食症 …………… 51, 52
神経性やせ症 ………… 51, 52, 53
神経認知機能 ………………… 93
神経発達症 …………………… 56
身体依存 ……………………… 35
身体活動 …………… 105, 108, 226
身体障害者スポーツ協会 …… 150
身体像 ………………………… 69
身体的疲労 …………………… 209
心的外傷後ストレス障害 …… 20
新版障がい者スポーツ指導教本
………………………………… 152
心理社会的ストレス ………… 17
心理測定指標 ………………… 236
心理的支援 …………………… 73

す

遂行機能 ……………………… 98
錐体外路症状 ………………… 135
睡眠 …………… 25, 198, 205, 206

睡眠時無呼吸症候群 ………… 112
睡眠障害 ……………………… 110
睡眠スケジュール …………… 28
睡眠導入剤 …………………… 199
睡眠の質 ……………………… 27
睡眠ポリグラフ ……………… 112
頭蓋内出血 …………………… 21
スティグマ …………………… 9
ストレス ………………… 139, 214
ストレス関連障害 …………… 17
ストレスチェック制度 ……… 216
ストレングス ………………… 168
スペシャルオリンピックス
………………………… 182, 222
スポーツ医 …………………… 154
スポーツ基本法 ……………… 146
スポーツ競技 ………………… 149
スポーツ傷害 ………………… 71
スポーツ推薦 ………………… 66
スポーツ精神医学の定義 …… 4
スポーツ精神医学の歴史 …… 2
スポーツ庁 …………………… 146
スポーツトレーナー ………… 154
スポーツの選択 ……………… 101
スポーツファーマシスト ……… 45
スポーツメンタルトレーニング指
　導士 ……………………… 232

せ

生活習慣病 …………………… 239
生産性 ………………………… 140
精神依存 ……………………… 35
精神科入院治療 ……………… 171
精神刺激薬 …………………… 137
精神疾患 ……………………… 239
精神障害者 …………………… 166
精神障がい者国際シンポジウム
………………………………… 145
精神障害者スポーツ ………… 8
精神障がい者スポーツ国際会議
………………………………… 146
精神障がい者スポーツ東京宣言
　2013 ……………………… 146

精神障害者の体力調査 ………… 103
精神障害者バレーボール ……… 187
精神障害者バレーボールドリーム
　マッチ実行委員会 …………… 190
精神障害者保健福祉手帳 ……… 147
精神遅滞 …………………………… 221
精神的疲労 ……………………… 209
生態学モデル …………………… 229
性同一性 …………………………… 67
性同一性障害 ……………………… 46
性別を移行したアスリート
　…………………………………… 46, 48
世界アンチ・ドーピング規程 ‥ 14
世界抗てんかん連盟 …………… 116
世界ドーピング防止機構 ……… 41
セカンドキャリア支援 ………… 76
セクシュアルマイノリティ …… 47
摂食障害
　……… 51, 52, 53, 65, 69, 124, 237
セルフ・アウェアネス ………… 79
セルフ・エフィカシー … 227, 240
選好逆転 …………………………… 39
全国障害者スポーツ大会
　……………… 144, 152, 157, 182
全国障害者スポーツ大会競技規則
　集 ……………………………… 152
全国精神障害者バレーボール大会
　…………………………………… 145
選手の参加資格 ………………… 157
選択的セロトニン再取込み阻害薬
　…………………………………… 54
全米大学体育協会 …………… 67, 81

そ

ソーシャルフットボール ……… 160
ソーシャルフットボール協会
　…………………………………… 150
ソーシャルフットボール国際大会
　……………………… 146, 178, 180
即時的感情 ………………………… 71
ソフトボール …………………… 170

た

大学生アスリート ………………… 66
代謝当量 ………………………… 174
対人関係 …………………………… 64
高プロラクチン血症 …………… 135
卓球 ……………………………… 169
多文化間精神医学 ……………… 181
蛋白同化ステロイドホルモン ‥ 81
断眠 ……………………………… 207

ち

地域クラブ ……………………… 159
地域交流 ………………………… 188
地域との交流 …………………… 159
チームドクター …………………… 84
遅延報酬割引 ……………………… 39
知的障害 ………………………… 221
知的障害者スポーツ …………… 181
知的障害者スポーツ協会 ……… 150
注意・集中力 ……………………… 80
注意機能 …………………………… 98
注意欠如・多動症 …… 44, 58, 121
中枢神経刺激薬 …………………… 58
チョーキング ……………………… 19
直面化 ……………………………… 85
治療意欲 …………………………… 19
治療目的使用にかかわる除外措置
　…………………………………… 42
鎮静・眠気 ……………………… 135
鎮痛補助薬 ………………………… 34
鎮痛薬 ……………………………… 34

て

低強度運動 ……………………… 193
適応障害 …………………………… 19
デュアルキャリア支援 ………… 76
てんかん ………………………… 114
てんかんのある児童の学校生活
　…………………………………… 116
てんかんのある人 ……………… 114
てんかんの併存症 ……………… 115
てんかん発作 …………………… 115

てんかん発作の誘発とスポーツ
　…………………………………… 115

と

同一性 ………………………… 17, 67
統合失調症 ………………… 96, 200
統合失調症患者の体力 ‥ 100, 103
統合失調症患者の体力特徴 ‥‥ 102
当事者職員 ……………………… 187
疼痛性障害 ………………………… 20
頭部外傷 ……………………… 21, 84
ドーピング ………………………… 41
特発性過眠症 ……………………… 45
トランスジェンダー ……………… 47
トランスセオレティカルモデル
　…………………………………… 226

な

内向的性格 ………………………… 18
名古屋サーティーン …………… 187
7つの健康習慣 ………………… 139
ナルコレプシー ………… 42, 43, 45

に

二次性徴 …………………………… 63
二次性徴期 ……………………… 148
日本昏睡スケール ………………… 23
日本障がい者サッカー連盟 …… 163
日本障がい者スポーツ協会
　……………………………… 147, 151
日本スポーツ心理学会 ………… 231
日本スポーツ精神医学会
　………………………… 3, 6, 147, 234
日本精神保健福祉連盟 ………… 145
日本ソーシャルフットボール協会
　……………………………… 145, 161
日本体育学会 …………………… 231
日本ドーピング防止機構 ……… 41
日本臨床心理身体運動学会 ‥‥ 234
乳酸性作業閾値 ………………… 193
認知機能 ………………………… 105
認知機能障害 ………………… 96, 97
認知機能リハビリテーション ‥ 98

認知行動療法 ················· 53, 74
認知症 ···· 8, 105, 106, 107, 108, 109

の

脳挫傷 ························ 21, 23
脳出血（頭蓋内出血） ················ 24
脳震（振）盪 ··············· 22, 58, 113
ノルディックスキー ················ 223

は

パーキンソン病 ····················· 38
バーンアウト ················· 237, 238
排出行動 ·························· 69
バスケットボール ················· 170
発達障害 ······················ 55, 119
発達性協調運動障害 ········ 121, 224
発達段階 ·························· 62
パニック障害 ····················· 19
ハラスメント ····················· 65
パラリンピック ············· 181, 222
パラリンピック東京大会 ······· 144

ひ

ピークパフォーマンス ············· 78
否認 ·························· 68, 85
病的賭博 ························ 37

ふ

物質関連障害 ················· 32, 36
物質使用障害 ····················· 32
物質誘発性障害 ··················· 32
フットサル ······················ 161
フットボール国際大会 ···· 178, 180

不適応 ·························· 68
不登校 ·························· 119
ふまねっと運動 ················· 174
不眠症 ·························· 111
フリッカー値 ··················· 210
プロスペクト理論 ················· 40

へ

米国スポーツ医学会 ················ 2
ベンゾジアゼピン ··············· 133
変容プロセス ··················· 227

ま

慢性外傷性脳症 ··················· 84

み

ミラーニューロン ··············· 201

む

無月経 ················· 51, 52, 53, 127
無酸素運動 ····················· 131

め

メタ認知 ························ 120
メタボリック症候群 ············· 136
メチルフェニデート ··············· 42
メンタルスキル ··················· 74
メンタルトレーニング ··········· 235
メンタルヘルス ······· 141, 213, 215
メンタルヘルス運動指導員 ······ 90
メンタルヘルス運動指導士 ······ 90
メンタルマネジメント ··········· 237

も

モダフィニル ····················· 42

や

薬物依存 ························ 33
薬物依存症 ····················· 39

ゆ

有酸素運動 ························
　105, 106, 108, 110, 131, 239, 240

よ

抑うつ ····················· 130, 214
抑うつ状態 ····················· 12
予防医学 ························ 139

ら

ラメルテオン ····················· 29

り

リカバリー ····················· 168
リハビリテーション ··· 72, 73, 173
リワークデイケア ·················· 8
リワークプログラム ············· 218

れ

レジスタンス運動 ··············· 110

ろ

6人制バレーボール競技規則
　···································· 157

英文索引

A

absenteeism ··················· 217
adult hippocampal neurogenesis：
　AHN ························ 193
appearance thinness ··········· 69
attention deficit/hyperactivity
　disorder：ADHD ······ 44, 58, 121

autism spectrum disorder：ASD
　························· 55, 120

B

behavioral and psyccholigical
　symptoms of dementia：BPSD
　···························· 106

biological motion ·············· 201
body image ····················· 69
burnout ···················· 237, 238

C

calciosociale ··················· 160

chronic traumatic encephalopathy：
　　CTE ·············· 84

D

developmental coordination disor-
　　der：DCD ··············· 121, 224
Dream World Cup ··············· 164

E

eating disorder ··············· 69
ecological model ··············· 229
event-related potential：ERP ····· 210
exercise psychology ··············· 235
exercise therapy ··············· 240

F

female athlete triad：FAT ········· 124
FIFPro ··············· 82
functional magnetic resonance
　　imaging：fMRI ··············· 201

G

gamble ··············· 37
gambling ··············· 37
gambling disorder ··············· 38
gender identity disorder ··············· 46
Generalized Anxiety Disorder-7：
　　GAD-7 ··············· 84

H

Health Action Process Approach：
　　HAPA ··············· 240
health psychology ··············· 235

I

ILAE ··············· 116
insulin-like growth factors 1：IGF1
　　··············· 194
interpolated twitch technique ····· 211
IOC（国際オリンピック委員会）ア
　　スリートキャリアプログラム
　　··············· 76
IT 法 ··············· 211

J

Japan Anti-Doping Agency：JADA
　　··············· 41
Japan Coma Scale：JCS ··············· 23
Japanese Association of Sports
　　Psychiatry：JASP ··············· 3
JIFF ··············· 163
JSFA ··············· 161

K L

Kübler-Ross ··············· 18
lactate threshold：LT ··············· 193
LGBT ··············· 47, 148

M

ME ··············· 193
Mental health ··············· 215
METs ··············· 174
mild cognitive impairment：MCI
　　··············· 105, 106, 107

N

NASA-TLX（Task Load Index）
　　··············· 210
National Collegiate Athletic Associ-
　　ation：NCAA ··············· 67, 81
NFL ··············· 83

O

out-of-center sleep test：OCST
　　··············· 112
over training syndrome ··············· 15

P R

pathological gambling ··············· 37
Patient Health Questionnaire-9：
　　PHQ-9 ··············· 84
people with epilepsy：PWEs ····· 114
performance thinness ··············· 69
polysomnography：PSG ··············· 112
POMS ··············· 16
presenteeism ··············· 217
process of change ··············· 227

PWEs のスポーツ参加 ····· 114, 116
RPE ··············· 214

S

second impact syndrome ··············· 23
sedentary behavior ··············· 239
selective serotonin reuptake inhibi-
　　tor：SSRI ··············· 19, 54
self-efficacy ··············· 227
sense of conherence：SOC ······· 139
special olympics：SO ··············· 222
STAI ··············· 102, 103
substance use disorders ··············· 32
substance-induced disorders ······· 32
Suicidal Ideation Screening Ques-
　　tionnaire：SISQ ··············· 84

T U

The American Academy of Sports
　　Physicians ··············· 2
The International Society for Sport
　　Psychiatry：ISSP ··············· 3
therapeutic use exemption：TUE
　　··············· 42
transcultural psychiatry ··············· 181
transgender ··············· 47
university personality inventory：
　　UPI ··············· 68

V W

Visual Analogue Scale：VAS ···· 211
well-being ··············· 218
World Anti-Doping Agency：
　　WADA ··············· 41
World Anti-Doping Code ··············· 14

- **JCOPY** 〈(社)出版者著作権管理機構 委託出版物〉
  本書の無断複写は著作権法上での例外を除き禁じられています.
  複写される場合は,そのつど事前に,(社)出版者著作権管理機構
  (電話 03-5244-5088,FAX03-5244-5089,e-mail：info@jcopy.or.jp)
  の許諾を得てください.
- 本書を無断で複製(複写・スキャン・デジタルデータ化を含みます)
  する行為は,著作権法上での限られた例外(「私的使用のための複
  製」など)を除き禁じられています. 大学・病院・企業などにお
  いて内部的に業務上使用する目的で上記行為を行うことも,私的
  使用には該当せず違法です. また,私的使用のためであっても,
  代行業者等の第三者に依頼して上記行為を行うことは違法です.

スポーツ精神医学 改訂第 2 版

ISBN978-4-7878-2357-1

2018 年 12 月 15 日　改訂第 2 版第 1 刷発行

2009 年 7 月 25 日　初版第 1 刷発行

編　　集	日本スポーツ精神医学会
発 行 者	藤実彰一
発 行 所	株式会社　診断と治療社
	〒 100-0014　東京都千代田区永田町 2-14-2　山王グランドビル 4 階
	TEL：03-3580-2750(編集)　03-3580-2770(営業)
	FAX：03-3580-2776
	E-mail：hen@shindan.co.jp(編集)
	eigyobu@shindan.co.jp(営業)
	URL：http://www.shindan.co.jp/
装　　丁	保田　薫(hillbilly graphic)
印刷・製本	株式会社　加藤文明社

© 日本スポーツ精神医学会, 2018. Printed in Japan.

[検印省略]

乱丁・落丁の場合はお取り替えいたします.